BASIC SKILLS FOR NURSING PRACTICE

간호조무사
실무지침서

박이균 저

스마트폰 문제풀이 동영상 강의!
QR 코드를 스캔하면 생생한 실무 관련 동영상을 볼 수 있습니다.

교육부 인정 교과서업체
은하출판사
Eunha Publishing Co.

|간호조무사 국가시험 관련 정보|

■ 시험일정

구분	응시원서 접수기간	응시수수료	시험시행 일시	시험장 공고일 (국시원 홈페이지에 공고)	합격자발표 예정일시
상반기	인터넷 : 매해 1월 ㅇㅇ~1월 ㅇㅇ일 방　문 : 매해 1월 ㅇㅇ일	37,000원	매해 3월 ㅇㅇ일	매해 2월 ㅇㅇ일	매해 4월 ㅇㅇ일 10:00
하반기	인터넷 : 매해 7월 ㅇㅇ~7월 ㅇㅇ일 방　문 : 매해 7월 ㅇㅇ일	37,000원	매해 9월 ㅇㅇ일	매해 8월 ㅇㅇ일	매해 10월 ㅇㅇ일 10:00

■ 응시원서 접수방법 및 제출서류 등

1. 인터넷 접수

① **응시원서 접수 및 응시수수료 결제시간**
- 응시원서 접수 시작일 오전 9시부터 접수 마감일 18:00까지
- 접수 마감일 18:00까지 응시수수료를 결제해야 접수가 완료된다.

② **접수장소** : 국시원 홈페이지 [원서접수] 메뉴(www.kuksiwon.or.kr)

③ **결제방법** : 온라인계좌이체 / 가상계좌입금 / 신용카드 결제 중 선택

④ **제출서류** : 사진파일[276×354 픽셀 이상 크기(3.5cm×4.5cm, 해상도 200dpi 이상)]

2. 방문 접수

① **응시원서 접수 및 응시수수료 결제시간** : 응시원서 접수 기간 중 09:30부터 18:00까지(공휴일 제외)

② **접수장소** : 국시원 별관 청사(서울 광진구 자양로 126 성지하이츠 2층)

③ **결제방법** : 현금 및 신용카드

④ **제출서류**
- 응시원서 1매(사진 3.5×4.5cm 2매 부착)
- 개인정보 수집 · 이용 · 제3자 제공동의서(응시자) 1매
- → [국시원 홈페이지–시험안내 홈–시험선택–서식모음]에서 다운

■ 응시원서 접수시 유의사항

① 응시원서의 주소지는 현재 거주지를 도로명 주소로 기재해야 한다.

National Nursing Examination

② 응시원서 접수 마감 후에는 추가접수를 받지 않으니 반드시 접수기간 내에 접수해야 한다.
③ 응시원서 접수는 인터넷(www.kuksiwon.or.kr) 및 방문접수(접수장소 : 국시원 별관)만 가능하며 우편접수는 허용하지 않는다.
④ 응시원서의 기재내용이 사실과 다르거나, 기재사항의 착오·누락 또는 연락불능 및 응시자격 미달자의 응시 등으로 인한 불이익은 응시자의 책임으로 한다.
⑤ 응시서류는 반환하지 않으며, 응시원서 접수를 취소하는 경우 [국시원 시험안내 홈페이지 - 원서접수 - 응시취소 신청]에서 로그인 및 본인확인 후 '응시취소 및 응시수수료 환불 신청서'를 작성하여 등록하면 응시수수료 환불기준에 의거 응시수수료를 환불한다.
⑥ **시험장소 변경** : 타지역으로의 변경은 시험장소 공고 7일전까지 [국시원 홈페이지] 로그인 후 마이페이지에서 변경 가능하며, 시험장소 공고 이후부터 시험일 5일 전까지는 [국시원 홈페이지 - 원서접수 - 응시지역 변경] 메뉴를 이용하여 신청한다. 동일지역 내에서의 시험장소 변경은 시험장소 공고일부터 10일 이내에 [국시원 홈페이지 - 응시원서 접수 - 응시지역 변경] 메뉴를 이용하여 신청한다.
⑦ 장애인 및 질병, 사고 등으로 응시에 현저한 지장이 있는 자는 응시원서 제출 시 또는 시험 20일 전까지 편의지원을 신청할 수 있으며, 장애유형별 편의제공 기준 및 절차 등은 [국시원 홈페이지 - 응시원서 접수 - 보건의료인 국가시험 편의제공대상자 신청]에서 확인한다. 단, 신청기간을 경과한 경우 편의제공이 제한될 수 있다.

■ 응시자격(의료법 제80조/간호조무사 및 의료유사업자에 관한 규칙 제4조)

간호조무사 국가시험에 응시할 수 있는 사람은 다음의 어느 하나에 해당하는 사람으로서 보건복지부장관의 지정을 받은 간호조무사 교육훈련기관에서 실시하는 740시간 이상의 이론교육 과정과 간호조무사 교육훈련기관의 장이 실습교육을 위탁한 의료기관(조산원은 제외한다) 또는 보건소에서 780시간 이상의 실습과정을 이수한 사람이어야 한다.
이 경우 실습과정 중 병원이나 종합병원에서의 실습교육과정이 400시간 이상이어야 한다.

① 초·중등교육법령에 따른 특성화고등학교의 간호 관련 학과를 졸업한 사람(간호조무사 국가시험 응시일부터 6개월 이내에 졸업이 예정된 사람을 포함한다)
② 「초·중등교육법」 제2조에 따른 고등학교 졸업자(간호조무사 국가시험 응시일부터 6개월 이내에 졸업이 예정된 사람을 포함한다) 또는 초·중등교육법령에 따라 같은 수준의 학력이 있다고 인정된 사람(이하 "고등학교 졸업학력 인정자"라 한다)으로서 국·공립 간호조무사양성소의 교육을 이수한 사람
③ 고등학교 졸업학력 인정자로서 평생교육법령에 따른 평생교육시설에서 고등학교 교과과정에 상응하는 교육과정 중 간호 관련 학과를 졸업한 사람(간호조무사 국가시험 응시일부터 6개월 이내에 졸업이 예정된 사람을 포함한다)
④ 고등학교 졸업학력 인정자로서 「학원의 설립·운영 및 과외교습에 관한 법률」 제2조의 2 제2항에 따른 학원의 간호조무사 교습과정을 이수한 사람
⑤ 고등학교 졸업학력 인정자로서 외국의 간호조무사 교육과정(보건복지부장관이 정하여 고시하는 인정기준에 해당하는 교육과정)을 이수하고 해당 국가의 간호조무사 자격을 취득한 사람
⑥ 평가인증기구의 인증을 받은 간호학을 전공하는 대학이나 전문대학을 졸업한 사람, 보건복지부장관이 인정하는 외국의 대학이나 전문대학을 졸업하고 외국의 간호사 면허를 받은 사람

■ 시험시간표

시험과목	출제범위	응시자 입장시간	시험시간	문제수 및 배점	시험방법
기초간호학 개요	간호관리, 기초해부생리, 기초약리, 기초영양, 기초치과, 기초한방, 기본간호, 성인간호, 모성·아동간호, 노인간호, 응급간호	09:30	10:00~11:40 (100분)	100문제 1점/1문제	객관식 (5지 선다형)
보건간호학 개요	보건교육, 보건행정, 환경보건, 산업보건				
공중보건학 개론	질병관리사업, 인구와 출산, 모자보건, 지역사회보건, 의료관계법규				
실기	병원간호 실기학				

■ 합격 기준

1. 합격자 결정방법

매 과목 만점의 40퍼센트 이상, 전 과목 총점의 60퍼센트 이상 득점한 자를 합격자로 한다.

2. 합격자 발표 및 자격증 교부신청

① 합격자는 다음과 같은 방법으로 확인할 수 있다.
- 국시원 홈페이지(www.kuksiwon.or.kr)
- 국시원 모바일 홈페이지(www.kuksiwon.or.kr)
- 휴대폰 문자(SMS) 통보(응시원서 접수 시 휴대폰 연락처 기재자에 한함)

② 시험에 합격한 자는 자격증 교부 신청을 하여야 자격증을 발급받을 수 있다.
③ 답안 카드는 채점관리시스템에 의해 전산채점 처리된다.
④ 본인의 성적은 합격자 발표일부터 국시원 홈페이지에서 확인 가능하다.
⑤ 합격자 발표 후에도 제출된 서류 등의 기재사항이 사실과 다른 경우, 응시결격 사유 및 응시자격이 없는 것으로 확인된 때에는 그 합격을 취소한다.
⑥ 본인의 답안카드를 열람하고자 하는 경우에는 열람 일정을 확정하여 합격자 발표일로부터 90일 이내에 한국보건의료인국가시험원으로 신분증을 지참하여 직접 방문하여야 열람할 수 있다.

■ 간호조무사의 진로 및 전망

① 간호조무사는 주로 병의원과 보건소나 보건지소, 노인요양시설, 사회복지시설, 아동복지시설, 유치원, 산후조리원 등 진로의 폭이 넓을 뿐만 아니라 고용이 갈수록 증가되어 가고 있으며, 의료기술 발달과 더불어 국민의 평균수명이 증가하고 있고, 노인장기요양보험제도 도입에 따른 노인요양시설이 증가일로에 있어 고용에 긍정적 역할을 할 것으로 예상된다.
② 병원급 의료기관에서도 간호조무사 채용을 선호하고 있다. 의료관련 법령에 의해 간호사 대체인력으로 규정되어 있고, 간호인력 부족난과 병원의 경영난 해결에 간호조무사만큼 경쟁력을 가진 인력은 없으리라 본다.
③ 출산과 육아, 임금, 근로조건 등의 사유로 근로현장을 떠났던 여성이 다시 일자리로 돌아오는 것이 쉽지 않은 현실이지만 간호전문인력인 간호조무사는 그 전문성으로 인해 언제든지 일자리를 구할 수 있는 기회가 많다.

National Nursing Examination

기출 문제 분석표

시험과목	세부과목	2017.9	2018.3	2018.9	2019.3	2019.10	2020.6	2020.10	2021.3	2021.9	2022.3
기초간호학 개요	간호관리	2	2	1	1	2	2	2	1	1	2
	기본간호	30	30	36	32	33	30	32	35	36	34
	성인간호	7	4	6	7	6	5	4	6	7	6
	인체 구조와 기능	3	2	2	2	2	3	3	3	2	3
	모성·아동간호	8	9	9	8	9	7	6	7	7	7
	기초치과	2	2	2	2	2	2	2	2	2	2
	기초한방	2	2	2	2	2	2	2	2	2	2
	기초약리	1	3	1	3	2	3	3	2	1	2
	기초영양	2	2	2	1	2	3	2	1	1	2
	응급간호	2	4	5	4	3	4	4	3	4	3
	노인간호	5	5	3	3	4	5	5	3	2	2
보건간호학 개요	보건교육	3	4	4	4	4	4	4	4	4	4
	보건행정	5	7	4	7	6	6	5	6	8	7
	환경보건	6	3	5	3	4	3	4	4	4	5
	산업보건	2	1	1	1	1	1	2	1	1	1
공중보건학 개론	지역사회간호·모자보건	4	4	4	5	5	5	4	7	6	6
	인구와 출산	1	1	1	1	1	1	1	1	2	1
	질병관리사업	9	8	6	8	6	8	9	5	4	5
	의료관계법규	6	7	6	6	6	6	6	6	6	6
실기	실기										

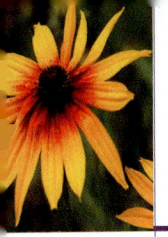

Preface
머 | 리 | 말

현대 의학의 눈부신 발달과 더불어 보다 나은 간호 지식을 가진 간호조무사의 필요성에 따라 간호조무사의 역할과 활동 영역 또한 점차 확대되어 가고 있다.

간호조무사 교육훈련기관의 지속적인 질 관리를 통해 보건의료 현장에서 요구하는 간호조무사를 양성·공급할 수 있는 체계를 구축하기 위해 '간호조무사 교육훈련기관 지정·평가' 제도가 의무화되어 2017년 1월 1일부터 시행되고 있다.

이는 보건복지부 장관의 지정·평가를 받은 간호조무사 교육훈련기관에서 교육과정을 이수한 사람만이 간호조무사 국가시험을 응시할 수 있다는 의미로, 이 제도의 중요성은 매우 크다고 할 수 있다.

따라서 본서는 실무 관련 주요 지침 내용과 수년 전부터 간호조무사 국가시험에 실기 관련 그림 문제가 꾸준히 출제되고 있는 바, 이에 대비하여 스스로 학습할 수 있는 여건을 조성하고, 간호조무사 교육훈련기관 지정·평가 계획에 따라 특별 제작된 실무 관련 주요 지침서라 할 수 있다.

본서의 특성은

- **첫째** 실습 관련 주요 지침들을 상세히 정리하여 알아보기 쉽게 수록
- **둘째** 한국간호교육평가원의 평가 기준에 맞추어 실습 교육 및 지도에 대한 세부 지침 수록으로 실무에 즉시 적용 가능
- **셋째** 간호조무사 교육훈련기관 지정·평가에 대비해 간호조무사를 위한 실습 관련 주요 지침 내용을 동영상으로 제작
- **넷째** 국시원의 출제 경향을 정확히 파악해 실기 관련 그림 문제를 동영상 강의와 함께 심도 있게 다룸.

이 한 권의 실무 지침서가 여러분의 시험 결과에 분명 절대적인 영향을 미치리라 확신하면서 앞날에 큰 영광이 함께 하길 기원한다.

박이균 저

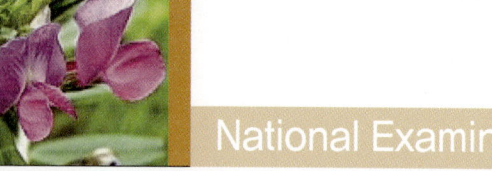

National Examination

CONTENTS

목 차

- 병원 관련 약어 명칭 ·· 7
- 입원 간호 기술 ·· 동영상 12
- 전동 간호 기술 ··· 15
- 퇴원 간호 기술 ··· 15
- 활력징후 측정 기술 ··· 동영상 16
- 침상 만들기 기술 ·· 28
- 멸균 장갑 착용 및 벗기 기술 ·· 동영상 34
- 가운 착용 및 벗기 기술 ·· 동영상 36
- 마스크 착용과 벗기 기술 ·· 동영상 38
- 경구 투약 기술 ··· 동영상 39
- 국소적 약물투여 기술 ·· 43
- 주사 기술
  - 피하주사 ·· 동영상 50
  - 근육주사 ·· 동영상 56
  - 피내주사 ·· 동영상 60
  - 정맥주사 ·· 동영상 64
  - 정맥요법 중 대상자의 환의 갈아 입히기 ·· 동영상 67
- 침상 목욕 기술 ··· 69
- 더운물 주머니 적용 기술 ·· 71
- 얼음 주머니 적용 기술 ··· 73
- 기본 심폐소생술과 자동 심장충격기 적용 기술 ································· 동영상 74
- 위관 영양 기술 ··· 동영상 79
- 단순도뇨 기술 ·· 동영상 83
- 유치도뇨 기술 ·· 동영상 86
- 배출 관장 기술 ··· 동영상 90
- 비강 캐뉼라를 이용한 산소요법 기술 ·· 94
- 흡인 기술
  - 구강, 비강 내 흡인 기술 ··· 동영상 97
  - 기관 내 흡인 기술 ·· 동영상 102

CONTENTS

- 기관절개관 관리 기술 ·· 동영상 ········ 105
- 침대 위에서의 이동 기술
    - 침대 머리 쪽으로 이동 ····································· 동영상 ········ 109
    - 침대 오른쪽 또는 왼쪽으로 이동 ························· 동영상 ········ 109
    - 침대에서 옆으로 눕힐 때의 이동 ························ 동영상 ········ 110
    - 침대에서 일어나 앉힐 때의 이동 ························ 동영상 ········ 111
    - 침대에 걸터 앉히기 ··· 동영상 ········ 112
    - 침대에서 일으켜 세우기 ··· 113
- 침대에서 침대 및 이동차로의 이동 기술
    - 침대에서 침대로의 이동 ·· 114
    - 침대에서 이동차로의 이동 ·· 114
- 휠체어 이동 기술
    - 문턱 오르내릴 때 ·· 동영상 ········ 115
    - 오르막길을 오르내릴 때 ··································· 동영상 ········ 116
    - 울퉁불퉁한 길 이동할 때 ·································· 동영상 ········ 116
    - 엘리베이터 타고 내리기 ··································· 동영상 ········ 117
    - 침대에서 휠체어로 옮기기 ································ 동영상 ········ 117
    - 휠체어에서 침대로 옮기기 ··· 118
    - 바닥에서 휠체어로 옮기기 ··· 119
    - 휠체어에서 바닥으로 옮기기 ·· 119
- 보행기 이동과 지팡이 보행 기술
    - 보행기 사용 기술 ·· 동영상 ········ 120
    - 지팡이 보행 기술(평지·계단 오르내리기) ·············· 동영상 ········ 121
- 목발 보행 기술(2·3·4점 평지 보행, 계단 오르내리기) ··· 동영상 ········ 123
- 편마비 대상자 상의 입히고 벗기는 기술 ··················· 동영상 ········ 128
- 편마비 대상자 하의 벗기고 입히는 기술 ··················· 동영상 ········ 131

부록 실기 관련 그림 문제 ·· 135
　　　　간호 실습 체크리스트 및 실습 일지 ··································· 195

National Examination

C_O_N_T_E_N_T_S

실기 관련 그림 문제 동영상 QR 코드

- 문제 1~9번 동영상 강의 ·· 137
- 문제 10~19번 동영상 강의 ······································ 144
- 문제 20~29번 동영상 강의 ······································ 149
- 문제 31~40번 동영상 강의 ······································ 156
- 문제 41~48번 동영상 강의 ······································ 162
- 문제 49~55번 동영상 강의 ······································ 167
- 문제 56~64번 동영상 강의 ······································ 172
- 문제 65~73번 동영상 강의 ······································ 178
- 문제 74~81번 동영상 강의 ······································ 183
- 문제 82~90번 동영상 강의 ······································ 187
- 실기 관련 그림 문제 정답 ·· 193

The Language of Medicine

병원 관련 약어 명칭

병원에 있는 각 부서, 공간의 명칭들은 약어 및 의학 용어 등을 주로 사용하게 되는데, 이에 관련된 명칭들을 UNIT별, Nurse별, 진료과별로 나누어 구체적으로 살펴보면 다음과 같다.

UNIT 명칭

Full Name(Term)	약어	뜻
Coronary Care Unit	CCU	심장 동맥집중치료실
Delivery Room	DR	분만실
Emergency Room	ER	응급실
Intensive Care Unit	ICU	중환자실, 집중치료실
Laboratory	Lab.	검사실
Medical Intensive Care Unit	MICU	내과계 중환자실
Neonatal Intensive Care Unit	NICU	신생아 중환자실
Nursery		신생아실
Neuro Intensive Care Unit	NCU	신경계 중환자실
Operating Room	OR	수술실
OutPatient Clinic	OPC	외래진료소
Recovery Room	RR	회복실
Surgical Intensive Care Unit	SICU	외과계 중환자실

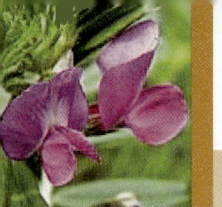

Nurse 명칭

Full Name(Term)	약어	뜻
Nurse Assistant /Assistant Nurse	NA / AN	간호조무사
Charge Nurse	CN	책임간호사
Head Nurse	HN	수간호사
Registered Nurse	RN	등록간호사
School Nurse		보건교사
Staff Nurse		일반간호사
Student Nurse	SN	간호학생, 간호실습생
Supervisor		감독
Visiting Nurse		방문간호사

진료과별 명칭

Full Name(Term)	약어	뜻
Anesthesiology	AN	마취과
Thoracic Surgery	TS	흉부외과
Clinical Pathology	CP	임상병리과
Dermatology	DR(Derma)	피부과
Ear, Nose & Throat	ENT	이비인후과
Family Medicine	FM	가정의학과
General Surgery	GS	일반외과
Internal Medicine	IM, Med	내과
Neurology	NU	신경과

Full Name(Term)	약어	뜻
Neuropsychiatry	**NP**	신경정신과
Neuro Surgery	**NS**	신경외과
Obstetrics & Gynecology	**OBGY**	산부인과
Oncology		종양학과
Ophthalmology	**Oph, Opt**	안과
Orthopedics		정형외과
Pediatrics	**Ped**	소아과
Plastic Surgery	**PS**	성형외과
Psychiatry	**PC**	정신과
Radiology		방사선과
Rehabilitation Medicine	**RM**	재활의학과
Urology	**URO**	비뇨기과

Memo

간호조무사
실무 지침서

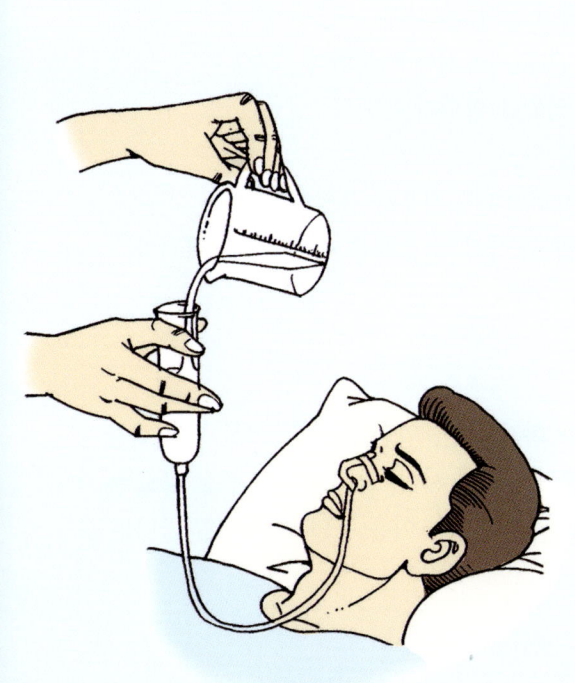
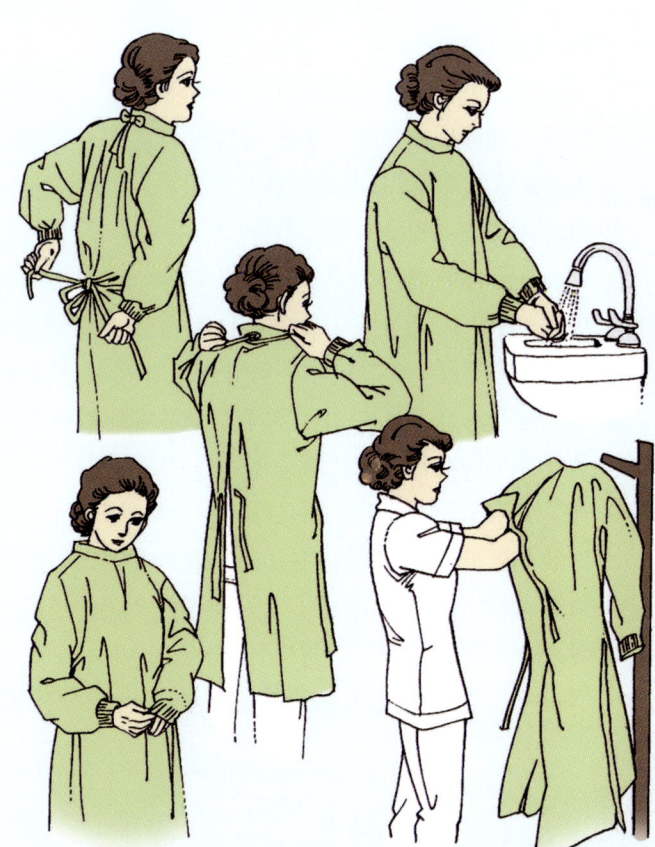

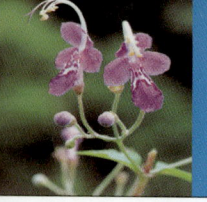

Testing

실습 관련 실무 지침서

■ 입원 간호 기술

[목 적]

① 병원 환경에 적응할 수 있도록 돕는다.
② 활력징후, 간호력 등을 확인하면서 대상자의 상태를 파악한다.

입원간호기술

[물 품]

키-체중계, 체온계, 혈압계, 청진기, 환의, 의사 처방지, 임상 관찰 기록지, 간호 정보 조사지, 통증위험사정도구, 욕창위험사정도구, 낙상위험사정도구, 대상자 팔찌, 대상자 이름표(침대, 병실 앞 부착용 등), 입원 생활 안내문, 입원 세트, 손 소독제, 개인 준비물 안내

[방 법]

① 대상자가 도착하자마자 기다림 없이 간호를 받을 수 있도록 하기 위하여 입원 대상자에 대한 연락을 원무과에서 받고 병실을 준비하고 신규 대상 간호 정보 조사지, 이름표, 팔찌를 준비한다.
② 입원 서류를 받고, 대상자와 신뢰감을 형성하기 위해 간호조무사 자신의 이름, 직책, 역할을 소개한다.("안녕하십니까, 담당 간호조무사 ㅇㅇㅇ라고 합니다.")
③ 대상자가 병동에 도착하면 대상자를 정확하게 확인하기 위하여 이름을 부르거나 개방형 질문을 하여 대상자를 확인(개방형 질문: "환자분 성함이 어떻게 되시죠?")한다.
④ 이름표와 환의를 챙겨서 병실로 안내한다.
⑤ 개인 사생활을 보호하기 위해 커튼을 치고 환의로 갈아입도록 한다.
⑥ 이름표를 침대, 병실 문 앞, 환자 현황판 등 해당 장소에 꽂아 둔다.
⑦ 키와 체중을 측정하고 측정치를 대상자에게 알린 후 입원 간호 기록지에 기록한다.
⑧ 대상자에 대한 빠른 처치를 위하여 담당 의사에게 환자의 입원을 알린다.
⑨ 미생물 전파를 예방하기 위해 손 소독제로 손을 깨끗이 씻는다.
⑩ 대상자를 정확하게 확인하기 위해 대상자 팔찌를 착용시켜 주며 활력징후를 측정한다.
⑪ 간호에 필요한 정보 수집을 위해 대상자에게 입원 간호 정보 조사지 각 항목을 질문하여 기록한다.
⑫ 통증이 있는지 질문하고 통증 점수를 기록한다.
⑬ 욕창 위험도를 사정하고 기록하도록 한다.
⑭ 낙상 위험도를 사정하여 기록하고 낙상 예방 교육을 한다.
⑮ 입원 생활의 편의를 제공하기 위해 식사 시간·면회 시간·회진 시간, 입원 준비물, 병동 구조(화장실 위치, 간호사실 위치, 탕비실, 화재 시 비상구, 공공 화장실, 편의 시설, 오물실 등), 병실 내 물품(호출 벨, 전화기, 전기 스위치 등), 환자 권리 장전 및 책임, 편의 시설 이용 등의 입원 생활 안내문

을 나눠 주고 병원 생활에 대해 설명한다.
⑯ 입원 시 발생할 수 있는 심리적 문제를 예방하기 위해 입원 및 치료에 대한 불안 등 심리 상태를 확인하고, 필요시 간호를 실시한다.
⑰ 사용한 물품을 정리한다.
⑱ 미생물 전파를 예방하기 위해 손을 깨끗이 씻는다.
⑲ 기록 의무를 수행하고 보건 의료팀과 정보를 공유하기 위하여 수행 내용과 교육 내용을 간호기록지에 기록한다.

수기 기록

간호 기록지

등록번호: 20××0201
성명: 김 다나
주민등록번호: 9503**-2******

날짜	시간	간호 기록	서명
2/1	10:00	DM 진단 후 정밀 검사 요구되어 외래를 통해서 입원함. Dr. 최윤혁에게 입원 보고함. height : 168cm / weight : 55kg 측정됨. V/S : 189/102-104-24-36.8로 혈압 높게 측정되어 안정할 수 있도록 교육하고 반좌위 자세 취해 줌. Dr. 최윤혁에게 알림. Dr. 최윤혁 반좌위 시행하고 30분 뒤 활력징후 측정 후 알려달라고 말함. 간호 정보 조사지 기록하였으며 통증 척도(NRS) : 0점, 피부 사정 결과 발진 및 욕창 위험성 보이지 않음. 체위 변경 교육함. 낙상 위험도 평가(MORSE) 결과 12점으로 저위험군이며, 낙상 교육함. 입원 생활 안내문 교육 진행하여 sign 받음.	RN.이은하
2/1	10:30	V/S 재 측정 결과 129/83-91-18-36.8로 측정되었으며 어지럼증 호소하지 않음.	RN.이은하

Testing

실습 관련 실무 지침서

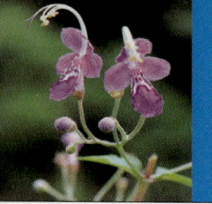

전자 기록

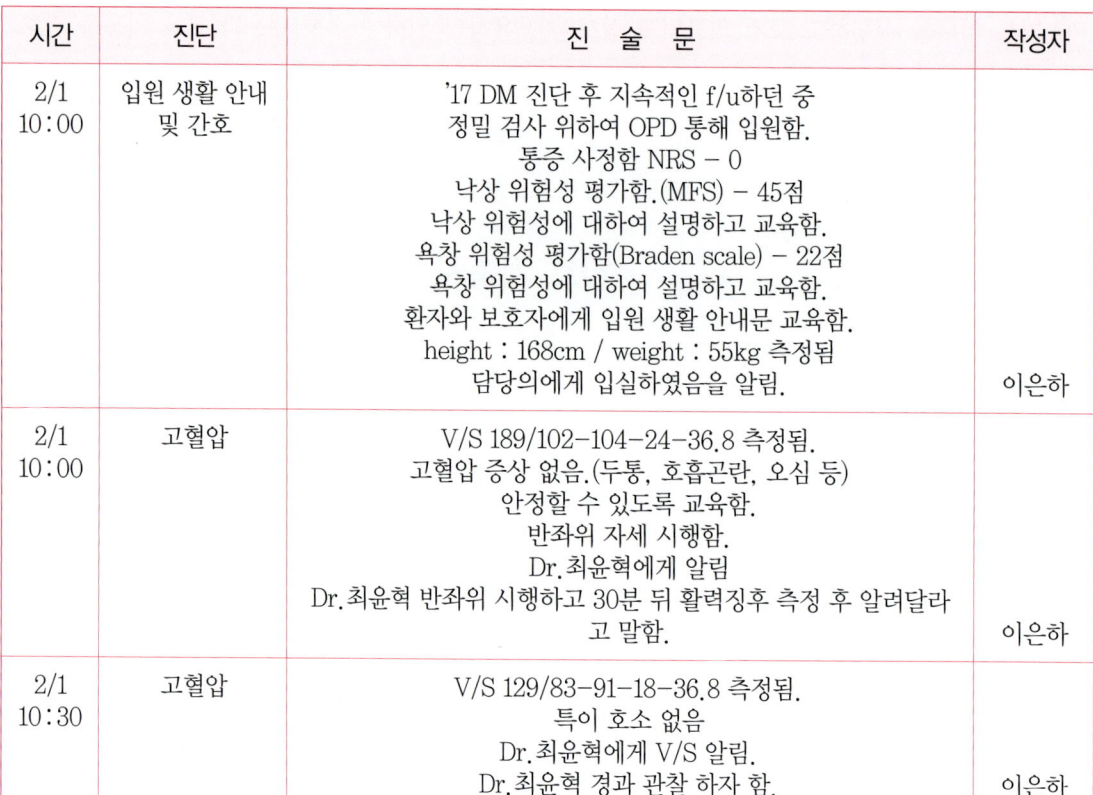

간호 기록지

등록번호 : 20××0201 환 자 명 : 김 다나 생년월일 : 9503**
진 료 과 : 내과 입원일 : 20××. 02. 01

시간	진단	진 술 문	작성자
2/1 10:00	입원 생활 안내 및 간호	'17 DM 진단 후 지속적인 f/u하던 중 정밀 검사 위하여 OPD 통해 입원함. 통증 사정함 NRS - 0 낙상 위험성 평가함.(MFS) - 45점 낙상 위험성에 대하여 설명하고 교육함. 욕창 위험성 평가함(Braden scale) - 22점 욕창 위험성에 대하여 설명하고 교육함. 환자와 보호자에게 입원 생활 안내문 교육함. height : 168cm / weight : 55kg 측정됨 담당의에게 입실하였음을 알림.	이은하
2/1 10:00	고혈압	V/S 189/102-104-24-36.8 측정됨. 고혈압 증상 없음.(두통, 호흡곤란, 오심 등) 안정할 수 있도록 교육함. 반좌위 자세 시행함. Dr.최윤혁에게 알림 Dr.최윤혁 반좌위 시행하고 30분 뒤 활력징후 측정 후 알려달라고 말함.	이은하
2/1 10:30	고혈압	V/S 129/83-91-18-36.8 측정됨. 특이 호소 없음 Dr.최윤혁에게 V/S 알림. Dr.최윤혁 경과 관찰 하자 함.	이은하

*NRS(Numeric Rating Scale) : 환자의 통증 정도를 0~10으로 나타내는 숫자 척도
*MFS(Morse Fall Scale) : 낙상위험도 평가 도구

TPR

시간	혈압	맥박	호흡	체온
10:00	189/102	104	24	36.8
10:30	129/83	91	18	36.8

■ 전동 간호 기술

[목 적]

대상자를 다른 병동(과)에서 옮겨 오는 것을 돕기 위함이다.

[물 품]

대상자 기록지, 대상자 이동 기구(휠체어 등), 담요, 사용 약물, 검사 물품, 대상자 개인 물품, 특수 기구 등

[방 법]

> ① 절차를 정확하게 수행하기 위해 의사의 처방을 확인한다.
> ② 전동 병실을 확인하고 원활하게 행정 절차를 진행하기 위하여 입원계 및 영양실에 전화하거나 전산 입력하여 이동을 알린다. 또한 다른 병동으로 전동 시 남은 약과 의무 기록지를 정리하여 해당 병동으로 보낸다.
> ③ 대상자의 불필요한 대기 시간을 줄이기 위해 이동할 병동에 연락하여 이동 가능 시간을 확인한다.
> ④ 대상자의 알 권리를 보호하기 위하여 대상자에게 이동에 대해 알리고 설명한다.
> ⑤ 전동을 위해 기록지, 검사물, 특수 기구, 사용 중 약물, 개인 물품을 확인한다.
> ⑥ 대상자 이동을 보조할 보조 요원을 요청한다.
> ⑦ 대상자가 편안하고 안전하게 전동할 수 있게 이동 기구(이동용 침대, 휠체어, 보행기 등)를 이용한다.
> ⑧ 대상자의 정보를 공유하여 간호의 연속성 유지를 위해 전동할 병동의 책임자에게 전화하여 대상자에 대해 설명한다.
> ⑨ 침상을 정리하도록 한다.
> ⑩ 미생물의 전파를 예방하기 위해 손을 씻는다.
> ⑪ 간호 기록지에 환자의 상태와 기록 사항을 검토하며 다른 병동으로 전동하는 이유와 환자 상태 등을 기록한다.

■ 퇴원 간호 기술

[목 적]

① 퇴원 수속을 잘 할 수 있도록 도와준다.
② 대상자가 가정에서 위급 상황에 잘 대처할 수 있도록 교육한다.
③ 대상자가 가정에서 잘 적응하고, 자가 간호를 할 수 있도록 한다.

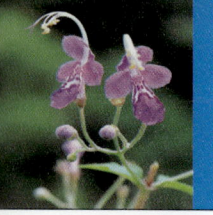

Testing

실습 관련 실무 지침서

[물품]

퇴원 약, 퇴원 정보 기록지, 추후 외래 예약 및 기관 연락처, 개인 물품, 퇴원 안내문(병원의 퇴원 지침 등)

[방법]

① 절차를 정확하게 수행하기 위해 의사의 퇴원과 관련된 처방을 확인한다.
② 대상자의 알 권리 보장을 위하여 대상자에게 퇴원에 대해 설명한다.(만약 의사의 동의 없이 퇴원하는 경우는 대상자로부터 '자의 퇴원서'를 받았는지 확인한다.)
③ 퇴원 전 효율적인 행정 절차를 위해 퇴원계에 전화하거나 전산 입력하여 퇴원을 알린다.
④ 퇴원 후 대상자가 자가 간호를 수행할 수 있도록 퇴원 후 대상자 관리와 관련된 교육(투약, 상처 간호, 운동, 식이, 목욕, 활동 제한, 합병증 발생 증상 및 관리 방법, 추후 외래 방문 일시 등)을 실시한다.
⑤ 가정으로 퇴원하지 않는 경우 지역사회에서 이용 가능한 시설이나 기관 이용에 대한 정보를 제공해 주거나 가정 간호 서비스를 연계해 준다.
⑥ 대상자의 편의 제공을 위해 퇴원할 때 대상자 상태를 고려해 휠체어, 이동용 침대, 앰뷸런스를 준비한다.
⑦ 대상자 퇴원 시간, 방법, 목적지, 처방을 의무 기록지에 기록한다.
⑧ 대상자의 퇴원을 퇴원계에 알린다.
⑨ 기록 보관의 의무 이행을 위해 약 카드를 없애고 의무 기록지를 의무 기록실로 보낸다.

■ 활력징후 측정 기술

활력징후 측정 기술

[목적]

① 체온, 맥박, 호흡, 혈압에 대하여 설명할 수 있는 능력을 길러 준다.
② 체온, 맥박, 호흡, 혈압을 측정할 수 있는 능력을 길러 준다.
③ 체온, 맥박, 호흡, 혈압 측정 후 기록할 수 있는 능력을 길러 준다.

[물품]

전자 체온계 · 고막 체온계 · 이마 체온계, 아네로이드 혈압계, 청진기, 소독솜, 간호 기록지, 손소독제, 쟁반

[방법]

[체온 측정]
- 액와 체온 측정(전자 체온계) -

① 물과 비누를 사용하여 손을 깨끗이 씻는다.
② 체온계 등 준비 물품을 정리하고, 작동이 잘 되는지 확인한다.
③ 대상자에게 간호조무사 자신을 소개한다.("안녕하십니까, 담당 간호조무사 ○○○라고 합니다.")
④ 손 소독제를 이용하여 손을 깨끗이 씻는다.
⑤ 이름을 부르거나 개방형 질문을 하여 대상자를 확인(개방형 질문: "환자분 성함이 어떻게 되시죠?")하고, 대상자가 차고 있는 입원 팔찌로 등록 번호를 확인하거나 주민등록번호를 물어서 대상자를 재확인한다. 이때, 대상자가 자신의 이름을 말하게 한다.
⑥ 대상자에게 체온을 측정할 것을 설명한다.("환자분의 신체 상태를 확인하기 위해 체온을 측정하겠습니다.")
⑦ 손을 씻고 대상자를 확인한 후 전자 체온계의 버튼을 눌러 디지털 화면에 "0"이나 "---"가 나타났는지 확인한다.
⑧ 마른 수건으로 액와부를 닦고 체온계의 측정 부위가 액와부 중앙에 놓이게 하고 팔을 꼭 껴서 빠지지 않게 한다. 상박은 옆구리에 붙이고 하박은 가슴 위에 얹는다.
⑨ 종료 음이 울리면 대상자에게서 탐침을 제거하고, 체온계에 나타난 숫자를 읽는다.
⑩ 사용 후 체온계를 소독하여 건조시킨 후 전자 체온계 보관 용기에 넣는다.
⑪ 손을 씻는다.
⑫ 간호 기록지에 기록한다. 기록 시 액와 체온(A)임을 표시한다. 이상이 있으면 보고한다.

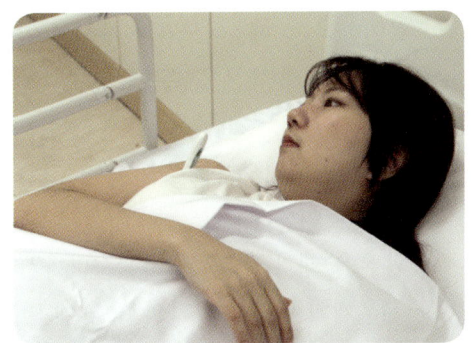

[액와 체온 측정]

※ 액와 체온 측정 시 주의 사항
　액와에 땀이 있으면 체온을 떨어뜨릴 수 있으므로 타월로 두드려 닦아 건조시킨다. 비벼서 닦을 경우 마찰로 인해 체온이 상승할 수 있다.

－구강 체온 측정(전자 체온계)－

① 물과 비누를 사용하여 손을 깨끗이 씻는다.
② 체온계 등 준비 물품을 정리하고, 작동이 잘 되는지 확인한다.
③ 대상자에게 간호조무사 자신을 소개한다.("안녕하십니까, 담당 간호조무사 ○○○라고 합니다.")
④ 손 소독제를 이용하여 손을 깨끗이 씻는다.
⑤ 이름을 부르거나 개방형 질문을 하여 대상자를 확인(개방형 질문: "환자분 성함이 어떻게 되시죠?") 하고, 대상자가 차고 있는 입원 팔찌로 등록 번호를 확인하거나 주민등록번호를 물어서 대상자를 재

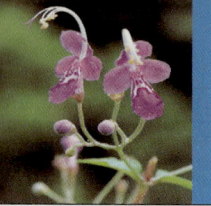

Testing

실습 관련 실무 지침서

확인한다. 이때, 대상자가 자신의 이름을 말하게 한다.
⑥ 대상자에게 체온을 측정할 것을 설명한다.("환자분의 신체 상태를 확인하기 위해 체온을 측정하겠습니다.")
⑦ 손을 씻고 대상자를 확인한 후 전자 체온계의 버튼을 눌러 디지털 화면에 "0"이나 "---"가 나타났는지 확인한다.
⑧ 체온을 재기 전 "흡연 하셨습니까?"라고 물어본다.
⑨ 체온계의 탐침을 환자의 혀 밑에 넣고 입을 다물도록 한다.
⑩ 종료 음이 울리면 대상자의 입에서 탐침을 제거하고, 체온계에 나타난 숫자를 읽는다.
⑪ 사용 후 체온계를 소독하여 건조시킨 후 전자 체온계 보관 용기에 넣는다.
⑫ 손을 씻는다.
⑬ 간호 기록지에 기록한다. 기록 시 구강 체온(O)임을 표시한다. 이상이 있으면 보고한다.

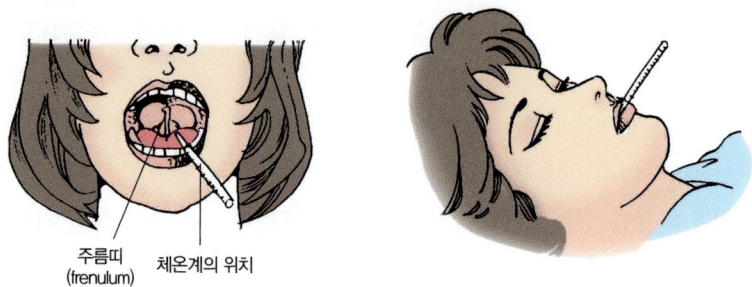

[구강 체온 측정]

※ 구강 체온 측정 시 주의 사항
음식물 섭취(예 담배, 껌을 씹은 경우) 후 10분이 지나면 구강 측정이 가능하며, 찬 것이나 뜨거운 음식을 먹었을 때에는 30분이 지난 후에 측정한다.

-이마 체온 측정(적외선 체온계)-
① 물과 비누를 사용하여 손을 깨끗이 씻는다.
② 체온계 등 준비 물품을 정리하고, 작동이 잘 되는지 확인한다.
③ 대상자에게 간호조무사 자신을 소개한다.("안녕하십니까, 담당 간호조무사 ○○○라고 합니다.")
④ 손 소독제를 이용하여 손을 깨끗이 씻는다.
⑤ 이름을 부르거나 개방형 질문을 하여 대상자를 확인(개방형 질문: "환자분 성함이 어떻게 되시죠?")하고, 대상자가 차고 있는 입원 팔찌로 등록 번호를 확인하거나 주민등록번호를 물어서 대상자를 재

Basic Skills for Nursing Practice
Nursing Examination

확인한다. 이때, 대상자가 자신의 이름을 말하게 한다.
⑥ 대상자에게 체온을 측정할 것을 설명한다.("환자분의 신체 상태를 확인하기 위해 체온을 측정하겠습니다.")
⑦ 측두 동맥 부위에 땀이 있으면 건조시키고, 머리카락은 정리한다.
⑧ 체온계를 앞이마 정면에 탐침을 놓고, 엄지손가락으로 작동 버튼을 누른다.
⑨ 체온계 탐침은 앞이마에서 가로질러 옆머리 쪽으로 밀면서 3~5초간 이동한다. 이때 신호음이 울리면서 최고 온도가 측정된다. 혹은 귓볼 뒤쪽에 체온계를 놓고 밀면서 머리선 쪽으로 이동한다. 이때 신호음이 울리면서 체온계 탐침에 수치가 나타난다.

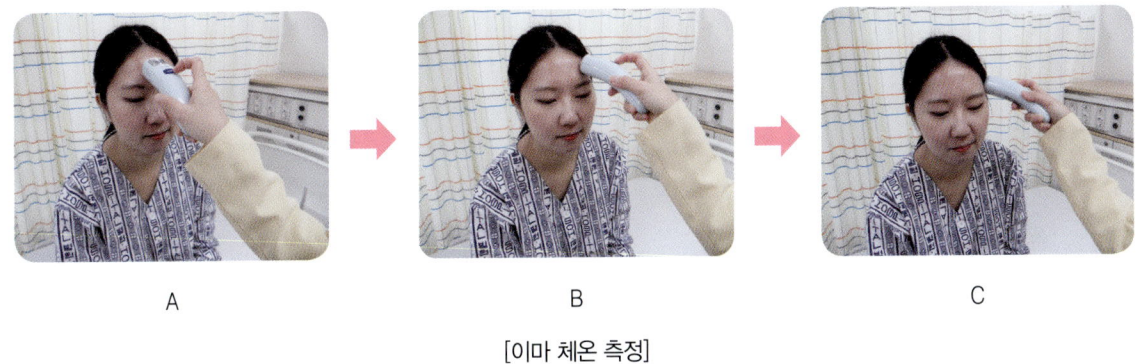

[이마 체온 측정]

⑩ 30초 이내에 전원이 자동으로 꺼지거나 버튼을 눌러 전원을 끈다.
⑪ 손을 씻는다.
⑫ 간호 기록지에 기록한다. 기록 시 이마 체온(S)임을 표시한다. 이상이 있으면 보고한다.

- 직장 체온 측정(전자 체온계) -
① 물과 비누를 사용하여 손을 깨끗이 씻는다.
② 준비한 물품을 정리하고 작동이 잘 되는지 확인한다.
③ 대상자에게 간호조무사 자신을 소개한다.("안녕하십니까, 담당 간호조무사 ○○○라고 합니다.")
④ 손 소독제를 이용하여 손을 깨끗이 씻는다.
⑤ 이름을 부르거나 개방형 질문을 하여 대상자를 확인(개방형 질문: "환자분 성함이 어떻게 되시죠?")하고, 대상자가 차고 있는 입원 팔찌로 등록 번호를 확인하거나 주민등록번호를 물어서 대상자를 재확인한다. 이때, 대상자가 자신의 이름을 말하게 한다.

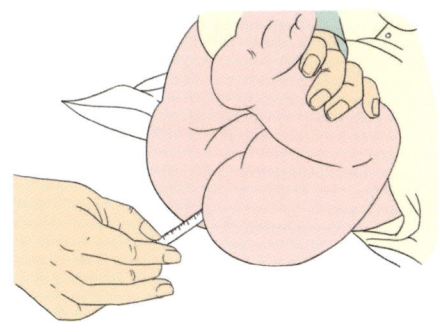

[직장 체온 측정]

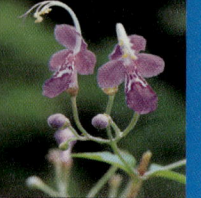

Testing

실습 관련 실무 지침서

⑥ 대상자에게 체온을 측정할 것을 설명한다.("환자분의 신체 상태를 확인하기 위해 체온을 측정하겠습니다.")
⑦ 일회용 장갑을 착용한다.
⑧ 끝이 둥근 직장 체온계에 윤활제를 삽입 길이만큼 바른다.
⑨ 옆으로 눕게 하고 항문을 노출시켜 배꼽을 향해 성인은 약 2.5~4cm 정도, 아동은 1.5~2.5cm 정도 체온계를 삽입한다. 영아나 소아인 경우 다 잴 때(2~3분)까지 붙잡아 고정시켜야 한다. 그 다음은 구강 체온과 같다.
⑩ 간호 기록지에 기록한다. 기록 시 직장 체온(R)임을 표시한다. 이상이 있으면 보고한다.

> ※ 직장 체온 측정 시 주의 사항 : 다음과 같은 경우에는 직장 체온을 측정할 수 없다.
> 1. 직장이나 회음부 수술 환자 및 염증이 있는 환자
> 2. 직장이 변으로 차 있거나 설사 환자, 출혈 환자
> 3. 경련 환자, 심근경색증 환자, 직장 종양이나 치질 환자

―고막 체온 측정(적외선 체온계)―

① 물과 비누를 사용하여 손을 깨끗이 씻는다.
② 준비한 물품을 정리하고 체온계의 작동이 잘 되는지 확인한다.
③ 대상자에게 간호조무사 자신을 소개한다.("안녕하십니까, 담당 간호조무사 ㅇㅇㅇ라고 합니다.")
④ 손 소독제를 이용하여 손을 깨끗이 씻는다.
⑤ 이름을 부르거나 개방형 질문을 하여 대상자를 확인(개방형 질문: "환자분 성함이 어떻게 되시죠?")하고, 대상자가 차고 있는 입원 팔찌로 등록 번호를 확인하거나 주민등록번호를 물어서 대상자를 재확인한다.
⑥ 대상자에게 체온을 측정할 것을 설명한다.("환자분의 신체 상태를 확인하기 위해 체온을 측정하겠습니다.")
⑦ 용기에서 탐침 덮개를 꺼내 고막 체온계에 덮는다.
⑧ 대상자의 머리를 한 쪽으로 돌려 체온을 측정하고자 하는 귀의 귓바퀴를 소아는 후하방, 성인은 후상방으로 잡아 당긴 후 탐침을 외이도에 삽입하여 체온을 잰다.
⑨ 2~5초 후 신호음이 울리면 체온계를 빼서 디지털 계기판에 표시된 숫자를 읽는다.
⑩ 탐침 커버를 제거한 후 보관함에 넣는다.
⑪ 손을 씻는다.

⑫ 간호 기록지에 기록한다. 기록 시 고막 체온(T)임을 표시한다. 이상이 있으면 보고한다.

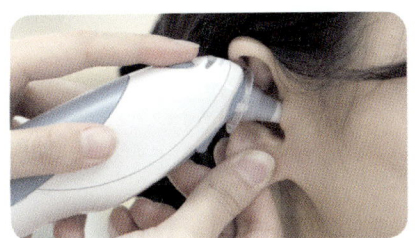
[소아의 고막 체온 측정]

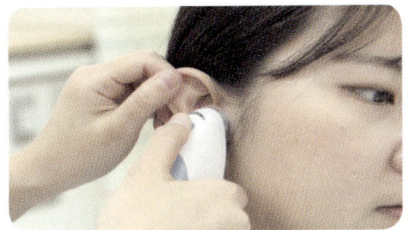
[성인의 고막 체온 측정]

[맥박 측정]

─ 요골 맥박 측정 ─

① 물과 비누를 사용하여 손을 깨끗이 씻는다.
② 대상자에게 간호조무사 자신을 소개한다.("안녕하십니까, 담당 간호조무사 ○○○라고 합니다.")
③ 손 소독제를 이용하여 손을 깨끗이 씻는다.
④ 이름을 부르거나 개방형 질문을 하여 대상자를 확인(개방형 질문: "환자분 성함이 어떻게 되시죠?")하고, 대상자가 차고 있는 입원 팔찌로 등록 번호를 확인하거나 주민등록 번호를 물어서 대상자를 재확인한다. 이때, 대상자가 자신의 이름을 말하게 한다.

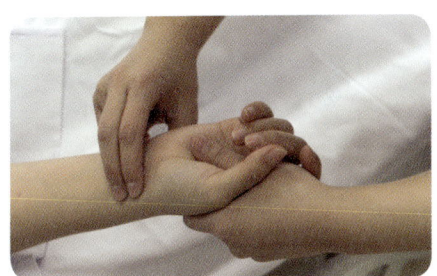
[요골 동맥에서의 맥박 측정]

⑤ 대상자에게 맥박을 측정할 것을 설명한다.("환자분의 신체 상태를 확인하기 위해 맥박을 측정하겠습니다.")
⑥ 대상자의 손목 안쪽에서 엄지손가락을 연결하는 선 위에 간호조무사의 둘째, 셋째 손가락 끝을 대어 맥박을 측정한다.
⑦ 보통 1분간 재며 동맥벽의 탄력성, 맥박 수, 리듬, 강도, 동일성 등을 주의깊게 촉지한다.
⑧ 손을 씻는다.
⑨ 측정 결과를 간호 기록지에 기록한다. 이상이 있으면 보고한다.

> ※ 요골 맥박 측정 시 주의 사항
> 1. 측정자가 엄지손가락으로 측정하는 경우 간호조무사 자신의 맥박 수와 혼동이 되므로 엄지손가락은 사용하지 않는다.
> 2. 측정 후 기록 시 붉은색 볼펜을 사용한다.
> 3. 요골 맥박이 불규칙할 경우 정확한 맥박 측정을 위해 심첨 부위에서 1분간 측정하여 비교하

Testing

실습 관련 실무 지침서

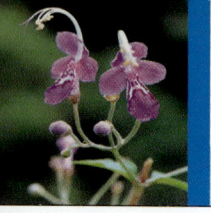

도록 한다.

−심첨 맥박 측정−

① 물과 비누를 사용하여 손을 깨끗이 씻는다.
② 준비 물품을 정리하고, 청진기의 작동이 잘 되는지 확인한다.
③ 대상자에게 간호조무사 자신을 소개한다.("안녕하십니까, 담당 간호조무사 ○○○라고 합니다.")
④ 손 소독제를 이용하여 손을 깨끗이 씻는다.
⑤ 이름을 부르거나 개방형 질문을 하여 대상자를 확인(개방형 질문: "환자분 성함이 어떻게 되시죠?")하고, 대상자가 차고 있는 입원 팔찌로 등록 번호를 확인하거나 주민등록번호를 물어서 대상자를 재확인한다. 이때, 대상자가 자신의 이름을 말하게 한다.
⑥ 대상자에게 맥박을 측정할 것을 설명한다.("환자분의 신체 상태를 확인하기 위해 맥박을 측정하겠습니다.")
⑦ 알코올 솜으로 청진기를 닦고, 사생활을 보호해 주기 위해 커튼을 친다.
⑧ 좌측 중앙 쇄골선과 네 번째와 다섯 번째 늑골간이 만나는 지점인 심첨 부위를 확인하여 촉진한다. 즉, 대상자를 눕거나 앉게 한 후 왼쪽 가슴을 노출시켜 피부에서 청진한다.
⑨ 청진기의 판막형을 손바닥에 5~10초간 비벼 따뜻하게 한다.
⑩ 청진기의 판막형을 심첨 부위에 대고 1분 동안 측정한다.
⑪ 대상자의 상의를 잘 정돈하고, 편안한 환경을 조성한다.
⑫ 간호 기록지에 심첨 맥박임을 표시하기 위해 붉은색으로 (A)라고 기록한다. 이상이 있으면 보고한다.

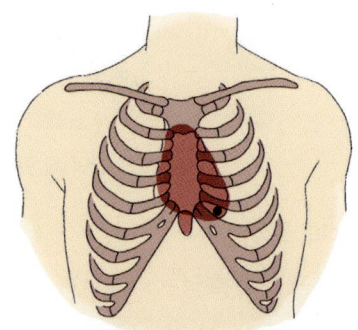

[심첨 맥박 부위]

[호흡 측정]

① 맥박을 측정한 후 대상자에게 호흡을 측정한다는 말을 하지 않고 대상자의 손목을 잡은 채로 가슴의 움직임으로 호흡의 깊이, 호흡수(호흡률), 리듬의 특성(규칙성) 등을 측정한다.
② 숨을 한 번 들이마시고 내쉬는 호흡 주기를 관찰한다.
③ 호흡 주기를 관찰한 후, 초침 있는 시계를 보면서 횟수를 세기 시작한다.
④ 호흡의 리듬이 규칙적이면 30초 측정하여 2배를 하고, 불규칙한 경우나 영아, 아동의 경우에는 1분간 측정한다.
⑤ 손을 씻는다.

⑥ 간호 기록지에 맥박 수와 함께 기록한다. 이상이 있으면 보고한다.

[혈압 측정]

(1) 아네로이드 혈압계

① 물과 비누를 사용하여 손을 깨끗이 씻는다.
② 혈압계 등 준비 물품을 정리하고, 작동이 잘 되는지 확인한다.
③ 대상자에게 간호조무사 자신을 소개한다.("안녕하십니까, 담당 간호조무사 ㅇㅇㅇ라고 합니다.")
④ 손 소독제를 이용하여 손을 깨끗이 씻는다.
⑤ 이름을 부르거나 개방형 질문을 하여 대상자를 확인(개방형 질문: "환자분 성함이 어떻게 되시죠?")하고, 대상자가 차고 있는 입원 팔찌로 등록 번호를 확인하거나 주민등록번호를 물어서 대상자를 재확인한다. 이때, 대상자가 자신의 이름을 말하게 한다.

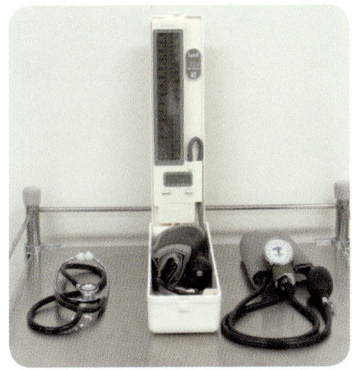

[수은 혈압계와 아네로이드 혈압계]

⑥ 대상자에게 혈압을 측정할 것을 설명한다.("환자분의 신체 상태를 확인하기 위해 혈압을 측정하겠습니다.")
⑦ 손을 씻은 후 대상자에게 절차를 설명하고 편안한 자세로 눕히거나 앉힌다.
⑧ 상의의 소매를 올리고 손바닥이 위로 향하게 팔을 뻗어 상완동맥 부위가 노출되게 한다.
⑨ 팔꿈치에서 약 2~5cm 위로 손가락 하나가 들어갈 정도의 여유를 주고 공기가 완전히 빠진 상태에서 12~14cm 정도의 폭을 가진 커프를 감는다.
⑩ 둘째, 셋째 손가락으로 상완동맥을 촉지한다.
⑪ 청진기를 귀에 꽂고 청진기의 판막형을 상완동맥에 댄다.
⑫ 공기 펌프의 조절기를 잠그고 공기를 펌프질해서 커프를 팽창시킨다. 상완동맥에서 맥박이 촉지되지 않는 지점에서 20~30mmHg를 더 올린다.
⑬ 혈압계의 조절기를 천천히 열어 공기가 1초에 2mmHg씩 나가게 하면서, 즉 1초에 2mmHg씩 떨어뜨리면서 혈압계의 눈금 높이를 보면서 청진기로 주의깊게 듣는다.
⑭ 첫번 심박이 들리면 그때 혈압계의 눈금 높이를 눈높이에 맞춰 읽는다. 이때 눈금의 위치가 수축기 혈압이다.
⑮ 계속 들리다가 갑자기 약해지거나 소리가 사라지는 지점이 이완기 혈압이다.
⑯ 커프의 바람을 완전히 빼 0으로 내린다.
⑰ 청진기와 혈압계를 정리한다.

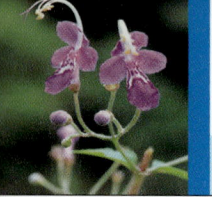

Testing

실습 관련 실무 지침서

⑱ 손을 씻는다.
⑲ 수축기 혈압과 이완기 혈압을 간호 기록지에 기록한다. 이상이 있으면 보고한다.

※ 혈압 측정 시 주의 사항
1. 혈압을 정확하게 측정하기 위해서는 대상자의 팔을 심장과 같은 높이로 놓는 것이 가장 중요하다. 혈압 측정 시에 잘못 해석할 수 있는 요인으로는 다음과 같은 것이 있으며 특히 커프의 크기가 중요하다.

혈압 측정 시에 흔히 나타나는 오류

오 류	결 과
커프의 크기가 너무 좁은 경우	실제보다 혈압이 높다.
커프의 크기가 너무 넓은 경우	실제보다 혈압이 낮다.
팔을 심장 높이로 지지하지 않은 경우	실제보다 혈압이 높다.
혈압 측정 전에 충분히 안정이 안 된 경우	실제보다 혈압이 높다.
반복 측정 시 충분히 휴식하지 않은 경우	실제보다 수축기 혈압은 높고 이완기 혈압은 낮다.
커프를 느슨하게 감은 경우	실제보다 혈압이 높다.
커프의 공기를 지나치게 빨리 뺄 경우	실제보다 수축기 혈압은 낮고 이완기 혈압은 높다.
팔의 높이가 심장보다 높은 경우	실제보다 혈압이 낮다.
식사 직후나 흡연 직후에 혈압을 측정한 경우	실제보다 혈압이 높다.

커프의 크기 = 측정 부위(사지)의 직경보다 20% 정도 커야 함. 팔의 경우 커프의 넓이가 상박 길이의 2/3와 같아야 함.

2. 같은 부위에서 혈압을 반복 측정할 때 정맥 울혈을 정상 순환 상태로 회복시키기 위해 2~5분 정도의 시간 간격을 두고 측정하도록 한다.

(2) 자동 혈압계
① 물과 비누를 사용하여 손을 깨끗이 씻는다.
② 혈압계 등 준비 물품을 정리하고, 작동이 잘 되는지 확인한다.
③ 대상자에게 간호조무사 자신을 소개한다.("안녕하십니까, 담당 간호조무사 ○○○라고 합니다.")
④ 손 소독제를 이용하여 손을 깨끗이 씻는다.
⑤ 이름을 부르거나 개방형 질문을 하여 대상자를 확인(개방형 질문: "환자분 성함이 어떻게 되시죠?")

하고, 대상자가 차고 있는 입원 팔찌로 등록 번호를 확인하거나 주민등록번호를 물어서 대상자를 재확인한다. 이때, 대상자가 자신의 이름을 말하게 한다.
⑥ 대상자에게 혈압을 측정할 것을 설명한다.("환자분의 신체 상태를 확인하기 위해 혈압을 측정하겠습니다.")
⑦ 대상자는 앙와위로 반듯하게 누운 자세나 상체를 앞으로 숙이지 말고 허리를 편 상태의 앉은 자세에서 안정 상태를 취한 후 상의의 소매를 올리고, 손바닥이 위로 향하게 팔을 뻗어 상완동맥 부위를 노출되게 한다.

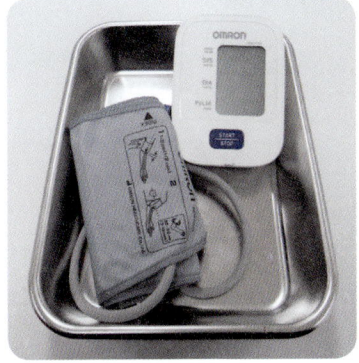

[자동 혈압계]

⑧ 대상자의 팔을 심장 높이에 오도록 하여 자동 혈압계의 위치를 고정시킨다.
⑨ 커프에서 바람을 빼고 커프의 아랫단이 상완동맥의 박동이 가장 잘 촉지되는 곳에서 2~5cm 위에 오도록 하면서 연결된 관이 팔의 내면에 오도록 균일하게 감는다. 즉, 커프는 팔꿈치에서 약 2~5cm 위로 손가락 하나가 들어갈 정도의 여유를 주고 공기가 완전히 빠진 상태에서 12~14cm 정도의 폭을 가진 커프를 감는다.
⑩ 자동 혈압계의 "시작(start)" 버튼을 눌러 측정을 시작한다.
⑪ 수분 후 측정이 종료됨과 동시에 혈압 측정치가 표시창(oscillometric automatic digital)에 나타난다.
⑫ 물품을 정리한다.
⑬ 손을 씻는다.
⑭ 측정 결과를 간호 기록지에 기록한다. 이상이 있으면 보고한다.

※ **자동 혈압계 측정 시 주의 사항**
1. 두꺼운 상의는 벗고 측정한다.
2. 측정 전 체위 변동없이 안정된 상태에서 측정한다.
3. 측정 전 운동, 식사, 흡연, 추위 등은 피한다.
4. 서거나 다리를 꼰 상태로 측정하지 않는다.
5. 측정 전 반드시 심장의 위치와 측정 부위의 위치가 비슷하도록 의자의 높이를 조절한다.
6. 측정을 중단하고 싶거나 팔이 아플 경우는 정지(STOP) 버튼이나 비상 정지 버튼(Emergency Stop)을 누른다.
7. 다시 잴 때는 2~5분 후에 측정한다.

Testing

실습 관련 실무 지침서

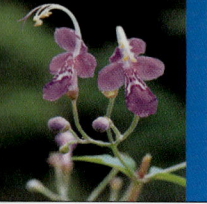

수기 기록

간호 기록지

등록번호: 20××0201
성명: 김 다나
주민등록번호: 9503**-2******

날짜	시간	간호 기록	서명
2/1	16:00	V/S : 98/70-80-20-36.8으로 혈압 낮게 측정되어 Dr. 최윤혁에게 알림. 다리를 높여줌. 어지러움 호소 없으며 특이 사항 관찰되지 않음.	RN.이은하
2/1	16:30	V/S 재 측정 결과 110/75-88-18-36.8로 측정됨. Dr. 최윤혁에게 알림.	RN.이은하

Basic Skills for Nursing Practice
Nursing Examination

전자 기록

간호 기록지

등록번호 : 20××0201   환 자 명 : 김 다나   생년월일 : 9503**
진 료 과 : 내과   입원일 : 20××. 02. 01

시간	진단	진 술 문	작성자
2/1 16:00	저혈압	V/S 85/65-80-20-36.8 측정됨. 저혈압 증상 있음(호흡곤란, 두통, 어지러움 등) Leg elevation 시켜줌. Dr.최윤혁에게 알림. Dr.최윤혁 Leg elevation position 유지하고 30분 뒤 활력징후 측정 후 알려달라고 말함.	이은하
2/1 16:30	저혈압	V/S 100/65-88-18-36.8 측정됨. 특이 호소 없음. Dr.최윤혁에게 V/S 알림. Dr.최윤혁 경과 관찰 하자 함.	이은하

TPR

시간	혈압	맥박	호흡	체온
16:00	85/65	80	20	36.8
16:30	100/65	88	18	36.8

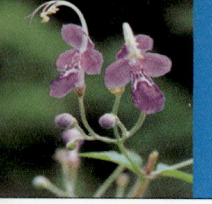

Testing

실습 관련 실무 지침서

▣ 침상 만들기 기술

-빈 침상 만들기(closed bed making)-

[목적]
병실 정돈 및 관리와 새로 대상자가 입원하였을 때 즉시 침대를 이용할 수 있도록 하기 위함이다.

[물품]
홑이불(sheet), 반홑이불(half-sheet), 담요(필요에 따라 1~2장), 침대보, 베개와 베갯잇, 고무포

[방법]

① 손을 씻은 후 필요한 물품을 준비한다.
② 사용할 순서대로 베개와 베갯잇, 침대보, 담요, 윗홑이불, 반홑이불, 고무포, 밑홑이불이 제일 위로 오도록 순서대로 의자 위에 놓는다.
③ 밑홑이불 솔기를 밑으로 가도록 펴되, 밑홑이불의 중심이 되는 선과 침대 중앙선을 맞추고 침대 발치에서 침대 상부로 깐다.
④ 머리맡의 밑홑이불을 매트리스 밑으로 집어 넣고, 모서리는 삼각귀 모양으로 접어서 매트리스 밑에 집어 넣는다. 가장자리도 매트리스 밑으로 집어 넣는다.
⑤ 요실금이나 변실금에 의해 침요가 젖는 것을 막기 위해 침대 중앙에 고무포를 펴되 어깨부터 무릎까

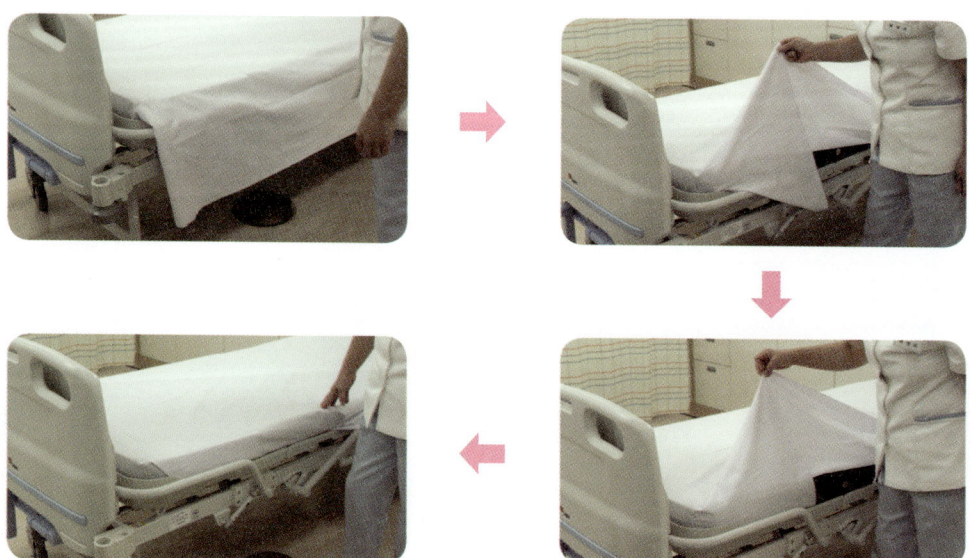

[홑이불의 모서리 만드는 법]

지 위치하도록 한다.
⑥ 반대편으로 가서 반홑이불과 고무포를 침대 위로 걷어올린 후 침대 위에 펴진 밑홑이불을 고루 잡아당긴 후 머리 면을 매트리스 밑으로 집어 넣고, 모퉁이는 삼각귀 모양으로 접어 가장자리와 함께 밑으로 집어 넣는다. 이때 침대 위로 올려 놓았던 고무포와 반홑이불을 단단히 잡아당겨 매트리스 밑으로 집어 넣는다.
⑦ 먼저 있던 자리로 돌아와 윗홑이불을 솔기가 겉으로 나오게 하여 중앙선을 맞춘 후 윗홑이불 상단이 매트리스 머리쪽 끝과 일치하도록 한다.
⑧ 담요는 윗홑이불보다 약 15~20cm 가량 내려서 중앙선에 맞추어 편다.
⑨ 침대 발치의 담요와 윗홑이불을 접어 매트리스 밑으로 접어 넣고 모서리를 사각으로 접어 옆으로 30cm 가량만 매트리스 밑으로 집어 넣는다.
⑩ 담요의 상단 위로 윗홑이불을 뒤집어 접는다.
⑪ 베개에 베갯잇을 씌우고 한쪽 귀에 꼭 맞도록 하여 남은 부분을 속으로 집어 넣는다.
⑫ 베갯잇 터진 곳이 병실 문 반대편으로, 그 접혀진 면은 매트리스 상부 끝에 가게 하여 윗홑이불 위에 놓는다.
⑬ 침대 머리 쪽의 침대보로 베개를 덮는다.
⑭ 침대 옆 탁자와 의자, 기타 기구를 제자리에 놓고 주위를 정돈한다.
⑮ 손을 씻는다.

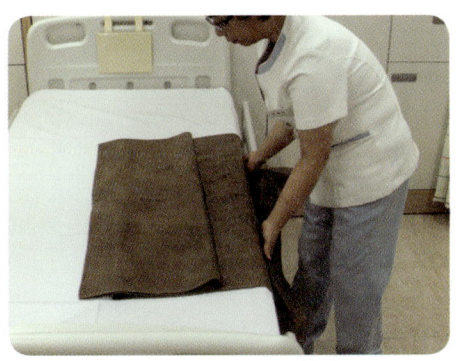

[고무포 펴는 방법]

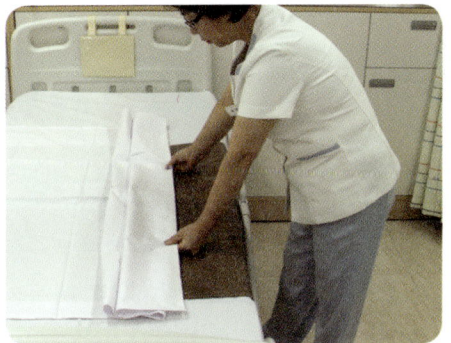

[반홑이불 펴는 방법]

-개방 침상 만들기(open bed making)-

[목 적]
침상의 홑이불이 더러워지거나 X-선 촬영이나 검사실에 가고 잠깐 동안 방을 비울 때 침대를 정리하여 준비해 놓기 위함이다.

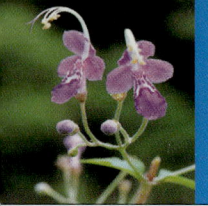

Testing

실습 관련 실무 지침서

[물 품]

필요한 수의 홑이불

[방 법]

① '빈 침상 만들기 방법'의 '①~⑫'를 실시한다.
② 침대보 윗부분은 담요 밑으로 집어 넣고, 담요 아랫홑이불은 담요에 맞추어 침대보 쪽으로 집어 넣는다.
③ ②의 윗침구 전체를 두 손으로 잡고 끌어 발치로 내린 후, 다시 1/3 정도 걷어 침대의 2/3쯤은 열려 있게 한다. 윗침구가 부채꼴이나 삼각 모양으로 접어져 있게 된다.
④ 침대 옆 탁자와 의자, 기타 기구를 제자리에 놓고 주위를 정돈한다.
⑤ 손을 씻는다.

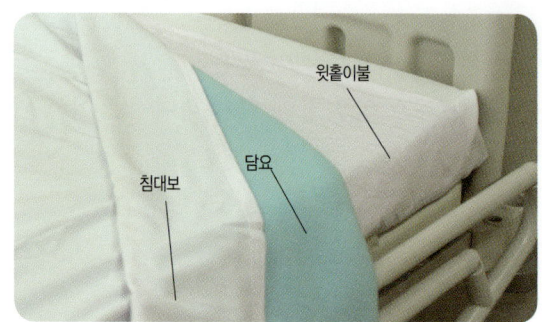

[개방 침상의 윗침구 순서]

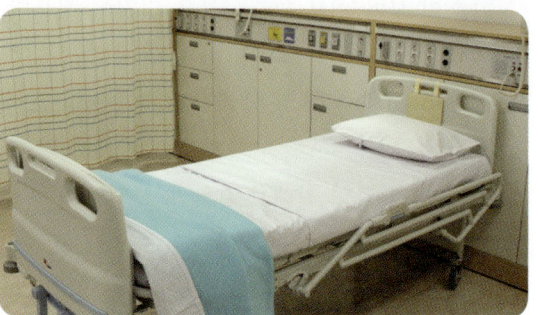

[개방 침상]

– 대상자가 누워 있는 침상 만들기(occupied bed making) –

[목 적]

① 대상자가 누워 있는 채로 침대를 새로 만들기 위함이다.
② 침대를 정돈하여 편안하게 안정시켜 주기 위함이다.

[물 품]

깨끗한 홑이불, 세탁 주머니, 목욕 또는 치료 담요

[방 법]

① 손을 씻은 후 필요한 물품을 준비한다.

② 필요한 홑이불을 침대 발치 의자에 나중에 사용할 순서대로 놓는다.
③ 대상자에게 필요하면 커튼(스크린)을 쳐준다.
④ 윗침구를 걷어 내고 목욕 담요로 대상자를 덮어 준다.
⑤ 가까운 쪽의 매트리스 아래에 집어 넣어 둔 밑홑이불을 푼다.
⑥ 아랫홑이불을 교환해야 할 경우 깨끗한 홑이불을 펴서 한 쪽은 매트리스가 노출된 면에 펴고 기본 방법대로 처리하며, 나머지 쪽을 부챗살 모양으로 접어 대상자 등 밑에 넣는다.
⑦ 고무포를 편다.
⑧ 반홑이불의 한쪽은 고무포 위에 펴고 한쪽은 대상자 등 밑 쪽으로 부챗살 모양으로 접어 넣는다.
⑨ 대상자를 도와 새 홑이불이 깔린 곳으로 옮긴다.
⑩ 반대쪽으로 가서 반홑이불을 더러운 면이 맞닿게 집어 빼낸다.
⑪ 고무포에서 먼지, 머리카락 등을 털고 대상자 밑으로 말아 넣거나 대상자 위에 걸쳐 놓는다.
⑫ 밑홑이불을 걷어 내고 반대쪽으로 밀어 넣은 깨끗한 홑이불을 팽팽하게 잡아당겨 기본 방법대로 집어 넣는다.
⑬ 고무포와 반홑이불을 잡아당겨 침대 밑으로 넣는다.
⑭ 대상자를 침대 중앙으로 옮긴다.
⑮ 목욕 담요를 덮을 때와 같은 방법으로 윗홑이불을 덮고 목욕 담요를 치운다.
⑯ 발치를 편하게 해주고 기본 방법대로 집어 넣는다.
⑰ 더러운 홑이불을 빨래 주머니에 넣고 주위를 정돈한다.
⑱ 손을 씻는다.

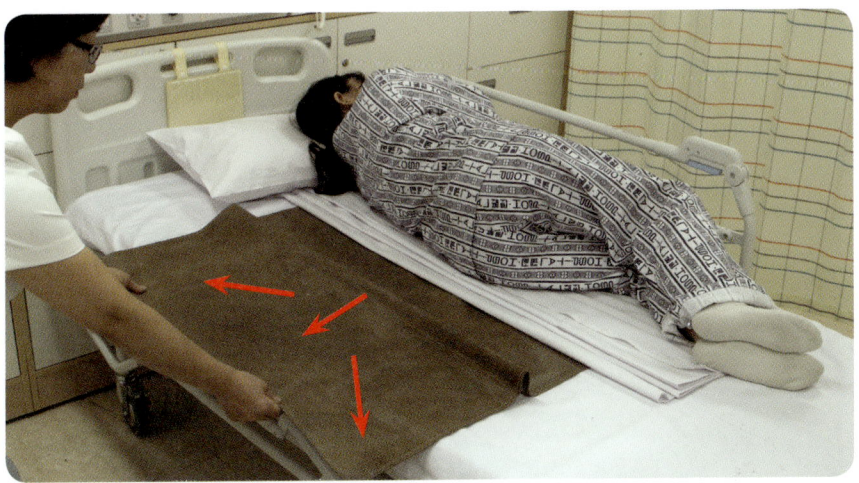

[대상자가 누워 있는 침상에서 고무포와 홑이불 당기기]

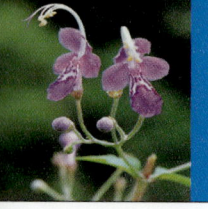

Testing

실습 관련 실무 지침서

-크래들 침상 만들기(cradle bed making)-

[목 적]
① 윗침구의 무게로 인해 압박감을 느끼지 않도록 하기 위함이다.
② 특별 치료 시 침구가 직접 몸에 닿지 않도록 하기 위함이다. 예 화상, 피부염, 궤양, 피부 이식 환자

[물 품]
크래들, 담요, 홑이불, 목욕 담요, 붕대

[방 법]

① 손을 씻은 후 필요한 물품을 준비한다.
② 대상자를 목욕 담요로 덮어 주고 윗침구를 방법대로 걷어 의자 등에 집어 놓는다.
③ 방법대로 밑침구를 만든다.
④ 크래들을 원하는 위치에 올려놓고 붕대로 크래들을 침대에 매어 고정시킨다.
⑤ 윗홑이불을 크래들 위로 펴되 상단 20cm 가량 접어 내어 대상자의 어깨가 충분히 가려지게 편 후 목욕 담요를 뺀다.
⑥ 담요는 같은 방법으로 펴되 홑이불의 상단을 맞춘다. 만일 길이가 짧으면 윗홑이불과 담요를 크래들 위에서부터 아래로 편다.
⑦ 윗홑이불과 담요를 평평하게 펴서 침대 발치 매트리스 밑에 접어 넣고 옆은 크래들의 모양대로 귀를 맞추어 접어서 약 30cm 가량만 매트리스 밑으로 집어 넣는다.
⑧ 침대보를 침대 발치로 넉넉히 덮히도록 펴서 매트리스 밑으로 조심스럽게 집어 넣고 옆은 크래들 모양으로 귀를 접어 늘어뜨린다.
⑨ 반대편으로 가서 같은 방법대로 한다.

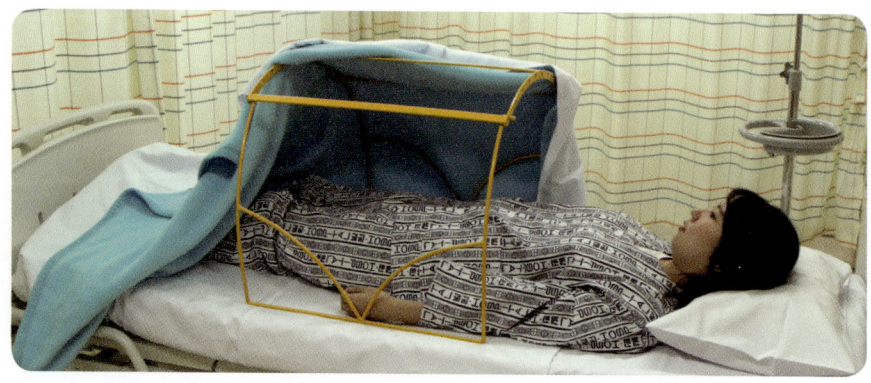

[크래들의 사용]

⑩ 침대보 상단을 담요 밑으로 집어 넣고 윗홑이불을 침대보 위로 집어 젖힌다.
⑪ 주위를 정돈한다.
⑫ 손을 씻는다.

-수술 후 환자 침상 만들기(post-operative bed making)-

[목 적]
① 수술 후 병실로 돌아오는 대상자를 편안히 눕히기 위함이다.
② 구토 시 토물로 침구가 더러워지지 않도록 하기 위함이다.

[물 품]
고무포 2개, 반홑이불 2개, 금식판, 곡반, 압설자, 휴지 또는 거즈, 휴지통, 정맥주사(IV) 걸대

[방 법]

① 손을 씻은 후 필요한 물품을 준비한다.
② 개방 침상 때와 동일하게 윗침구를 걷어 내고 고무포와 반홑이불을 깐다.
③ 침대 머리 쪽에 1개의 고무포를 더 깔고 그 위에 반홑이불을 깐 후 늘어진 부분은 매트리스 밑으로 집어 넣으며 모서리는 삼각으로 접어 넣는다.
④ 윗홑이불과 담요, 침대보를 방법대로 편다.
⑤ 늘어진 부분을 매트리스 밑으로 넣지 말고 침구와 매트리스의 하단이 일치하도록 끝을 가지런히 집어 넣는다.
⑥ 대상자의 운반차가 들어올 방향의 윗침구를 부채꼴 모양으로 접어 열어 놓는다.

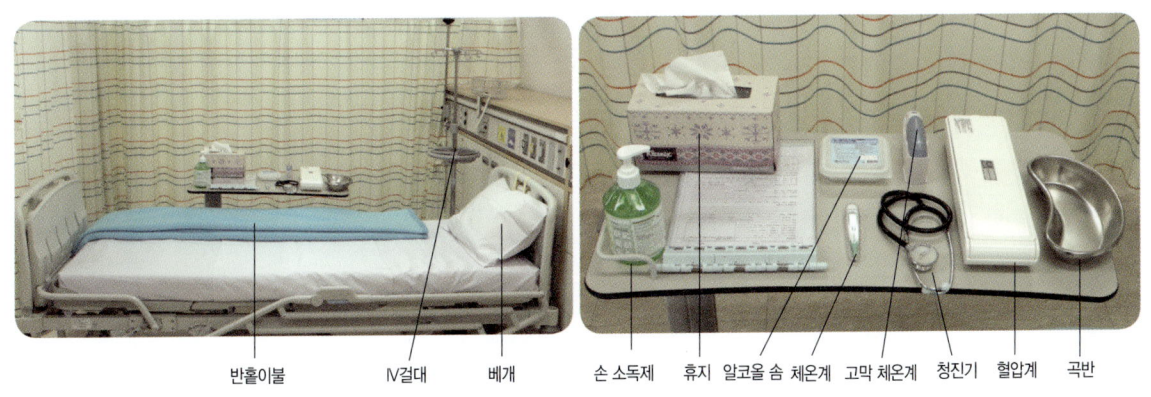

[완성된 수술 후 대상자용 침상]

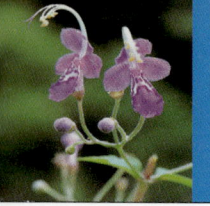

Testing

실습 관련 실무 지침서

⑦ 베갯잇을 새것으로 갈고 침대 머리 쪽 난간에 고정시킨다.(필요하면 붕대로 고정시킨다.)
⑧ 휴지통을 침대 머리맡에 가까이 놓는다.
⑨ 수술 후 간호에 필요한 물품인 압설자, 청진기, 체온계, 혈압계, 휴지나 거즈, 곡반 등은 침대 옆 탁자에 정돈하여 놓아 둔다.
⑩ 대상자의 운반차가 들어올 반대편 침대 머리 쪽이나 발치 쪽에 정맥주사 걸대를 놓아 둔다.
⑪ 탁상, 의자 및 기타 기구를 제자리에 정리한다.
⑫ 침대 발치에 있는 걷어 낸 홑이불은 병실 밖 리넨 수집통에 넣는다.
⑬ 손을 씻는다.

■ 멸균 장갑 착용 및 벗기 기술

멸균 장갑 착용 및 벗기 기술

[목 적]
① 대상자가 갖고 있는 전염성 미생물을 직원이 접촉할 가능성을 감소시키기 위함이다.
② 직원 자신의 내부 균총을 대상자에게 전파시키는 것을 예방하기 위함이다.

[물 품]
한 쌍의 일회용 장갑

[방 법]

[멸균 장갑 착용하기]
① 손을 씻는다. 필요하면 마스크를 착용한다.
② 멸균 장갑이 찢어지지 않도록 주의 깊게 착용한다. 멸균 가운을 입었을 때는 멸균 장갑을 잡아당겨서 소매를 덮도록 하고, 멸균 가운을 입지 않았을 때는 손목 위까지 잡아당긴다.
③ 잘 사용하지 않는 손으로 반대 손의 멸균 장갑의 접혀져 있는 커프 바깥쪽을 잡아 올린다. 예를 들어,

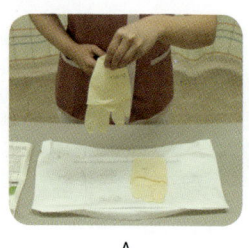
A
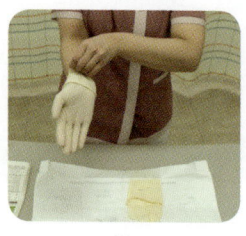
B
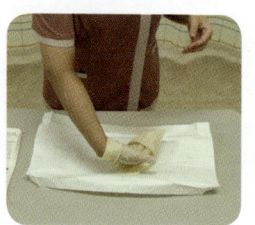
C
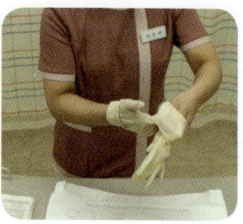
D

[멸균 장갑 착용법]

오른손잡이면 왼손으로 오른쪽 장갑의 접혀진 커프, 즉 손목의 접혀진 부위를 잡아서 들어 올린다.
④ 적어도 탁자로부터 30~40cm 위로 멸균 장갑을 올린 뒤, 멸균 장갑의 바깥 면과 닿지 않게 하면서 멸균 장갑을 들고 있지 않은 손의 손바닥을 위로 해서 멸균 장갑 속으로 집어넣는다.
⑤ 멸균 장갑 낀 오른손의 손가락을 구부려 왼손 멸균 장갑의 접혀진 커프 안으로 엄지를 제외한 손가락을 집어넣는다.
⑥ 멸균 장갑을 낀 오른손의 엄지손가락을 손바닥에 붙이고, 오염된 곳에 닿지 않도록 주의하면서 왼쪽 장갑을 곧게 들어 올린다.
⑦ 손바닥을 위로 해서 왼손을 멸균 장갑 속으로 집어넣는다. 이 때, 멸균 장갑을 낀 오른손 엄지손가락을 둘째손가락으로부터 최대한 바깥쪽으로 벌려 오염된 곳에 닿지 않도록 주의한다.
⑧ 왼손 멸균 장갑의 커프가 평평해질 때까지 커프 밑의 앞뒤로 멸균 장갑을 낀 오른손을 왔다 갔다 하면서 커프를 위로 올려붙인다. 이 때, 장갑을 낀 오른손은 반드시 왼손 멸균 장갑의 겉만을 만지도록 한다.
⑨ 오른손 멸균 장갑의 커프가 평평해질 때까지 왼손 멸균 장갑의 겉만을 만지면서 커프를 위로 올려붙인다.
⑩ 멸균 장갑의 표면을 부드럽게 잡아당겨 멸균 장갑에 생긴 주름을 없애고 손에 잘 맞게 한 뒤, 구멍이나 찢어진 부위가 있는지를 확인한다.
⑪ 일단 멸균 장갑을 끼고 나면 그 손은 허리와 어깨 사이에 있게 하여 시야에서 벗어나지 않도록 한다.

[멸균 장갑 벗기]

① 먼저 벗을 손의 장갑의 손바닥 쪽 손목 아랫부분을 장갑끼리만 닿도록 해서 잡는다. 오염된 장갑의 바깥쪽이 손목이나 손의 피부에 닿지 않도록 한다.
② 먼저 벗을 장갑은 안쪽이 바깥으로 나오도록 뒤집으면서 조심스럽게 벗는다.
③ 장갑 낀 손가락은 뒤집어진 장갑을 잡고 있는다.

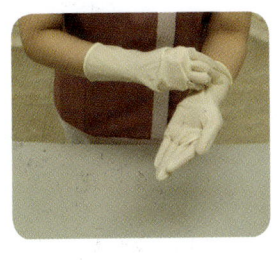
A

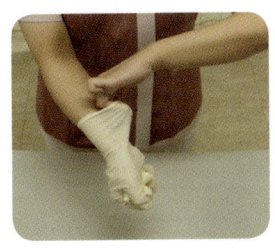
B

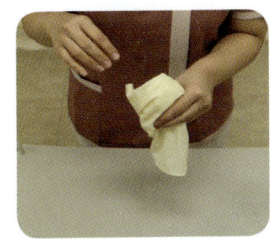
C

[멸균 장갑 벗는 법]

Testing

실습 관련 실무 지침서

④ 벗은 쪽 손가락을 반대 손 장갑 안쪽에 넣는다.
⑤ 손가락을 바깥쪽을 향해 당기면서 뒤집어 벗는다. 이때 먼저 벗은 장갑이 두번째 장갑 안으로 들어가도록 한다.
⑥ 양쪽 장갑이 뒤집혀 말아진 채로 용기에 버린 후 손을 씻는다.

■ 가운 착용 및 벗기 기술

가운 착용 및 벗기 기술

[목 적]
① 의료 직원의 복장이 오염되는 것을 예방하기 위함이다.
② 의료 직원이 대상자에게 미생물을 전파시키는 것을 예방하기 위함이다.
③ 의료 직원에게 대상자의 미생물이 전파되는 것을 예방하기 위함이다.

[물 품]
멸균 가운(일회용 가운), 의료 폐기물 전용 용기

[방 법]

[가운 착용하기]
① 먼저 손을 충분히 씻은 후 필요하면 마스크를 착용한다.

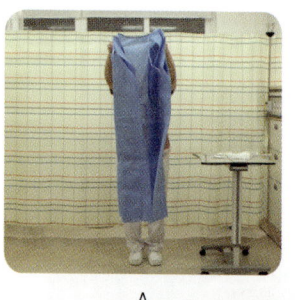
A

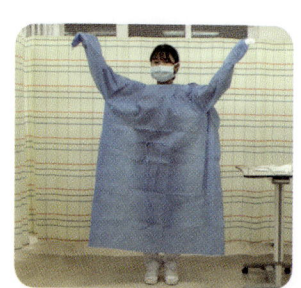
B

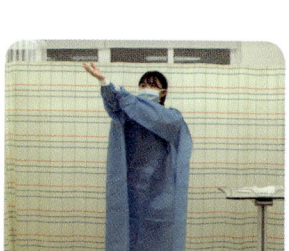
C

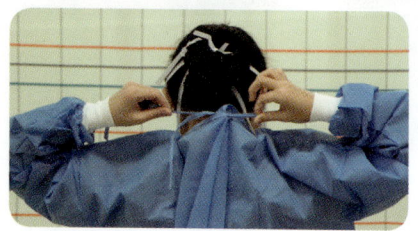
D

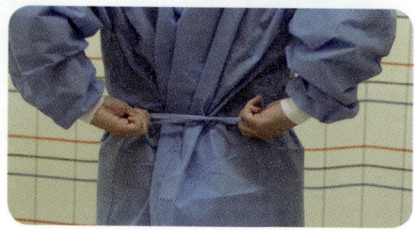
E

[격리 가운 입는 법]

② 양손으로 깨끗한 격리 가운의 목 가장자리를 집거나 안쪽 면을 잡고 가운이 바닥에 닿지 않게 하면서 조심스럽게 아래로 펼친다.(A)
③ 동시에 격리 가운의 소매 속으로 양손을 집어넣는데 왼손을 소매 속에 넣은채 오른쪽 소매를 잡아당겨 소매 밖으로 오른손을 뺀다. 왼손은 위로 들고 흔들어 소매 밖으로 뺀다.(B, C)
④ 목 뒤의 끈을 묶는다.(D)
⑤ 등에서 가능한 한 많이 겹치도록 여민 후 허리를 굽혀 허리띠 끝을 잡아서 묶는다.(E)
⑥ 필요하면 장갑을 낀다.

[가운 벗기]

① 허리끈은 이미 오염되었으므로 허리띠를 풀어 양옆으로 늘어뜨린다.(A)
② 장갑을 착용했다면 장갑을 벗고 손을 씻는다.(B)
③ 깨끗한 손으로 목 뒤의 끈을 풀고 격리 가운이 어깨에 걸치도록 내린다. 가능한 한 바깥 부분에 닿지 않도록 한다.(C)
④ 오른손의 엄지손가락을 오염된 격리 가운 왼쪽 소매 밑에 넣고 손등 위로 끌어내린다.
⑤ 오염된 격리 가운의 오른쪽 소매를 왼쪽 격리 가운의 소매 속에 덮여진 손으로 잡고 끌어내린다.(D)
⑥ 오염된 격리 가운 안쪽에서 손을 움직여 어깨의 내면을 잡고 오염된 격리 가운을 벗는다. 이때 절대로

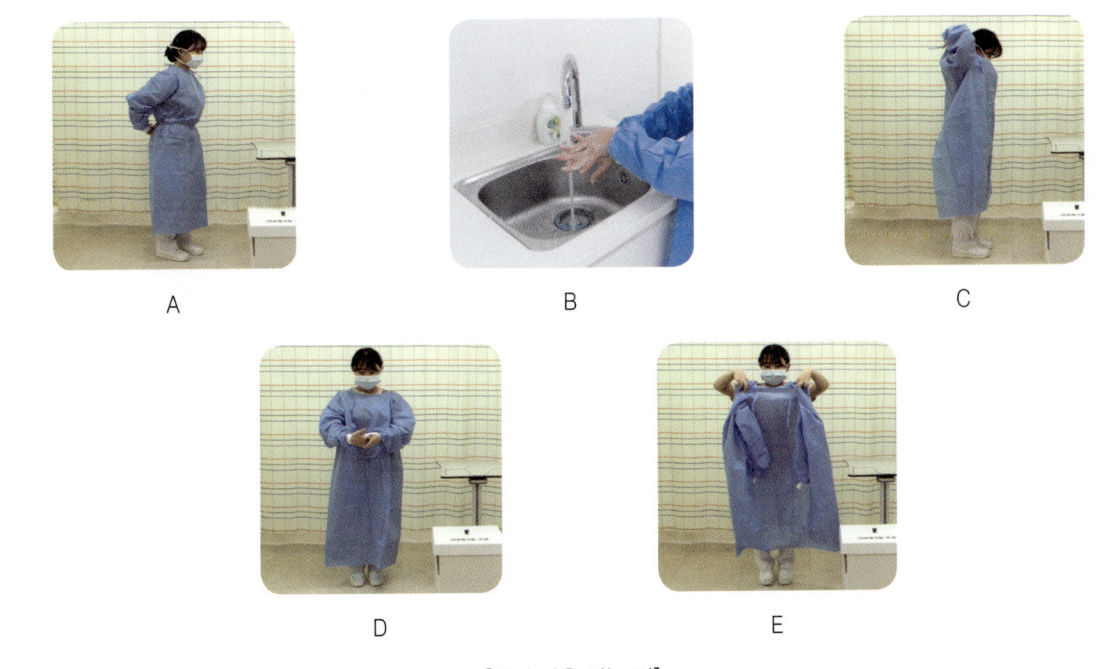

[격리 가운 벗는 법]

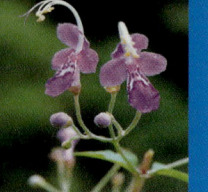

Testing

실습 관련 실무 지침서

오염된 격리 가운의 바깥 면을 만져서는 안 된다.(E)
⑦ 안쪽에서 어깨솔기를 두 손으로 잡고 오염된 격리 가운을 붙든 후 두 손을 모은다. 깨끗한 안쪽이 바깥으로 나오도록 한쪽 어깨를 위로 해서 뒤집는다.
⑧ 오염된 격리 가운을 말아서 일회용인 경우 의료 폐기물 전용 용기에 넣고, 재사용 가운인 경우에는 오염 세탁물 수집 용기에 넣는다.
⑨ 손을 씻는다.

■ 마스크 착용과 벗기 기술

[목 적]
① 착용자의 코, 입이 감염성 균에 접촉되는 것을 방지함으로써 호흡기계 감염을 예방하기 위함이다.
② 상처가 노출된 환자나 면역력이 저하된 대상자들에게 미생물이 전파되는 것을 예방하기 위함이다.

[물 품]
멸균 마스크(면 거즈나 종이 마스크보다 효율성이 높은 일회용 마스크가 더 좋다.)

[방 법]

마스크 착용과 벗기 기술

[마스크 착용하기]
① 손을 씻는다.
② 마스크의 위쪽 가장자리를 콧마루 위에 놓는다.(일회용인 경우 부드러운 금속 선을 콧마루 위에 놓는다.)
③ 위 끈부터 머리 뒤에서 단단히 묶는다. 안경을 쓴 경우는 안경 아래쪽 가장자리에 마스크의 위쪽 가장자리를 맞춘다.
④ 마스크의 겉쪽은 오염된 것으로 간주한다.
⑤ 아래쪽 가장자리는 턱 밑까지 내려오게 하고 아래 끈은 목 뒤로 묶는다.
⑥ 코와 입이 완전히 가려지도록 한다.
⑦ 마스크를 모두 착용한 후 가운을 입는다.

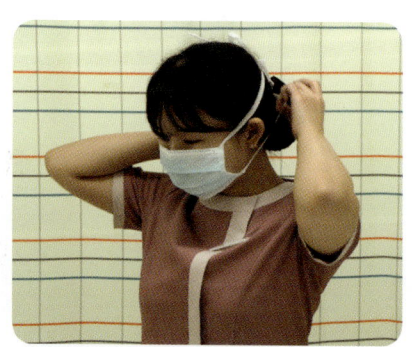

[마스크 착용하는 법]

Basic Skills for Nursing Practice
Nursing Examination

[마스크 벗기]
① 오염된 손은 마스크를 벗을 때 얼굴 앞면의 점막을 오염시킬 수 있기 때문에 장갑을 착용했다면 장갑을 벗고 손을 씻는다.
② 위 끈을 먼저 풀면 오염된 면이 아래로 떨어지면서 옷이나 얼굴 표면을 오염시킬 수 있기 때문에 아래 끈을 먼저 푼 다음 위 끈을 잡고 벗는다.
③ 마스크의 끈을 잡는다.
④ 마스크의 앞면과 접촉하지 않도록 주의한다.
⑤ 손을 씻는다.

■ 경구투약 기술

경구투약 기술

[목 적]
① 경구투약의 기본 원칙에 대하여 설명할 수 있는 능력을 길러 준다.
② 경구투약 준비, 경구투약 수행, 수행 후 기록할 수 있는 능력을 길러 준다.
③ 경구투약 시 취해야 할 체위에 대하여 설명할 수 있는 능력을 길러 준다.

[물 품]
투약 카트 또는 쟁반, 투약 카드(약 카드) 또는 목록, 투약 기록지, 간호 기록지, 일회용 약 컵, 물, 물 컵, 빨대, 약병, 휴지나 종이 타월, 손 소독제

[방 법]

① 물과 비누를 사용하여 손을 깨끗이 씻는다.
② 약 카드를 읽고 서랍, 선반, 약 봉투에서 약을 꺼내어 투약 처방과 투약 5원칙인 약물, 용량, 경로, 대상자, 시간을 확인·점검한다.(1차 확인)
③ 약 용지의 표지와 약 카드의 지시 내용을 비교해 본다.(2차 확인)
④ 약이 오염되지 않도록 조심하면서 필요량에 맞게 정확한 양을 준비한다.
⑤ 준비한 약을 카드와 함께 투약 카트나 쟁반에 놓는다.
⑥ 용기의 표지를 다시 한 번 확인한 다음 약병을 제자리에 둔다.(3차 확인)
⑦ 대상자에게 간호조무사 자신을 소개("안녕하십니까, 담당 간호조무사 ○○○라고 합니다.")한다.

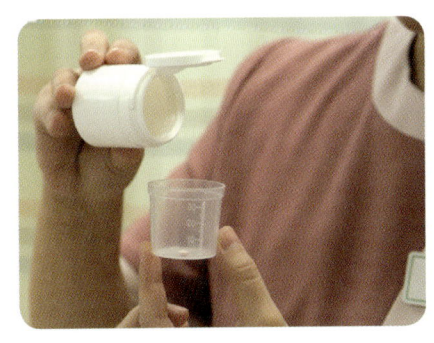

[병에서 약 꺼내기]

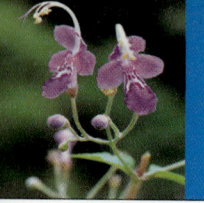

Testing

실습 관련 실무 지침서

⑧ 손 소독제를 이용하여 손을 깨끗이 씻는다.
⑨ 약 준비가 끝나면 병실에서 약 카드와 대상자를 확인한다. 대상자 침상 번호와 약 카드의 침상 번호를 비교하고, 이름을 부르거나 개방형 질문을 하여 대상자를 확인(개방형 질문: "환자분 성함이 어떻게 되시죠?")하고 대상자의 입원 팔찌로 등록 번호를 확인하거나 주민등록번호를 물어서 대상자를 재확인한다. 이때, 대상자가 자신의 이름을 말하게 한다.
⑩ 대상자에게 투약에 대해 설명하고 약을 먹인 뒤 대상자 곁에 머문다.
⑪ 30분 후 대상자의 반응을 관찰한다.
⑫ 투약 카드는 다음 투약 시간함에 꽂아 두고 사용한 물품을 정리한 후 손을 씻는다.
⑬ 약을 준 것을 투약 기록지에 기록한다.

※ 경구 투약 시 주의 사항
1. 투약 전에 손을 깨끗이 씻는다.
2. 약을 너무 많이 따랐거나 대상자가 거부한 것을 약병에 다시 넣어서는 안 된다.
3. 색이 변했거나 냄새가 나거나, 성분이 변한 것은 사용하지 않는다.
4. 자극성 약이나 치아 변색의 염려가 있는 약은 빨대를 사용한다.
5. 약제를 희석할 경우 약효 증가를 위해 미지근한 물을 사용한다.
6. 액체 약은 병을 옮겨 담아서는 안 된다.
7. 의식이 없는 대상자 또는 삼킬 수 없는 대상자에게는 경구로 투약하지 않는다.
8. 약은 대상자에게 직접 먹이고 다른 사람(가족 또는 방문객)을 통하여 투약해서는 안 된다.
9. 투약을 준비한 사람이 반드시 투약하고 기록하는 일까지 완수한다.
10. 만일 투약에 실수가 있을 때는 즉시 간호사에게 알린다.

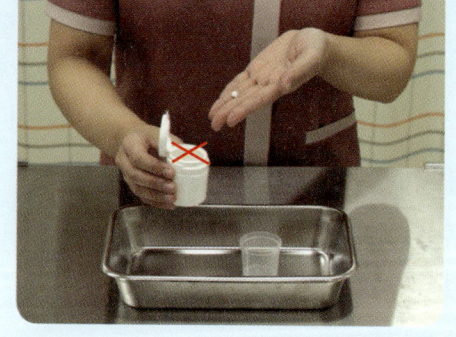

[다른 용기에 옮겼던 약은 되돌려 담지 않는다.]

수기 기록

간호 기록지

등록번호: 20××0201
성명: 김 다나
주민등록번호: 9503**-2******

날짜	시간	간호 기록	서명
2/1	13:30	두통 호소하여 Dr. 최윤혁에게 보고함. 타이레놀 500mg P.O 처방되어 파울러 체위 후 연하 곤란 여부를 확인하고 경구투여 함. 약물 부작용 및 유의 사항 설명하고 이상 반응 시 호출 벨을 누르도록 교육함.	RN.이은하
2/1	14:30	부작용 관찰되지 않음. "이제 두통이 사라졌어요."라고 함.	RN.이은하

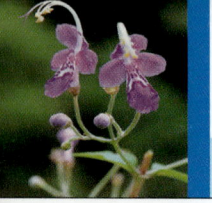

Testing

실습 관련 실무 지침서

전자 기록

간호 기록지

등록번호 : 20××0201 환 자 명 : 김 다나 생년월일 : 9503**
진 료 과 : 내과 입원일 : 20××. 02. 01

시간	진단	진 술 문	작성자
2/1 13:30	급성 통증	"머리가 아파요."라고 말하며 통증 호소함. 통증 사정함. 부위 – 머리, NRS – 8, 빈도 – 지속적, 양상 – 쑤시는 듯이 Dr. 최윤혁에게 알림 처방에 의해 진통제 복용함.(Tylenol 500mg 1T P.O) 약물 부작용 및 유의 사항 설명함. 이상 반응 시 호출 벨을 누르도록 교육함.	이은하
2/1 14:30	급성 통증	통증 재사정 시행함. 부위 – 머리, NRS – 3 빈도 – 간헐적, 양상 – 쑤시는 듯이 "두통 좋아지는 것 같아요."라고 말함.	이은하

*P.O(Per Oral) : 경구로

처방

시간	내용	처방의	실행자
13:30	Tylenol 500mg 1T P.O	최윤혁	이은하

실행

시간	내용	처방의	실행자	실행 여부
13:30	Tylenol 500mg 1T P.O	최윤혁	이은하	Y

Basic Skills for Nursing Practice
Nursing Examination

■ 국소적 약물 투여 기술

[목 적]
① 국부에 직접적인 작용의 효과를 얻기 위함이다.
② 분비물 증가나 감소 혹은 혈관 수축이나 이완을 위해서다.

[물 품]
투약 카트 또는 쟁반, 투약 카드(약 카드) 또는 목록, 투약 기록지, 간호 기록지, 일회용 약 컵, 물, 물 컵, 약병, 휴지나 종이 타월, 안약, 연고, 귀약, 코약, 직장 좌약, 질좌약, 손 소독제

[방 법]

[안약]

① 물과 비누를 사용하여 손을 깨끗이 씻는다.
② 약 카드를 읽고 서랍, 선반, 약 봉투에서 약을 꺼내어 투약 처방과 투약 5원칙인 약물, 용량, 경로, 대상자, 시간을 확인·점검한다.(1차 확인)
③ 약 용지의 표지와 약 카드의 지시 내용을 비교해 본다.(2차 확인)
④ 약이 오염되지 않도록 조심하면서 필요량에 맞게 정확한 양을 준비한다.
⑤ 준비한 약을 카드와 함께 투약 카트나 쟁반에 놓는다.
⑥ 용기의 표지를 다시 한 번 확인한 다음 약병을 제자리에 둔다.(3차 확인)
⑦ 대상자에게 간호조무사 자신을 소개한다.("안녕하십니까, 담당 간호조무사 ○○○라고 합니다.")
⑧ 손 소독제를 이용하여 손을 깨끗이 씻는다.
⑨ 약 준비가 끝나면 병실에서 약 카드와 대상자를 확인한다. 대상자 침상 번호와 약 카드의 침상 번호를 비교하고, 이름을 부르거나 개방형 질문을 하여 대상자를 확인(개방형 질문: "환자분 성함이 어떻게 되시죠?")하고 대상자의 입원 팔찌로 등록 번호를 확인하거나 주민등록번호를 물어서 대상자를 재확인한다. 이때, 대상자가 자신의 이름을 말하게 한다.
⑩ 대상자에게 안약 넣는 것에 대해 설명한다.
⑪ 대상자가 편안한 자세를 취하도록 돕는다. 안약 넣을 눈을 확인한 후 빛으로 대상자의 눈이 부시지 않게 자세를 취한다.
⑫ 대상자를 눕히거나 앉히고 머리를 뒤로 젖히게 한다.

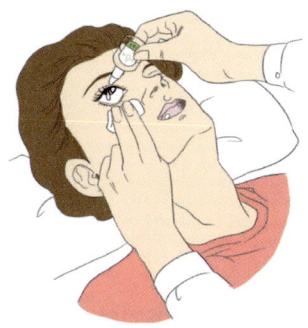

[눈에 안약 넣는 법]

| 실무 지침서 | 43

Testing

실습 관련 실무 지침서

⑬ 눈에 분비물이 있을 때는 소독솜으로 분비물을 닦아 낸다.
⑭ 대상자가 위를 쳐다보게 한다.
⑮ 왼쪽 엄지손가락이나 둘째, 셋째손가락으로 하안검에 압력을 주면서 아래를 잡아당긴다. 이때 눈 주위에 부종이 있으면 손가락 밑에 소독솜을 대고 당긴다.
⑯ 안약을 한방울 짜내서 버린다.
⑰ 하부 결막낭의 중앙이나 외측 1/3 부위에 처방된 방울수의 약을 떨어뜨린다.
⑱ 대상자의 눈을 깜박이게 한다.
⑲ 약이 누관으로 흐르는 것을 방지하기 위하여 왼쪽 식지로 눈의 내각을 가볍게 눌러 준다.
⑳ 사용한 물품을 정리하고, 약을 약장에 보관한다.
㉑ 손을 씻은 후 투약 기록지에 기록한다.

[내각 눌러 주기]

[연고]

① 물과 비누를 사용하여 손을 깨끗이 씻는다.
② 약 카드를 읽고 서랍, 선반, 약 봉투에서 약을 꺼내어 투약 처방과 투약 5원칙인 약물, 용량, 경로, 대상자, 시간을 확인·점검한다.(1차 확인)
③ 약 용지의 표지와 약 카드의 지시 내용을 비교해 본다.(2차 확인)
④ 약이 오염되지 않도록 조심하면서 필요량에 맞게 정확한 양을 준비한다.
⑤ 준비한 약을 카드와 함께 투약 카트나 쟁반에 놓는다.
⑥ 용기의 표지를 다시 한 번 확인한 다음 약병을 제자리에 둔다.(3차 확인)
⑦ 대상자에게 간호조무사 자신을 소개한다.("안녕하십니까, 담당 간호조무사 ○○○라고 합니다.")
⑧ 손 소독제를 이용하여 손을 깨끗이 씻는다.
⑨ 약 준비가 끝나면 병실에서 약 카드와 대상자를 확인한다. 대상자 침상 번호와 약 카드의 침상 번호를 비교하고, 개방형 질문을 하여 대상자를 확인(개방형 질문: "환자분 성함이 어떻게 되시죠?")하고 대상자의 입원 팔찌로 등록 번호를 확인하거나 주민등록번호를 물어서 대상자를 재확인한다. 이때, 대상자가 자신의 이름을 말하게 한다.
⑩ 대상자에게 투약에 대해 설명한다

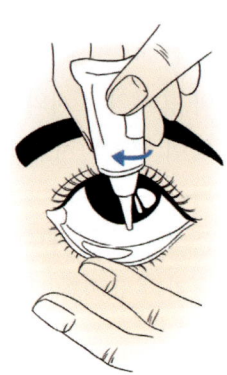

[안연고]

⑪ 눈에 연고를 집어넣기 전에 튜브에서 연고를 조금 짜내서 소독솜으로 닦아 버린다.
⑫ 튜브에서 연고를 길게 짜내면서 하부 결막낭의 내각에서 외각으로 가로 1~2cm 정도 연고를 바르고, 튜브의 방향을 살짝 돌려서 약을 끊는다.
⑬ 튜브 끝에 있는 연고를 소독솜으로 닦아 내고 뚜껑을 닫는다.
⑭ 대상자에게 눈을 감고 연고가 골고루 퍼지게 안구를 굴리라고 일러 준다.
⑮ 눈꺼풀 밖에 나온 연고를 소독솜으로 닦아 준다.
⑯ 어떤 일이 있든지 눈알을 만지거나 접촉하지 않도록 주의시킨다.
⑰ 사용한 물품을 정리하고, 약을 약장에 보관한다.
⑱ 손을 씻은 후 투약 기록지에 기록한다.

[귀약]

① 물과 비누를 사용하여 손을 깨끗이 씻는다.
② 약 카드를 읽고 서랍, 선반, 약 봉투에서 약을 꺼내어 투약 처방과 투약 5원칙인 약물, 용량, 경로, 대상자, 시간을 확인·점검한다.(1차 확인)
③ 약 용지의 표지와 약 카드의 지시 내용을 비교해 본다.(2차 확인)
④ 약이 오염되지 않도록 조심하면서 필요량에 맞게 정확한 양을 준비한다.
⑤ 준비한 약을 카드와 함께 투약 카트나 쟁반에 놓는다.
⑥ 용기의 표지를 다시 한 번 확인한 다음 약병을 제자리에 둔다.(3차 확인)
⑦ 대상자에게 간호조무사 자신을 소개한다.("안녕하십니까, 담당 간호조무사 ○○○라고 합니다.")
⑧ 손 소독제를 이용하여 손을 깨끗이 씻는다.
⑨ 약 준비가 끝나면 병실에서 약 카드와 대상자를 확인한다. 대상자 침상 번호와 약 카드의 침상 번호를 비교하고, 이름을 부르거나 개방형 질문을 하여 대상자를 확인(개방형 질문: "환자분 성함이 어떻게 되시죠?")하고 대상자의 입원 팔찌로 등록 번호를 확인하거나 주민등록번호를 물어서 대상자를 재확인한다. 이때, 대상자가 자신의 이름을 말하게 한다.
⑩ 대상자에게 귀약 넣는 것을 설명한다.
⑪ 아픈 귀가 위로 오게 대상자를 옆으로 눕힌다. 대상자가 옆으로 누울 수 없는 경우에는 똑바로 누운 자세에서 고개를 약간 돌려 아픈 귀가 위로 올라오게 한다.
⑫ 분비물이 있으면 면봉으로 닦아 준다.
⑬ 점적기에 처방된 용량의 약을 뽑아 놓는다.
⑭ 외이도를 똑바르게 하기 위하여 귓바퀴(이개)를 잡아당겨야 하는데, 아동의 경우 3세 미만은 이수(lobe)를 후하방(귓바퀴를 아래쪽 뒤쪽으로 잡아당겨서)으로 잡아당기고 3세 이상 아동과 성인은 후

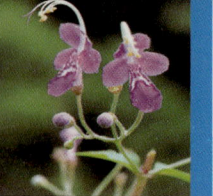

Testing

실습 관련 실무 지침서

　　상방으로 잡아당긴다.
⑮ 처방된 양의 약을 귀에 떨어뜨려 넣는다.
⑯ 약이 외이도로 흘러들어가게 귓기둥(이주)을 귀 안쪽으로 두세 번 꼭 눌러 준다.
⑰ 투약 후 5~10분 동안 약을 넣을 때의 자세대로 있게 한다.
⑱ 처방이 있는 경우 소독솜으로 귀를 막아 주는데, 이때 너무 꽉 막지 않도록 한다.
⑲ 사용한 물품을 정리하고 약을 약장에 보관한다.
⑳ 손을 씻은 후 투약한 것을 투약 기록지에 기록한다.

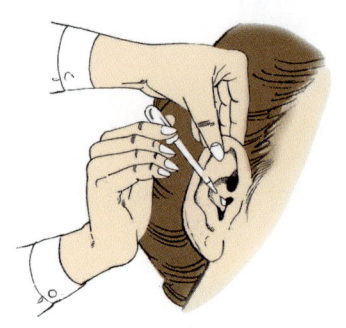

[성인에게 귀약 넣는 법]

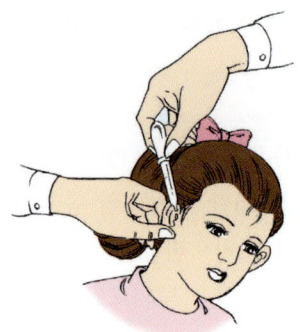

[3세 미만 아동에게 귀약 넣는 법]

[코약(물약)]

① 물과 비누를 사용하여 손을 깨끗이 씻는다.
② 약 카드를 읽고 서랍, 선반, 약 봉투에서 약을 꺼내어 투약 처방과 투약 5원칙인 약물, 용량, 경로, 대상자, 시간을 확인·점검한다.(1차 확인)
③ 약 용지의 표지와 약 카드의 지시 내용을 비교해 본다.(2차 확인)
④ 약이 오염되지 않도록 조심하면서 필요량에 맞게 정확한 양을 준비한다.
⑤ 준비한 약을 카드와 함께 투약 카트나 쟁반에 놓는다.
⑥ 용기의 표지를 다시 한 번 확인한 다음 약병을 제자리에 둔다.(3차 확인)
⑦ 대상자에게 간호조무사 자신을 소개한다.("안녕하십니까, 담당 간호조무사 ㅇㅇㅇ라고 합니다.")
⑧ 손 소독제를 이용하여 손을 깨끗이 씻는다.
⑨ 약 준비가 끝나면 병실에서 약 카드와 대상자를 확인한다. 대상자 침상 번호와 약 카드의 침상 번호를 비교하고, 이름을 부르거나 개방형 질문을 하여 대상자를 확인(개방형 질문: "환자분 성함이 어

떻게 되시죠?")하고 대상자의 입원 팔찌로 등록 번호를 확인하거나 주민등록번호를 물어서 대상자를 재확인한다. 이 때, 대상자가 자신의 이름을 말하게 한다.
⑩ 대상자에게 코약 넣는 것을 설명한다.
⑪ 금기가 아니면 코를 몇 번 풀게 하여 코안을 깨끗하게 한다.
⑫ 원하는 부위에 코약을 투여하기에 알맞게 대상자의 체위를 취해 준다.
　가. 사골동(ethmoid sinus)과 접형골동(sphenoid sinus)의 병변을 치료하고자 코약을 투여할 때에는 프레츠(Proetz) 자세를 취하게 하는데, 이것은 대상자가 똑바로 누운 상태에서 어깨 밑에 베개를 괴여 목을 뒤로 젖히고 머리를 어깨 밑으로 내려가게 하는 자세이다.
　나. 상악골동(maxillary sinus)과 전두동(frontal sinus)의 병변을 치료하고자 코약을 투여할 때에는 파킨슨(Parkinson) 자세를 취해 준다. 이것은 프레츠 자세에서 병변이 있는 코 쪽으로 머리를 약간 돌린 자세이다.
⑬ 목의 근육이 긴장되지 않도록 간호조무사가 한 손으로 머리를 잘 지지해 주어야 한다.
⑭ 점적기에 용액을 뽑아 놓는다.
⑮ 점적기를 비강 바로 위에 오게 하여 사골동의 상비갑개 중앙선을 향해 처방된 방울수만큼 떨어뜨린다. 이 때, 약을 잘못 넣으면 대상자의 목으로 넘어갈 우려가 있고, 점적기가 코 속으로 들어가 닿게 되면 재채기를 유발할 수 있으므로 주의한다.
⑯ 5분 동안 머리를 뒤로 젖힌 자세로 있게 한다.
⑰ 사용한 물품을 정리한다.
⑱ 손을 씻은 후 투약한 것을 기록한다.

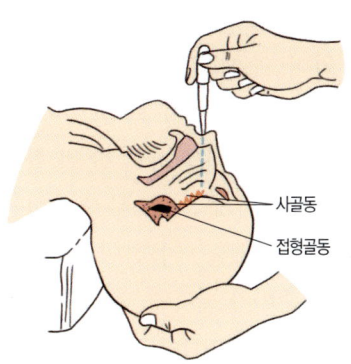

사골동과 접합골동 치료 시(Proetz position)

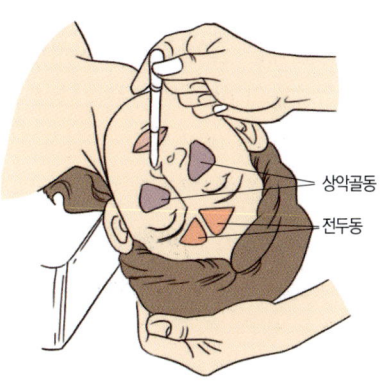

상악골과 전두동 치료 시(Parkinson position)

[코의 약물 점적 시의 자세]

[코약(분무약)]

① 물과 비누를 사용하여 손을 깨끗이 씻는다.
② 약 카드를 읽고 서랍, 선반, 약 봉투에서 약을 꺼내어 투약 처방과 투약 5원칙인 약물, 용량, 경로, 대상자, 시간을 확인·점검한다.(1차 확인)

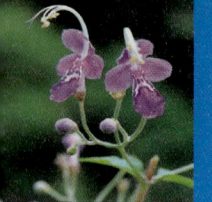

Testing

실습 관련 실무 지침서

③ 약 용지의 표지와 약 카드의 지시 내용을 비교해 본다.(2차 확인)
④ 약이 오염되지 않도록 조심하면서 필요량에 맞게 정확한 양을 준비한다.
⑤ 준비한 약을 카드와 함께 투약 카트나 쟁반에 놓는다.
⑥ 용기의 표지를 다시 한 번 확인한 다음 약병을 제자리에 둔다.(3차 확인)
⑦ 대상자에게 간호조무사 자신을 소개한다.("안녕하십니까, 담당 간호조무사 ○○○라고 합니다.")
⑧ 손 소독제를 이용하여 손을 깨끗이 씻는다.
⑨ 약 준비가 끝나면 병실에서 약 카드와 대상자를 확인한다. 대상자 침상 번호와 약 카드의 침상 번호를 비교하고, 이름을 부르거나 개방형 질문을 하여 대상자를 확인(개방형 질문: "환자분 성함이 어떻게 되시죠?")하고 대상자의 입원 팔찌로 등록 번호를 확인하거나 주민등록번호를 물어서 대상자를 재확인한다. 이때, 대상자가 자신의 이름을 말하게 한다.
⑩ 대상자를 일어나 앉게 하거나 의자에 앉힌 자세에서 머리를 약간 뒤로 젖힌다.
⑪ 대상자의 한쪽 비공을 간호조무사의 한 손으로 막는다.
⑫ 막지 않은 비공 속으로 약을 분무할 때, 대상자로 하여금 들이마시게 한다.
⑬ 약을 분무한 비공을 막고 다른 비공 속으로 약을 분무할 때, 대상자로 하여금 들이마시게 한다.
⑭ 1~2분 동안 머리를 뒤로 젖힌 자세로 있게 한다.
⑮ 사용한 물품을 정리한다.
⑯ 손을 씻은 후 투약한 것을 투약 기록지에 기록한다.

[직장 좌약]

① 물과 비누를 사용하여 손을 깨끗이 씻는다.
② 약 카드를 읽고 서랍, 선반, 약 봉투에서 약을 꺼내어 투약 처방과 투약 5원칙인 약물, 용량, 경로, 대상자, 시간을 확인·점검한다.(1차 확인)
③ 약 용지의 표지와 약 카드의 지시 내용을 비교해 본다.(2차 확인)
④ 약이 오염되지 않도록 조심하면서 필요량에 맞게 정확한 양을 준비한다.
⑤ 준비한 약을 카드와 함께 투약 카트나 쟁반에 놓는다.
⑥ 용기의 표지를 다시 한 번 확인한 다음 약병을 제자리에 둔다.(3차 확인)
⑦ 대상자에게 간호조무사 자신을 소개한다.("안녕하십니까, 담당 간호조무사 ○○○라고 합니다.")
⑧ 손 소독제를 이용하여 손을 깨끗이 씻는다.

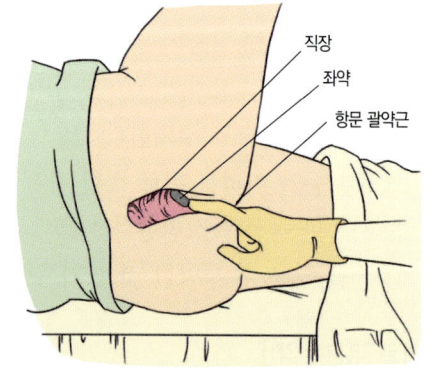

[직장 좌약 삽입할 때의 자세]

⑨ 약 준비가 끝나면 병실에서 약 카드와 대상자를 확인한다. 대상자 침상 번호와 약 카드의 침상 번호를 비교하고, 이름을 부르거나 개방형 질문을 하여 대상자를 확인(개방형 질문: "환자분 성함이 어떻게 되시죠?")하고 대상자의 입원 팔찌로 등록 번호를 확인하거나 주민등록번호를 물어서 대상자를 재확인한다. 이때, 대상자가 자신의 이름을 말하게 한다.
⑩ 장갑, 윤활제, 종이 수건, 방수포를 준비한다.
⑪ 투약 쟁반을 침상가로 가지고 가서 대상자를 확인하고, 직장 좌약을 삽입하는 것에 대해 설명한다.
⑫ 대상자의 사생활을 보호하기 위해 커튼(스크린)을 쳐 준다.
⑬ 대상자가 심스 체위(Sims position)을 취하게 도와 준다.
⑭ 윗침구를 침상 발치에 걸어 놓는다.
⑮ 대상자의 옷을 벗겨 엉덩이를 노출시킨다.
⑯ 밑침구를 보호하기 위해 고무포나 방수포를 깐다.
⑰ 양손에 장갑을 착용한다.
⑱ 한 쪽 손의 엄지손가락과 둘째손가락으로 직장 좌약을 잡는다.
⑲ 좌약과 둘째손가락에 윤활제를 바른다.
⑳ 좌약을 잡고 있지 않은 손으로 항문이 노출되도록 엉덩이를 벌려 준다.
㉑ 좌약을 잡고 있는 손의 손가락으로 좌약이 항문과 직장 벽을 따라 삽입되도록 밀어 넣는다. 이때, 둘째손가락이 직장 속으로 완전히 들어가게 한다.
㉒ 약을 삽입할 때 대상자에게 심호흡을 하게 한다.
㉓ 손가락을 뺀 후 대상자가 직장에서 약을 빼고 싶다는 느낌이 없어질 때까지 몇 초 동안 대상자의 양쪽 엉덩이를 한데 모아 꽉 누른다.
㉔ 항문 주위에 윤활제가 묻어 있으면 휴지로 닦아 준다.
㉕ 장갑을 아래로 당겨 장갑의 안쪽 면이 바깥쪽으로 나오도록 벗는다.
㉖ 장갑을 벗어 종이 수건에 싸서 버린다.
㉗ 대상자를 똑바로 눕힌다.
㉘ 좌약을 삽입한 후 15~20분간 그대로 있고 변의를 더 이상 참을 수 없을 때 화장실에 가도록 대상자에게 설명한다.
㉙ 사용한 물품을 정리한다.
㉚ 손을 씻은 후 투약한 것을 투약 기록지에 기록한다.

[질좌약]

① 물과 비누를 사용하여 손을 깨끗이 씻는다.
② 약 카드를 읽고 서랍, 선반, 약 봉투에서 약을 꺼내어 투약 처방과 투약 5원칙인 약물, 용량, 경로,

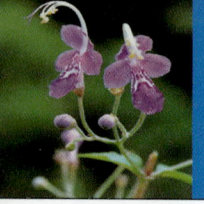

Testing

실습 관련 실무 지침서

대상자, 시간을 확인·점검한다.(1차 확인)
③ 약 용지의 표지와 약 카드의 지시 내용을 비교해 본다.(2차 확인)
④ 약이 오염되지 않도록 조심하면서 필요량에 맞게 정확한 양을 준비한다.
⑤ 준비한 약을 카드와 함께 투약 카트나 쟁반에 놓는다.
⑥ 용기의 표지를 다시 한 번 확인한 다음 약병을 제자리에 둔다.(3차 확인)
⑦ 대상자에게 간호조무사 자신을 소개한다.("안녕하십니까, 담당 간호조무사 ○○○라고 합니다.")
⑧ 손 소독제를 이용하여 손을 깨끗이 씻는다.
⑨ 약 준비가 끝나면 병실에서 약 카드와 대상자를 확인한다. 대상자 침상 번호와 약 카드의 침상 번호를 비교하고, 이름을 부르거나 개방형 질문을 하여 대상자를 확인(개방형 질문: "환자분 성함이 어떻게 되시죠?")하고 대상자의 입원 팔찌로 등록 번호를 확인하거나 주민등록번호를 물어서 대상자를 재확인한다. 이때, 대상자가 자신의 이름을 말하게 한다.
⑩ 장갑, 윤활제, 종이 수건, 방수포를 준비한다.
⑪ 투약 쟁반을 침상가로 가지고 가서 대상자를 확인하고, 질좌약을 삽입하는 것에 대해 설명한다.
⑫ 대상자의 사생활을 보호하기 위해 커튼(스크린)을 쳐준다.
⑬ 질좌약을 넣기 전에 대상자에게 소변을 보게 한다.
⑭ 대상자를 반듯이 눕힌 후 무릎을 구부리고 다리를 벌리게 한다.(절석위)
⑮ 밑침구를 보호하기 위해 고무포나 방수포를 깐다.
⑯ 오른손에 장갑을 착용한다.
⑰ 장갑을 착용한 둘째손가락과 질좌약의 끝 둥근 부분에 윤활제를 바른다.
⑱ 장갑을 착용한 손으로 질좌약을 질강 속 깊이 약 6cm 정도 삽입한다.
⑲ 질좌약 삽입 후 20분 동안 침상에 그대로 누워 있도록 대상자에게 설명한다.
⑳ 질좌약 삽입 후 주입된 약이 질후원개로 잘 흡수되도록 하기 위해서 둔부를 올리고 있도록 한다.
㉑ 장갑을 벗어 종이 수건에 싸서 버린다.
㉒ 사용한 물품을 정리한다.
㉓ 손을 씻은 후 투약한 것을 투약 기록지에 기록한다.

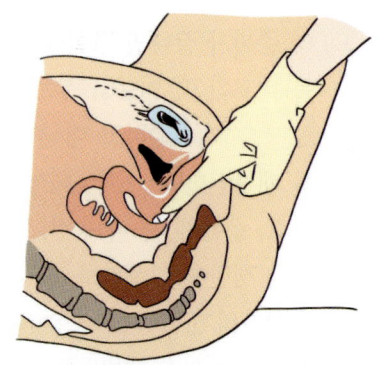

[질좌약 삽입]

Basic Skills for Nursing Practice
Nursing Examination

■ 주사 기술
– 피하주사(subcutaneous injection, SC) –

[목 적]

약물을 피하에 주입하는 것으로 예방주사, 인슐린, 헤파린 주사 등에 사용하기 위함이다.

[물 품]

투약 쟁반(트레이), 알코올 솜, 멸균 주사기와 주삿바늘, 증류수나 생리식염수(필요하면), 처방된 약, 투약 카드(약 카드), 곡반, 손 소독제, 손상성 폐기물 전용 용기

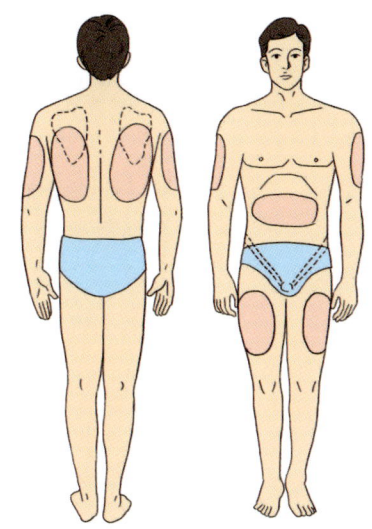
[피하주사 부위]

피하주사 기술

[방 법]

① 물과 비누를 사용하여 손을 깨끗이 씻는다.
② 쟁반에 필요 물품을 준비한다.
③ 일회용 주사기를 준비한다.
④ 주사약 준비 방법에 따라 약을 준비한다. 이때 투약 처방과 투약 5원칙인 약물, 용량, 경로, 대상자, 시간을 확인·점검한다.
⑤ 준비된 투약 쟁반을 대상자에게 가지고 가서 간호조무사 자신을 소개한다.("안녕하십니까, 담당 간호조무사 ○○○라고 합니다.")
⑥ 이름을 부르거나 개방형 질문을 하여 대상자를 확인(개방형 질문: "환자분 성함이 어떻게 되시죠?")하고 대상자의 입원 팔찌로 등록 번호를 확인하거나 주민등록번호를 물어서 대상자를 재확인한다. 이때, 대상자가 자신의 이름을 말하게 한다.
⑦ 투약의 목적과 방법에 대해 설명한다.
⑧ 손 소독제를 사용하여 손 위생을 실시한다.
⑨ 어깨에서 환의를 벗겨 주사 부위를 찾아 상박 외측 부위를 알코올 솜으로 안쪽에서 바깥쪽으로 둥글게 닦는다.
⑩ 대상자가 보지 않는 곳에서 주삿바늘이 막혀 있는지, 주사기에 공기가 들어 있는지를 다시 확인한다.
⑪ 왼손 엄지와 검지를 주사할 부위에 대고 피부를 팽팽하게 한다.

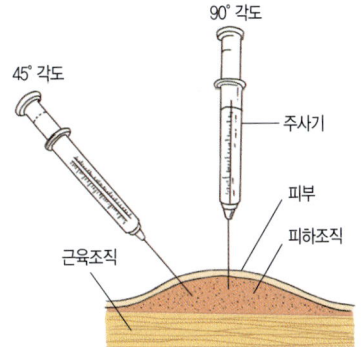
[피하주사 주삿바늘의 삽입 각도]

Testing

실습 관련 실무 지침서

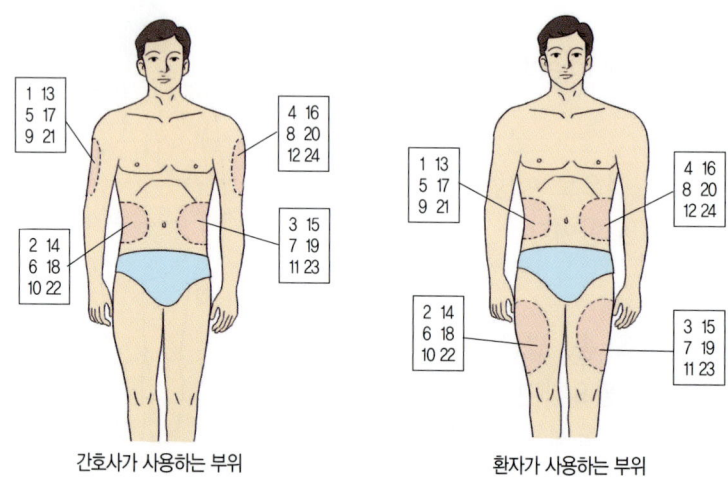

간호사가 사용하는 부위   환자가 사용하는 부위

[피하주사를 돌려 가면서 놓는 법]

⑫ 준비한 주삿바늘을 45~90° 각도(일반적으로 45°)로 정확하게 삽입한다.
⑬ 바늘이 혈관에 들어가지 않았는지 확인하기 위해 한 손으로 주사기 외관을 잡고 주사기 내관을 뒤로 살짝 잡아당겨 피가 나오는지 확인한다. 피가 나오면 혈관에 들어간 것이므로 주삿바늘을 빼서 다시 놓는다.
⑭ 약을 천천히 주사한다.
⑮ 약을 다 주사한 후 바늘 위에 알코올 솜을 대고 재빨리 빼고 주사 부위는 살짝 눌러 주며, 마사지하지 않는다.(헤파린 주사 시에는 멍이 들 수 있으며, 인슐린 주사 시에는 약 흡수 작용에 문제가 생길

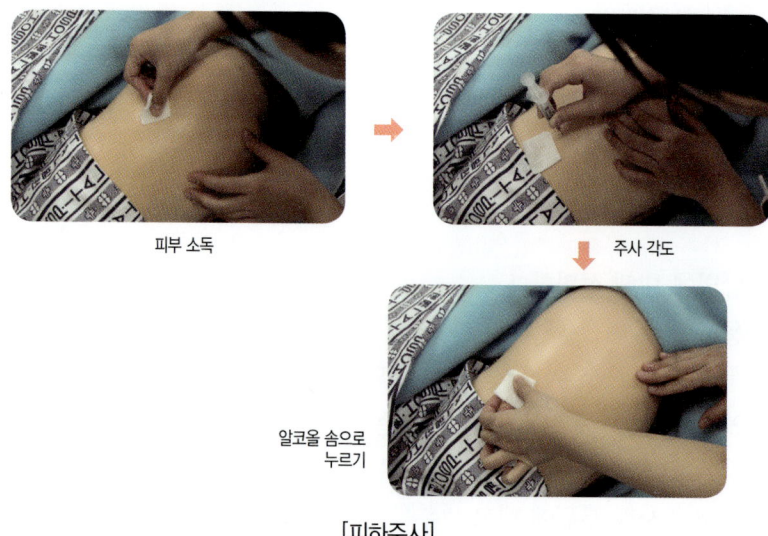

피부 소독   주사 각도

알코올 솜으로 누르기

[피하주사]

수 있다.)
⑯ 사용한 주사기를 쟁반 위에 놓고 환의를 입힌다.
⑰ 사용한 물품을 정리한다.(주삿바늘은 뚜껑을 씌우지 않은 채 손상성 폐기물 전용 용기에 버리고, 사용한 소독솜과 주사기는 일반 의료 폐기물 전용 용기에 버린다.)
⑱ 손을 씻은 후 간호 기록지에 기록한다.

수기 기록

간호 기록지

등록번호: 20××0201
성명: 김 다나
주민등록번호: 9503**－2******

날짜	시간	간호 기록	서명
2/1	14:00	BST 결과 250mg/dl 측정됨. 고혈당 증상(식은땀, 오심, 구토, 두통) 없음. Dr. 최윤혁에게 알림. Humalog 6 IU. SC 처방되어 투약함. DM sheet 확인 후 주사 부위 확인하여 복부 "1"번에 투약함. 저혈당 (식은땀, 어지러움증 등) 증상을 설명하고 증상 있을 시 담당간호사에게 알릴 것을 설명. 문지르지 않도록 교육함.	RN.이은하
2/1	14:30	혈당 재 측정 결과 155mg/dl 측정됨. 어지러움 호소하지 않고 의식 수준 명료함.	RN.이은하

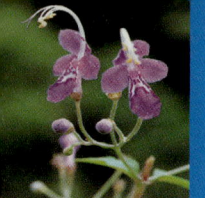

Testing

실습 관련 실무 지침서

> **전자 기록**

간호 기록지

등록번호 : 20××0201　　환 자 명 : 김 다나　　생년월일 : 9503**
　　　　　　　　　　　　진 료 과 : 내과　　　입원일 : 20××. 02. 01

시간	진단	진 술 문	작성자
2/1 14:00	고혈당	BST 250mg/dl 측정됨. 고혈당 증상(식은땀, 오심, 구토, 두통 등) 없음. 담당의 최윤혁에게 알림. 처방에 의해 복부 "1"번에 인슐린 투여함.(Humalog 6 IU SC) 인슐린 투여 부위 문지르지 않도록 교육함. 저혈당(식은땀, 어지러움, 의식 수준 변화 등)을 교육하며 증상 있을 시 담당 간호사에게 알릴 수 있도록 설명함.	이은하
2/1 14:30	고혈당	BST 155mg/dl 측정됨. 의식 수준 명료(alert)함.	이은하

처방

시간	내용	처방의	실행자
14:00	Humalog 6 IU SC	최윤혁	이은하

실행

시간	내용	처방의	실행자	실행 여부
14:00	Humalog 6 IU SC	최윤혁	이은하	Y

혈당 측정표

시간	혈당 mg/dl	간호 내용
14:00	250	Humalog 6 IU SC 투여함(복부 1번)
14:30	155	

인슐린 투여 복부 위치

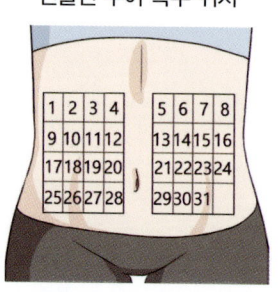

*Humalog : 속효성 인슐린의 종류로 30분에서 2시간 이내 혈당을 낮춰주는 약물

※ 참고 : 주사약 준비 방법
① 물과 비누를 사용하여 손을 씻는다.
② 약 카드를 투약 쟁반 위에 놓는다.
③ 약을 꺼내어 약물의 표지를 3번 읽고 약 카드와 대조한다.
④ 앰플(ampule) 약 준비
   가. 앰플 목 부분을 톡톡 쳐서 약을 아래로 모은다.
   나. 알코올 솜으로 앰플 목 부분을 닦는다.
   다. 알코올 솜으로 앰플 목 부분을 잡고 꺾어서 자른다.
   라. 주사기로 정확한 양의 약을 뽑는다.
   마. 주삿바늘이 오염되지 않게 바늘 뚜껑을 잘 끼운다.
⑤ 바이알(vial) 약 준비
   가. 바이알 위에 뚜껑을 제거한다.
   나. 알코올 솜으로 병마개를 닦는다.
   다. 바이알의 가루약은 증류수나 생리식염수를 넣어 녹여 둔다.(250mg당 1cc 정도의 주사 용액을 섞으나, 각 약의 용해도에 따라 차이가 있음.)
   라. 주삿바늘을 뺀 후 가루약이 완전히 녹을 때까지 바이알을 흔든다.
   마. 알코올 솜으로 바이알의 고무마개를 닦는다.
   바. 주사기에 빼낼 용액만큼 공기를 주사기에 채운다.
   사. 병 고무마개에 바늘을 찌르고 병 속으로 공기를 넣는다.
   아. 병을 거꾸로 세우고 정확한 용량을 뽑는다.
   자. 주삿바늘을 뺀 후, 주사기 속에 정확한 용량의 약물이 들어 있는지 확인한다.
   차. 주사기에 공기가 들어 있으면 빼낸다.
   카. 주삿바늘이 오염되지 않게 바늘 뚜껑을 잘 끼운다.

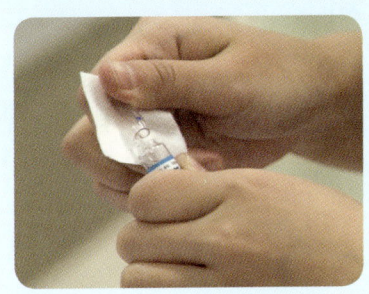

[앰플 목 부분을 자르는 법]

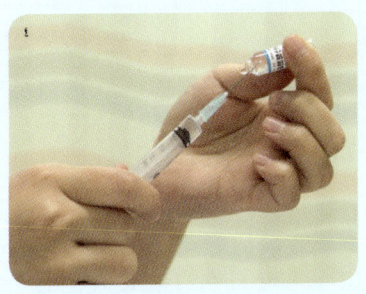

[앰플에서 주사약 준비 방법]

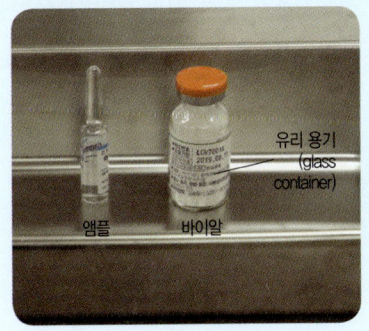

[주사약의 형태]

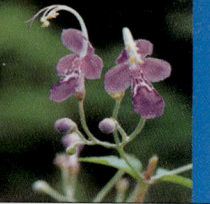

Testing

실습 관련 실무 지침서

－근육주사(intramuscular injection, IM)－

[목적]

① 피하주사보다 약의 빠른 흡수 효과를 얻기 위함이다.
② 피하주사보다 많은 양의 약을 투여하기 위함이다.
③ 피하조직을 자극하는 약물을 안전하게 투여하기 위함이다.

근육주사 기술

[물품]

투약 쟁반(트레이), 처방된 약, 투약 카드(약 카드), 알코올 솜, 멸균 주사기, 주삿바늘(성인 : 20~23G, 1.5~3인치, 신생아·어린이 : 22~25G, 5/8~1인치), 증류수나 생리식염수(필요하면), 투약 기록지, 손 소독제, 손상성 폐기물 전용 용기, 일반 의료 폐기물 전용 용기

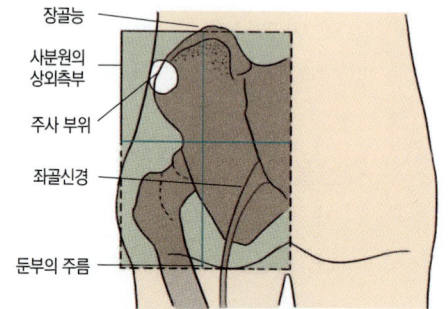

[근육주사 부위 선정(배둔근)]

[방법]

① 물과 비누를 사용하여 손을 씻는다.
② 일회용 주사기를 준비한다.
③ 주사약 준비 방법에 따라 약을 준비한다.
④ 준비된 투약 쟁반을 대상자에게 가지고 가서 간호조무사 자신을 소개("안녕하십니까, 담당 간호조무사 ○○○라고 합니다.")한다.
⑤ 이름을 부르거나 개방형 질문을 하여 대상자를 확인(개방형 질문: "환자분 성함이 어떻게 되시죠?")하고, 대상자의 입원 팔찌로 등록 번호를 확인하거나 주민등록번호를 물어서 대상자를 재확인한다. 이때, 대상자가 자신의 이름을 말하게 한다.

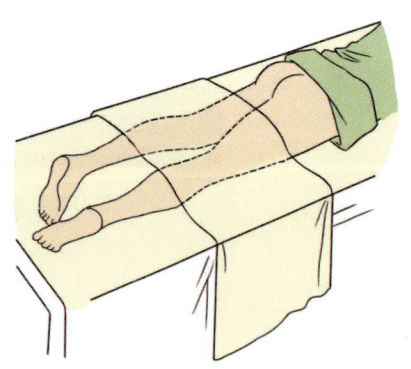
A. 복위를 취하고 발끝을 안으로 향한 자세

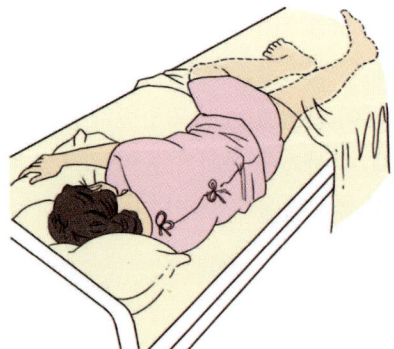
B. 측위로 하면서 무릎을 구부린 자세

[둔부의 근육주사 시 자세]

⑥ 투약의 목적과 방법에 대해 설명한다.
⑦ 대상자의 사생활 보호를 위하여 커튼을 친다.
⑧ 손 소독제를 사용하여 손 위생을 실시한다.
⑨ 주사 놓을 부위를 선택하고 그 부위의 옷을 벗긴다.(일반적으로 둔부)
⑩ 알코올 솜으로 주사 부위를 깨끗이 닦는다.
⑪ 대상자가 보지 않는 곳에서 주삿바늘이 막혀 있는지, 주사기에 공기가 들어 있는지 다시 확인한다.
⑫ 알코올 솜으로 닦은 부위는 만지지 말고, 간호조무사의 엄지와 검지로 주사 부위를 팽팽하게 눌러 잡는다.
⑬ 주삿바늘을 90°각도로 빨리 삽입한다.
⑭ 왼손을 주사 부위에서 떼고 주사기와 바늘을 단단히 붙잡는다.
⑮ 주사기 내관을 약간 뒤로 잡아당겨 피가 나오는지 본다.(만일 피가 나오면 즉시 주삿바늘을 뺀다.)
⑯ 약을 천천히 근육 속으로 주사한다.
⑰ 약을 다 주입하면 알코올 솜을 주사 부위에 올려놓고 주입할 때와 같은 각도로 재빨리 주삿바늘을 뺀다.
⑱ 주사 부위에 알코올 솜을 대고 약의 흡수를 위해 문질러 준다. 기관의 규칙에 따라 주사기와 바늘을 버리고 주사한 것을 기록한다.
⑲ 약 카드를 약 카드 칸에 꽂는다.
⑳ 손을 씻은 후 대상자의 간호 기록지에 기록한다.

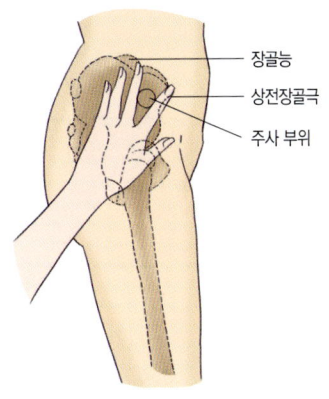
[둔부의 복면 근육의 부위]

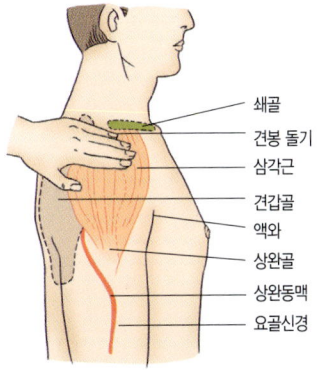
[손가락으로 삼각근 찾는 법]

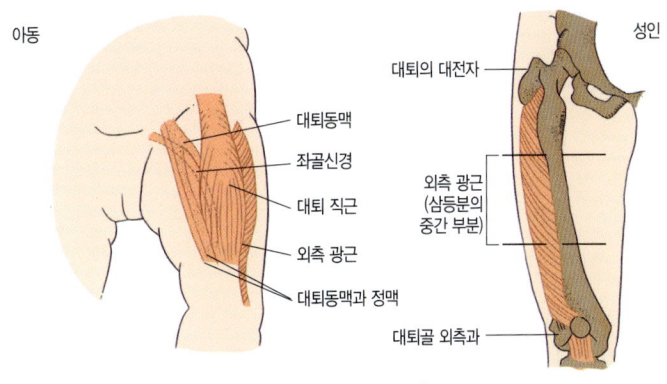
[대퇴의 근육주사 부위]

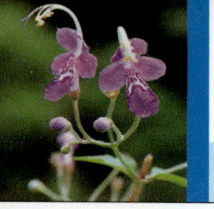

Testing

실습 관련 실무 지침서

> **수기 기록**

간호 기록지

등록번호: 20××0201
성명: 김 다나
주민등록번호: 9503**−2******

날짜	시간	간호 기록	서명
2/1	14:00	수술 부위 통증 호소하여 통증 사정(NRS)함. 통증 부위-오른쪽 무릎, NRS-7 p.r.n 처방 Dilonac 2ml IM 시행함. 둔부의 복면 주사 부위에 투여 후 문지르라고 설명함.	RN.이은하
2/1	14:30	통증 재사정 시행함. NRS-3. "통증이 줄어드는 것 같아요."라고 말함.	RN.이은하

전자 기록

간호 기록지

등록번호 : 20××0201 환 자 명 : 김 다나 생년월일 : 9503**
진 료 과 : 정형외과 입원일 : 20××. 02. 01

시간	진단	진 술 문	작성자
2/1 14:00	급성 통증	"수술부위가 많이 아파요."라고 호소함. 통증 사정함. 부위 : 오른쪽 무릎 수술 부위, NRS - 7 빈도 - 지속적, 양상 - 쑤시는 듯이 p.r.n 처방에 의하여 진통제를 주입함.(Dilonac 2ml IM) 근육주사 부위 부작용 설명함. 주사 부위 및 전신으로 특이 사항 관찰되지 않음.	이은하
2/1 14:30	급성 통증	통증 재사정 시행함. 부위 : 오른쪽 무릎 수술 부위, NRS - 3 빈도 - 간헐적, 양상 - 쑤시는 듯이 환자 "통증이 줄어드는 것 같아요."라고 말함.	이은하

*p.r.n(Pro re nata) : 필요 시(= as needed)

처방

시간	내용	처방의	실행자
14:00	Dilonac 1AP IM 〈p.r.n / NRS 5점 이상 시〉	최윤혁	이은하

실행

시간	내용	처방의	실행자	실행 여부
14:00	Dilonac 2ml IM 〈p.r.n / NRS 5점 이상 시〉	최윤혁	이은하	Y

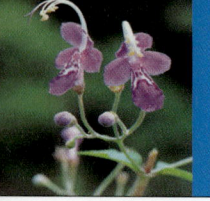

Testing

실습 관련 실무 지침서

-피내주사(intradermal injection)-

피내주사 기술

[목 적]

투베르쿨린 반응이나 알레르기 반응 등 질병의 진단 또는 항생제 등 약물의 과민 반응 검사를 하기 위함이다.

[물 품]

투약 쟁반(트레이), 투약 카드(약 카드), 멸균된 앰플이나 바이알 약품, 멸균된 주사기(1cc주사기), 주삿바늘(0.5인치, 25~27G), 알코올 솜, 곡반, 투약 기록지, 손 소독제, 손상성 폐기물 전용 용기, 일반 의료 폐기물 전용 용기

[방 법]

① 물과 비누를 사용하여 손을 씻는다.
② 주사약 준비 방법에 따라 약을 준비한다.
③ 준비된 투약 쟁반을 대상자에게 가지고 가서, 간호조무사 자신을 소개("안녕하십니까, 담당 간호조무사 ○○○라고 합니다.")한 후 이름을 부르거나 개방형 질문을 하여 대상자를 확인(개방형 질문: "환자분 성함이 어떻게 되시죠?")하고, 대상자의 입원 팔찌로 등록 번호를 확인하거나 주민등록번호를 물어서 대상자를 재확인한다. 이때, 대상자가 자신의 이름을 말하게 한다.
④ 투약 목적과 방법에 대해 설명한다.
⑤ 손 소독제를 사용하여 손 위생을 실시한다.
⑥ 대상자의 전박을 알코올 솜으로 닦는다.
⑦ 대상자가 보지 않는 곳에서 주삿바늘이 막혀 있는지, 주사기에 공기가 들어 있는지 다시 확인한다.
⑧ 한 손으로 알코올 솜으로 닦은 부위는 만지지 말고, 주사 놓을 부위를 팽팽하게 당긴다.
⑨ 약 15° 각도로 바늘의 경사진 면을 위로 해서 주삿바늘을 표피 아래 진피층에 삽입한다.
⑩ 약물을 0.1cc 정도 천천히 주입하여 수포(지름 2~3mm 정도)를 만들고 바늘을 빨리 뺀다.(문지르지 않는다.)

> ※ 참고 : 스킨 테스트(Skin test) 용액 희석 방법의 예
> ① 바이알에 1g의 약물이 들어가 있는 경우 주사기로 바이알에 증류수 또는 생리식염수 5cc를 멸균적으로 주입한다.(약물 1,000mg/5cc)
> ② 1cc 주사기로 바이알에서 0.1cc의 약물을 빼낸다.

③ 다음의 절차대로 희석한다.
   가. 0.1cc의 약물이 들어있는 주사기에 증류수나 생리식염수 0.9cc를 더 넣어 1cc가 되도록 희석한다.(20mg/cc)
   나. 주사기의 약물을 0.1cc만 남기고 0.9cc를 버린다.
   다. 0.1cc의 약물이 남아 있는 주사기에 증류수나 생리식염수 0.9cc를 더 넣고 1cc가 되도록 희석한다.(2mg/cc)
④ 피부 반응 결과
   가. 양성반응(반응 있음) : 포지티브 Positive (+)
      약물로 인해 발적, 부풀어 오르는 반응을 보이므로 환자한테 맞지 않기 때문에 그 약물을 사용하면 안 된다.
   나. 음성반응(반응 없음) : 네가티브 Negative (−)
      약물로 인해 아무런 반응이 없어 환자한테 그 약물을 주입해도 몸에 이상반응이 일어나지 않기 때문에 그 약물을 사용하면 된다.

⑪ 주사 부위 가장자리를 검정색 볼펜으로 그려 둔다.
⑫ 시간 간격을 두고 주사 부위를 관찰하여 경과를 확인한다.
⑬ 기관의 규칙에 따라 주사기와 바늘을 버린다.(주삿바늘은 손상성 폐기물, 주사기는 의료 폐기물)
⑭ 물과 비누를 사용하여 손을 씻는다.
⑮ 주사한 것을 간호 기록지에 기록한다.

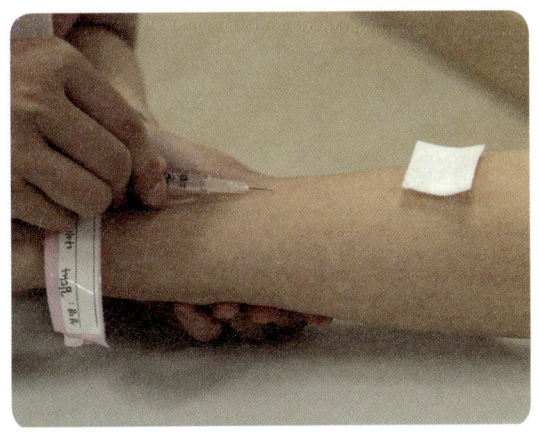

[피내주사법]

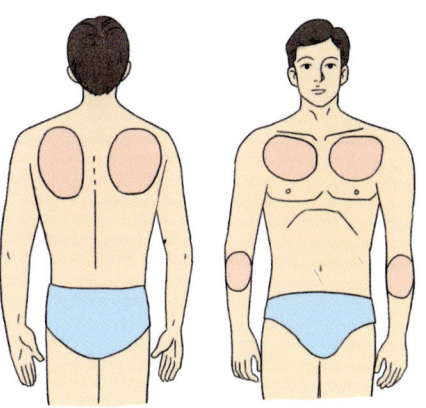

[피내주사 부위]

Testing

실습 관련 실무 지침서

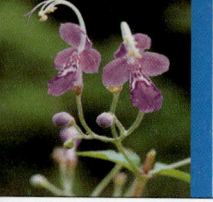

수기 기록

간호 기록지

등록번호: 20××0201
성명: 김 다나
주민등록번호: 9503**-2******

날짜	시간	간호 기록	서명
2/1	14:00	수술 부위에서 oozing 관찰되어 Dr. 최윤혁에게 알림. 항생제 처방되어(yamatetan) 항생제 반응 검사 시행함. 15분 후에 결과 관찰할 것임을 교육함. 반응 검사 부위에 작열감, 부종 등 이상 없음.	RN.이은하
2/1	14:15	항생제 반응 검사 결과 확인. (음성) 항생제 투여함.(Yamatetan 1g + N/S 10ml IV)	RN.이은하

Basic Skills for Nursing Practice
Nursing Examination

전자 기록

간호 기록지

등록번호 : 20××0201 환 자 명 : 김 다나 생년월일 : 9503**
진 료 과 : 정형외과 입원일 : 20××. 02. 01

시간	진단	진 술 문	작성자
2/1 14:00	감염 위험성	수술 부위 상태 확인함.(oozing 관찰됨.) 항생제 반응 검사 시행함.(Yamatetan) 항생제 반응 검사 부위 작열감, 부종, 간지러움 등 이상증상 있을 시 담당 간호사에게 알릴 수 있도록 교육함.	이은하
2/1 14:15	감염 위험성	항생제 반응 검사 결과 확인함.(음성)] 항생제 투여함.(Yamatetan 1g + N/S 10ml IV)	이은하

*oozing : 진물이나 삼출물 *Yamatetan : 항생제 약물

처방

시간	내용	처방의	실행자
14:00	Yamatetan 1g + N/S 10ml AST IV	최윤혁	이은하

실행

시간	내용	처방의	실행자	AST	실행 여부
14:00	Yamatetan 1g + N/S 10ml AST IV	최윤혁	이은하	Negative	Y

Testing

실습 관련 실무 지침서

-정맥주사(intravenous injection, IV)-

[목 적]

① 약의 빠른 효과를 얻기 위함이다.
② 대상자가 구강 섭취가 불가능할 때 영양분, 수분과 전해질을 보충하기 위함이다.

[물 품]

쟁반(트레이), 투약 카드, 멸균 정맥 주사용 세트, 멸균 정맥 주삿바늘(20~22 게이지), 처방된 약, 알코올 솜, 지혈대, 반창고, 곡반, 정맥 주사약 걸대(수액 걸대), 부목 및 붕대(필요시), 투약 기록지, 손 소독제, 손상성 폐기물 전용용기, 일반 의료폐기물 전용용기

[방 법]

① 물과 비누를 사용하여 손을 씻는다.
② 주사약 준비 방법에 따라 약을 준비한다.
③ 준비된 약 쟁반을 대상자에게 가지고 가서, 간호조무사 자신을 소개("안녕하십니까, 담당 간호조무사 ○○○라고 합니다.")한 후 이름을 부르거나 개방형 질문을 하여 대상자를 확인(개방형 질문: "환자분 성함이 어떻게 되시죠?")하고, 대상자의 입원 팔찌로 등록 번호를 확인하거나 주민등록번호를 물어서 대상자를 재확인한다. 이때, 대상자가 자신의 이름을 말하게 한다.
④ 투약 목적과 방법에 대해 설명한다.
⑤ 손 소독제를 사용하여 손 위생을 실시한다.
⑥ 주사놓을 부위를 선택하고 15~20cm 윗부분에 지혈대를 맨다.
⑦ 알코올 솜으로 주사 부위를 닦는다.
⑧ 엄지손가락으로 주사 부위 바로 밑을 눌러 혈관이 움직이지 않도록 하면서 주삿바늘을 30° 각도로 서서히 찌른다.
⑨ 혈액이 역류되면 혈관으로 주입된 것이므로 그대로 바늘을 더 밀어 넣는다.
⑩ 지혈대를 풀고 조절기를 연다.
⑪ 반창고를 붙여 바늘의 위치를 고정한다.

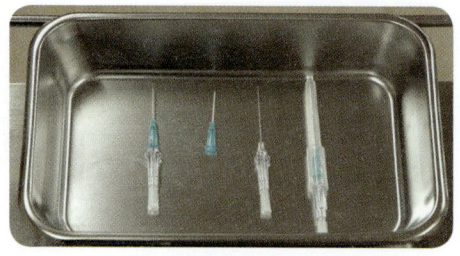

[정맥유치침]

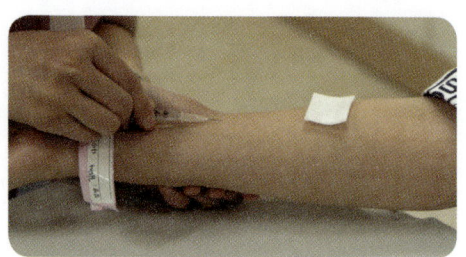

[바늘 삽입]

Basic Skills for Nursing Practice
Nursing Examination

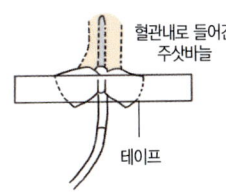 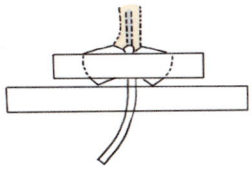 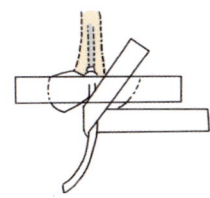 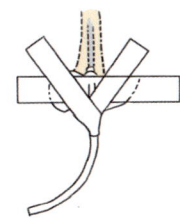

[주삿바늘의 고정]

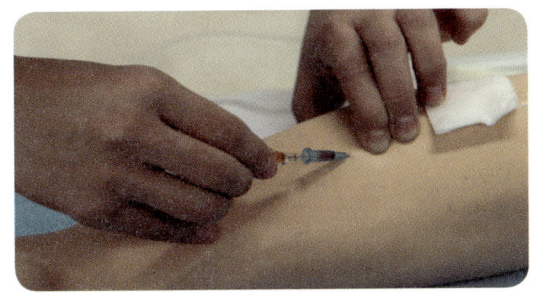

[카테터 속의 주삿바늘 제거]

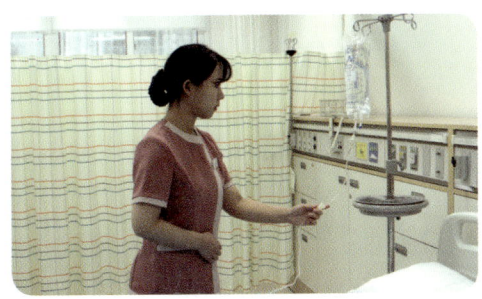

[방울수의 조절]

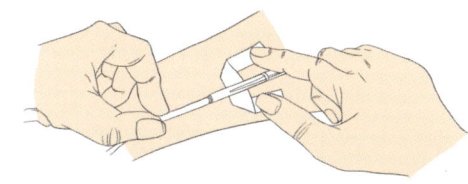 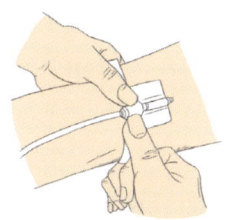

[테이프의 부착]

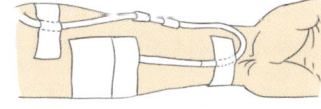

손등에 고정하는 방법   전완에 고정하는 방법

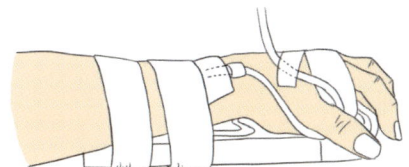

손목 관절 부위에 고정 시 부목을 사용하는 방법

[주삿바늘을 안전하게 고정하는 방법]

Testing

실습 관련 실무 지침서

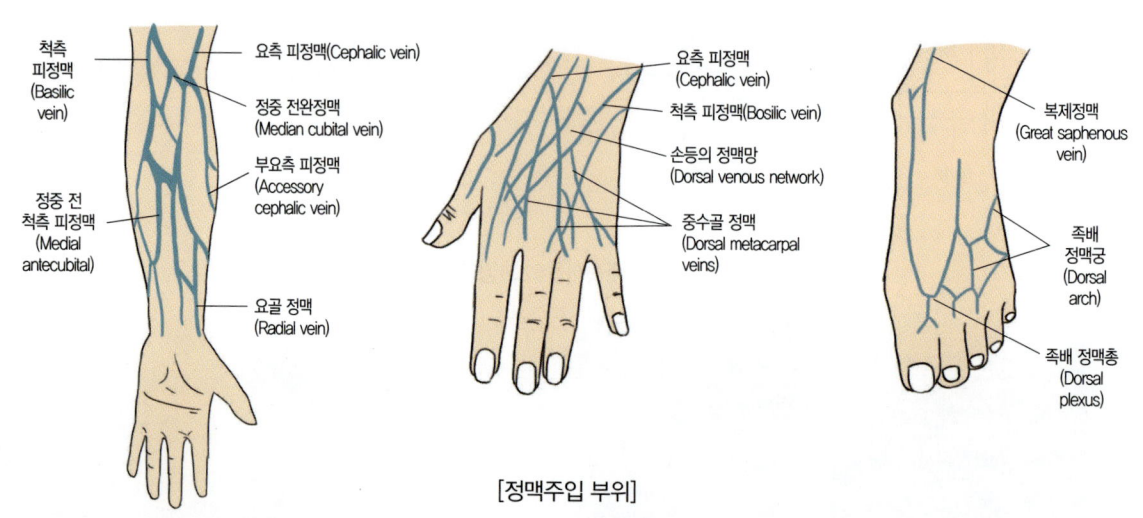

[정맥주입 부위]

⑫ 수액의 흐름을 조절한다. 1분간의 방울수를 기준으로 조절하거나 주입 펌프를 이용한다.
⑬ 소아나 관절 부위인 경우 팔 지지대를 대주고 붕대로 감아준다.
⑭ 대상자를 편안히 해주고 주의 사항을 설명한다.
⑮ 사용한 물품을 정리한다.(주삿바늘은 뚜껑을 다시 씌우지 않고 손상성 폐기물 전용 용기에, 소독솜과 주사기는 일반 의료폐기물 전용 용기에 버린다.)
⑯ 손을 씻는다.
⑰ 주사한 것을 간호 기록지에 기록한다.

※ 정맥주사 시 주의 사항
다음과 같은 사항이 발생하면 즉시 간호사에게 알린다.
① 수액이 주입되지 않을 때
② 수액이 거의 다 들어갔을 때
③ 조직에 부종이 생겼을 때
④ 혈액이 역류될 때
⑤ 주사 맞은 부위에 통증이나 염증이 있을 때
⑥ 부작용 증상이 나타날 때

Basic Skills for Nursing Practice
Nursing Examination

※ 참고 : 정맥요법 중 대상자의 환의 갈아 입히기
① 정맥주입 속도를 확인하고 대상자에게 환의를 갈아 입을 것임을 설명한다.
② 정맥요법이 실시되고 있지 않은 팔부터 소매를 벗긴다.
③ 정맥요법이 실시되고 있는 팔의 옷소매를 함께 잡아서 주사 부위 위까지 입고 있던 환의가 오게 한다.
④ 정맥주사 부위 위로 환의를 조심스럽게 벗겨 수액세트 줄을 따라 대상자 손 밖으로 환의가 나오게 한다.
⑤ 소매에서부터 함께 환의를 모아 잡고 계속 수액세트 줄을 따라 정맥주사 용액병이 있는 데까지 환의가 나오게 한다.
⑥ 걸대에서 정맥주사 용액병을 빼낸다. 이때, 정맥주사 용액병을 대상자의 팔보다 높게 유지한다. 환의 소매 속으로 손을 넣고 정맥주사 용액병을 꼭 잡는다.
⑦ 다른 손으로 정맥주사 용액병 위로 환의를 벗긴다.
⑧ 정맥주사 용액병을 새 환의의 정맥요법을 실시하고 있는 팔을 낄 소매의 안쪽에 집어넣어 소매 밖으로 빼놓는다.
⑨ 정맥주사 용액병을 다시 걸대에 건다.
⑩ 정맥요법을 실시하고 있는 팔을 수액세트 줄과 함께 조심스럽게 환의 소매 속으로 집어넣는다.
⑪ 정맥주사를 실시하고 있는 반대쪽 팔에 환의를 입힌다.
⑫ 환의를 입힌 후 용액 주입 속도를 확인하고, 처방된 주입 속도에 맞춘다.

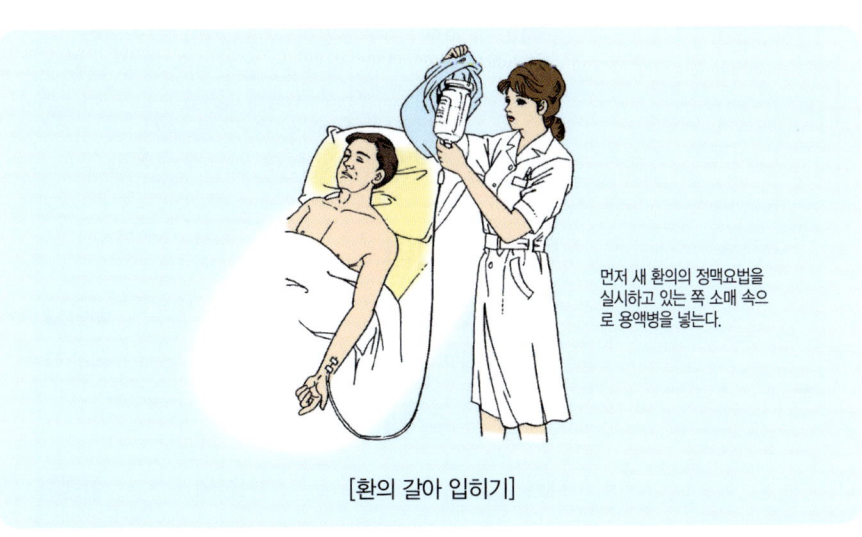

먼저 새 환의의 정맥요법을 실시하고 있는 쪽 소매 속으로 용액병을 넣는다.

[환의 갈아 입히기]

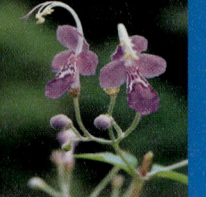

Testing

실습 관련 실무 지침서

수기 기록

간호 기록지

등록번호: 20××0201
성명: 김 다나
주민등록번호: 9503**-2******

날짜	시간	간호 기록	서명
2/1	14:00	N/S 1000ml 처방되어 투약 준비함. Lt 전박 피부 상태	
		사정 결과 특이 사항 관찰되지 않음. Lt 전박에 22G 정맥 천자 후	
		1000ml 10gtt 속도로 주입함. 천자 부위 발적 관찰되지 않음. 통증	
		호소 및 전신 반응 보이지 않았으며, 부작용 교육 진행함.	RN.이은하

전자 기록

간호 기록지

등록번호 : 20××0201　　환자명 : 김 다나　　생년월일 : 9503**
　　　　　　　　　　　　진료과 : 내과　　　　입원일 : 20××. 02. 01

시간	진단	진술문	작성자
2/1 14:00	정맥주사 관리	IV Line start함.(Lt arm 22G) IV site에 일자, 시간, 간호사 이름, gauge 기록함. 처방에 의해 수액 주입하고 40cc/hr로 조절함. 정맥주사 부위 부종, 작열감, 가려움 증상 없음. 정맥주사 부위 통증 없음. 정맥주사 부위 이상 증상 있을 시 담당 간호사에게 알릴 수 있도록 교육함.	이은하

처방

시간	내용	처방의	실행자
14:00	N/S 1L 40cc/hr	최윤혁	이은하

실행

시간	내용	처방의	실행자	실행 여부
14:00	N/S 1L 40cc/hr	최윤혁	이은하	Y

Basic Skills for Nursing Practice
Nursing Examination

■ 침상 목욕 기술

침상 목욕 기술

[목 적]
① 움직일 수 없는 대상자를 침대에 눕힌 채 피부를 청결히 하여 상쾌하게 하기 위함이다.
② 혈액순환을 증진시켜 신진대사를 촉진하기 위함이다.
③ 피로를 풀어 주고 대상자의 전신 피부 상태를 관찰하기 위함이다.
④ 운동의 기회를 제공할 수 있다.

[물 품]
비누, 대야, 물수건(목욕 장갑), 따뜻한 물(성인 43~46℃, 아동 38~40℃), 목욕 담요, 수건 2장, 일회용 장갑, 세탁물 주머니, 마사지 물품(오일이나 로션), 스크린, 필요시 소변기 또는 변기

[방 법]

① 물과 비누를 사용하여 손을 씻는다.
② 필요한 물품을 준비하여 대상자의 침상 위 탁자에 놓는다.
③ 대상자에게 간호조무사 자신을 소개("안녕하십니까, 담당 간호조무사 ○○○라고 합니다.")한다.
④ 이름을 부르거나 개방형 질문을 하여 대상자를 확인(개방형 질문: "환자분 성함이 어떻게 되시죠?") 한 후 대상자의 입원 팔찌로 등록 번호를 확인하거나 주민등록번호를 물어서 대상자를 재확인한다. 이때, 대상자가 자신의 이름을 말하게 한다.
⑤ 대상자를 안심시키기 위해 대상자에게 목욕 절차를 설명하고 목욕 중에 대상자가 협조할 수 있는 능력을 사정한다. 대상자의 기록을 통해 신체 활동(운동 범위, 관절 가동 범위, 근육 통증, 석고 붕대)의 제한 사항을 확인한다.
⑥ 대상자의 프라이버시 보호를 위해 침상 주변에 커튼을 치고, 목욕 중 체온 상실 예방을 위해 가능하면 병실문을 닫는다.
⑦ 목욕 전에 변기나 소변기를 제공하여 소변 혹은 대변을 보게 하여 목욕이 중단되지 않게 한다.
⑧ 미생물 감염 예방을 위해 손을 깨끗이 씻는다.
⑨ 간호조무사의 등근육 긴장을 감소시키기 위해 대상자의 침상을 높게 올린다.
⑩ 침상 난간을 내리고 대상자를 침상가로 끌어당기고 앙와위로 눕혀 간호조무사의 불필요한 근육 신전과 뒤틀림을 막는다.
⑪ 불필요한 노출은 피하도록 하며 보온이 유지되도록 대상자 위로 목욕 담요를 덮고 대상자가 목욕 담요를 잡고 있는 동안에 윗침구를 벗겨 낸다. 홑이불을 다시 사용하려면 접어서 의자 등에 걸쳐 놓는다. 더러운 홑이불은 세탁물 주머니에 넣는다.
⑫ 치아와 잇몸을 좋은 상태로 유지하기 위해 필요하면 대상자의 구강·위생을 돕는다.

Testing

실습 관련 실무 지침서

⑬ 환의를 벗기고 보온을 유지하기 위해 목욕 담요를 잘 덮어준다. 대상자가 정맥 주입을 하고 있으면 다른 팔부터 환의를 벗긴다. 수액백을 낮게 하고 튜브와 수액백 위로 환의를 통과시킨다.

⑭ 대상자의 안전을 위해 침상 난간을 올린다. 약 43~46℃(110~115℉) 정도의 따뜻한 물을 대야의 1/2~1/3 정도 준비한다. 목욕 중에 필요할 때마다 물을 바꾼다.

⑮ 흘러내린 수건의 끝은 쉽게 차가워지고, 대상자에게 추운 느낌을 주기 때문에 물수건으로 목욕 장갑을 만들어 손에 씌어서 흘러내리지 않도록 한다.

⑯ 오한을 예방하고 목욕 담요를 젖지 않게 하기 위하여 대상자의 가슴 위에 수건을 놓는다.

⑰ 물수건에 비누를 묻히지 말고 분비물이 비루관으로 이동되는 것을 방지하기 위해 눈을 안쪽에서 바깥쪽으로 닦아 낸다. 다른 쪽 눈을 닦기 전에 수건을 빨거나 다른 면으로 바꾸어서 닦아 준다.

⑱ 대상자의 얼굴, 목, 귀를 닦고 말린다. 대상자의 기호에 따라 얼굴에 비누를 사용하거나 하지 않는다.

⑲ 오염 방지를 위하여 간호조무사로부터 대상자의 멀리 있는 쪽 팔을 노출시킨 후 그 밑에 수건을 길게 놓는다. 손목 쪽에서 팔 쪽으로 길고 힘 있게 문지르며 닦고 헹군 후 말린다. 액와를 잘 씻는다.

⑳ 대상자의 손 아래에 수건을 놓고 그 위에 대야를 놓는다. 대야 속에 대상자의 손을 담가 손을 씻고 말린다.

㉑ 다른 팔과 손도 같은 방법으로 씻는다.

㉒ 대상자의 가슴에 수건을 덮고 목욕 담요는 대상자의 배꼽 부근까지 내린다. 수건 속으로 손을 넣어 힘있게 문지르면서 대상자의 가슴을 씻고, 건조시킨다. 대상자 가슴 주위의 주름진 곳에 특별한 주의를 기울인다.

㉓ 복부를 씻기 위해 목욕 담요를 대상자의 회음 부위로 내리고 수건으로 대상자의 가슴을 덮는다.

㉔ 장운동을 활발하게 하여 배변에 도움이 될 수 있도록 배꼽을 중심으로 시계 방향에 따라 마사지하듯 대상자의 복부를 씻은 후 말린다. 배꼽 부위와 복부의 주름을 조심스럽게 살피고 깨끗이 한다.

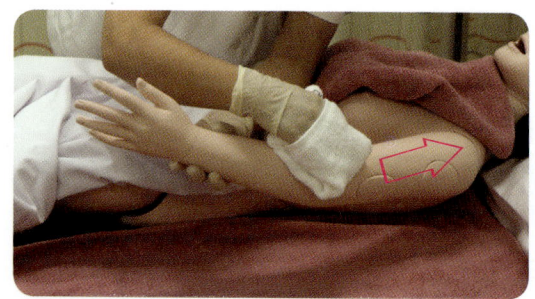

[팔 닦는 법]

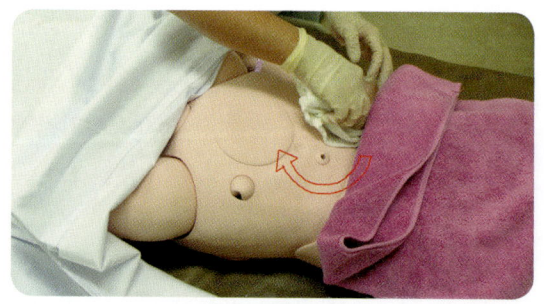

[복부 닦는 법]

㉕ 목욕 담요를 원래의 위치에 놓고 간호조무사로부터 먼 쪽의 다리를 노출시킨다. 수건을 다리 아래에 길게 놓고 다리를 씻는다. 정맥귀환을 증가시키기 위해 발목에서 무릎 쪽으로, 무릎에서 대퇴 쪽으로 힘있게 씻고 말린다.
㉖ 대상자의 발 가까이에 수건을 놓고 그 위에 목욕 대야를 안전하게 놓는다. 대상자의 발목과 발뒤꿈치를 간호조무사의 손으로 지지하고, 간호조무사의 팔로 다리를 지지하면서 대야 속에 대상자의 발을 담근다. 발가락 사이사이를 꼼꼼히 씻고 말린다.
㉗ 반대쪽 다리와 발도 같은 방법으로 씻는다.
㉘ 필요하면 깨끗한 물로 바꾼다.
㉙ 대상자가 복위나 측위로 눕도록 돕는다. 등과 둔부만 노출되도록 목욕 담요와 수건을 덮는다.
㉚ 등과 둔부를 씻고 말린다. 둔부 사이와 항문 주위가 깨끗한가에 주의를 기울이며, 천골 부위의 발적이나 피부 손상의 징후를 관찰한다.
㉛ 금기가 아니면 대상자에게 등 마사지를 실시한다.
㉜ 물수건, 수건은 새것으로 바꾸고 필요할 때마다 깨끗한 물로 자주 교환한다.
㉝ 대상자의 회음부를 깨끗이 해주거나 또는 대상자가 회음부 간호를 스스로 할 수 있게 한다.
㉞ 깨끗한 환의를 입도록 도와주고 대상자의 위생 요구를 살핀다.
㉟ 수건으로 베개를 덮고 대상자의 머리를 빗긴다.
㊱ 침상 홑이불을 교환하고 목욕 후 대상자를 사정한다.
㊲ 물품을 정리한 후 손을 깨끗이 씻는다.
㊳ 대상자에 대한 중요한 관찰과 의사소통 내용을 간호 기록지에 기록한다.

■ 더운물 주머니 적용 기술

[목 적]
① 몸을 따뜻하게 하여 편안하게 하기 위함이다.
② 통증 및 울혈 상태, 근육 경련을 덜기 위함이다.
③ 대사 작용 및 순환을 증진시키기 위함이다.
④ 화농 과정 촉진, 부종 경감, 체온 상승을 위함이다.
⑤ 혈관을 확장시켜 조직과 혈관 사이의 산소나 영양분 및 노폐물의 교환을 증진시키기 위함이다.

[물 품]
수온계, 물주머니, 물주머니 커버 혹은 수건, 46~52℃의 더운물, 잠금장치

Testing

실습 관련 실무 지침서

[방 법]

① 물과 비누를 사용하여 손을 깨끗이 씻는다.
② 준비 물품을 확인한다.
③ 대상자에게 간호조무사 자신을 소개("안녕하십니까, 담당 간호조무사 ○○○라고 합니다.")한다.
④ 손 소독제를 이용하여 손을 깨끗이 씻는다.
⑤ 이름을 부르거나 개방형 질문을 하여 대상자를 확인(개방형 질문: "환자분 성함이 어떻게 되시죠?") 한 후 대상자의 입원 팔찌로 등록 번호를 확인하거나 주민등록번호를 물어서 대상자를 재확인한다. 이때, 대상자가 자신의 이름을 말하게 한다.
⑥ 수온계를 이용하여 물의 온도를 측정하여 46~52℃의 물을 조심스럽게 물주머니에 담는다.
⑦ 발치에 넣어 줄 때는 물주머니의 2/3 정도만 채우고, 다른 부분에 넣을 때는 1/3~1/2만 채운다.
⑧ 물주머니를 평평한 곳에 놓고 입구만 세워 잡은 상태에서 물을 입구 쪽으로 쓰다듬어 밀면서 물주머니의 유연성을 감소시키고 열의 전도를 차단하는 것을 막기 위해 공기를 제거한 후 잠금장치로 입구를 잠근다.
⑨ 물이 새어나와 대상자에게 접촉될 경우 화상의 위험이 있기 때문에 주머니를 거꾸로 들어 보아 물이 새는지 확인한다.
⑩ 화상을 예방하기 위하여 주머니 밖의 물기를 닦은 후 커버나 수건 등으로 감싼다. 커버는 땀과 습기를 흡수하고 피부에 고무가 직접 접촉하는 것을 예방하여 피부를 보호한다.
⑪ 순환장애가 있는 대상자는 열에 민감하고, 노인은 피부가 얇고 감각이 둔하여 열에 대한 내성이 적기 때문에 반드시 대상자를 확인한다.
⑫ 불안을 감소하고 안전사고 예방 및 협조를 얻기 위하여 대상자와 가족에게 목적, 절차, 유의 사항을 설명한다.
⑬ 대상자의 프라이버시를 유지하기 위하여 적용 부위만 노출시키고 커튼이나 스크린을 쳐준다.
⑭ 열 적용 후 피부 변화를 판단하기 위한 기초 자료로 사용하기 위해 열이 적용될 부위의 피부 상태를 사정하고 피부를 건조시킨 후 주머니를 대어 준다.

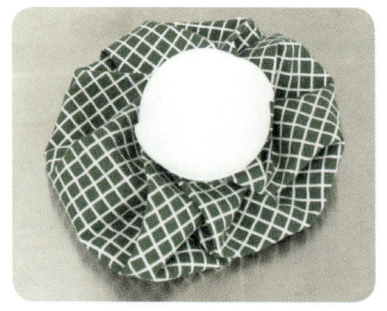 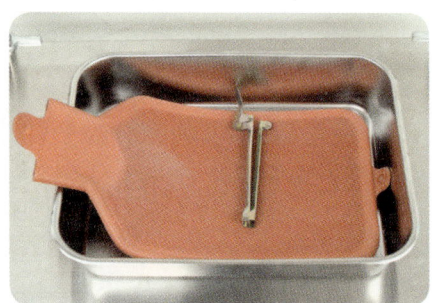

[더운물 · 얼음주머니의 종류]

⑮ 열 적용의 최대 효과가 나타나는 약 20~30분간 지속하고 처방된 시간이 지나면 제거한다. 45분 이상 지속되면 조직 울혈과 혈관이 수축되는 반동 현상이 나타난다.
⑯ 사용한 물품을 정리한다. 물주머니는 비워서 거꾸로 걸어두어 서로 달라붙지 않게 하여 공기가 잘 통하도록 한다.
⑰ 미생물의 전파를 방지하기 위해 손을 깨끗이 씻는다.
⑱ 간호 수행과 평가 자료의 근거를 제시하기 위해 적용 시간, 부위, 시간, 물 온도, 피부 상태, 효과 및 대상자의 반응 등을 간호 기록지에 기록한다.

■ 얼음주머니(Ice bag) 적용 기술

[목 적]
① 체온을 내리고 통증을 완화시키기 위함이다.
② 출혈 시 혈관 수축을 돕기 위함이다.(지혈 목적)
③ 두통을 없애고 근육 긴장도를 증가시키기 위함이다.
④ 염증이나 화농을 덜어 주고 대사 활동을 감소시키기 위함이다.
⑤ 타박상이나 관절이 삐었을 때(염좌 시) 부종을 덜기 위함이다.

[물 품]
얼음, 얼음주머니, 잠금 장치, 얼음주머니 커버 혹은 수건, 잘게 쪼갠 얼음을 담은 그릇

[방 법]

① 물과 비누를 사용하여 손을 깨끗이 씻는다.
② 모가 난 얼음은 주머니를 상하게 하기 때문에 주머니에 호두알 크기 얼음을 1/2~ 1/3 정도 채운 뒤, 평평한 곳에 놓고 표면을 고르고 공기를 제거한 후 잠금 장치로 입구를 잠근다.
③ 물이 새어나와 대상자에게 불편감을 줄 수 있기 때문에 주머니를 거꾸로 들어 보아 물이 새는지 확인한 후 표면의 물기를 제거한다.
④ 냉각 작용을 감소시키기 위하여 얼음주머니는 커버나 수건 등으로 감싼다.
⑤ 대상자에게 간호조무사 자신을 소개("안녕하십니까, 담당 간호조무사 ○○○라고 합니다.")한다.
⑥ 이름을 부르거나 개방형 질문을 하여 대상자를 확인(개방형 질문: "환자분 성함이 어떻게 되시죠?") 한 후 대상자의 입원 팔찌로 등록 번호를 확인하거나 주민등록번호를 물어서 대상자를 재확인한다. 이때, 대상자가 자신의 이름을 말하게 한다.
⑦ 불안을 감소하고 대상자의 협조를 얻으며 안전사고를 예방하기 위하여 대상자와 가족에게 목적, 절차, 유의 사항을 설명한다.

Testing

실습 관련 실무 지침서

⑧ 손 소독제로 손을 깨끗이 씻는다.
⑨ 대상자의 프라이버시를 유지하기 위하여 적용 부위만 노출시키고 커튼이나 스크린을 쳐준다.
⑩ 냉 적용 후 피부 변화를 판단하기 위한 기초 자료로 사용하기 위해 주머니가 적용될 부위의 피부 상태를 사정한 후 주변의 피부를 건조시키고 얼음주머니를 대어 준다.
⑪ 오한 때 적용하면 떨림 증상을 가중시켜 불편감을 주고 체온이 더욱 상승하기 때문에 수시로 피부 상태와 체온을 관찰한다. 만약 오한, 발적이나 통증이 있으면 제거한다.
⑫ 30분이 지나면 모세혈관이 이완될 수 있기 때문에 얼음주머니를 제거하고 물품을 정돈한다.
⑬ 미생물의 전파를 방지하기 위하여 손을 깨끗이 씻는다.
⑭ 간호 수행과 평가의 자료를 제공하기 위하여 적용 시간, 부위, 시간, 피부 상태, 효과 등을 간호 기록지에 기록한다.

■ 기본 심폐소생술과 자동심장충격기 적용 기술

-기본 심폐소생술 적용 기술-

기본 심폐소생술과
자동심장충격기
적용 기술

[목 적]
① 심폐소생술에 대하여 설명할 수 있는 능력을 길러준다.
② 심폐소생술을 수행할 수 있는 능력을 길러준다.
③ 기본 심폐소생술 후 기록할 수 있는 능력을 길러준다.

[물 품]
심폐소생술 모형, 구강 위생 비닐(mouth shield), 간호 기록지, 손 소독제

[방 법]

① 1단계(반응 확인 및 신고) : 대상자를 흔들어 보거나 가볍게 치며 "여보세요."라고 불러 본다. 이 때

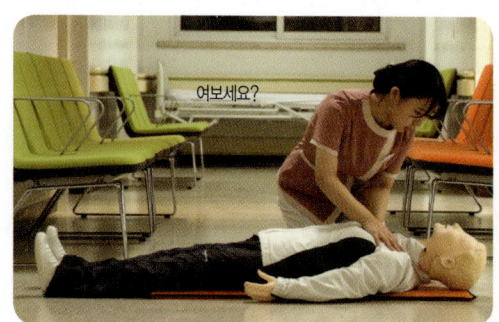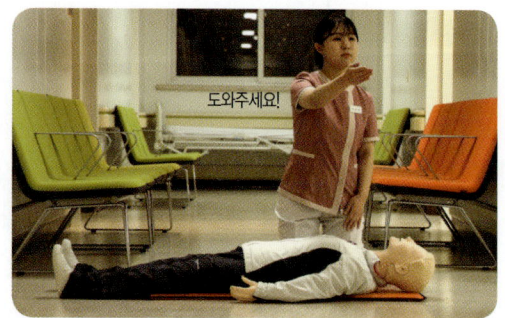

[환자 상태 확인 및 도움 청하기]

아무런 반응이 없으면 무의식 상태로 간주하고 주변에 있는 사람 중에 한 사람을 지정하여 119에 신고하게 하고, 다른 사람을 지정하여 자동 심장충격기를 가져오라고 지시한다.

② 2단계(호흡과 맥박 확인)

　가. **호흡 확인** : 쓰러진 사람의 얼굴과 가슴을 관찰하여 호흡을 확인한다. 일반인은 호흡 상태 확인이 어렵기 때문에 응급 의료 상담원의 도움을 받는 것이 필요할 수 있다.

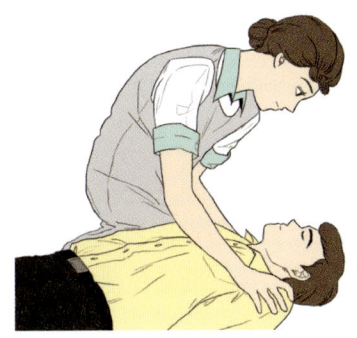
[호흡 확인]

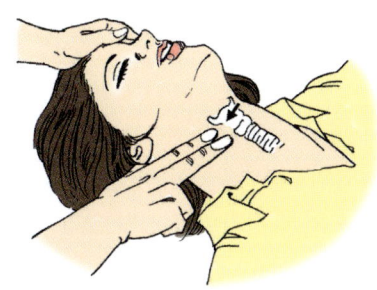
[경동 맥박 사정]

　나. **맥박 확인** : 심정지 의심 환자의 맥박 확인은 일반인뿐만 아니라 의료인에게도 어렵고 부정확하다. 따라서 일반인은 맥박 확인을 하지 않고 바로 가슴 압박을 하도록 하고, 의료 제공자는 경동맥(목동맥)을 확인하는 데 10초가 넘지 않도록 한다.

③ 3단계 : 흉부 압박(가슴 압박)

　가. **대상자의 체위** : 대상자를 딱딱한 바닥에 바로 눕힌다.

　나. **구조자의 자세** : 대상자를 향하여 무릎을 꿇은 뒤 대상자의 가슴 가까이에 앉는다.

　다. **성인과 소아의 흉부 압박 위치** : 성인과 소아의 경우 압박 위치는 흉골의 아래쪽 절반이며 압박 위치를 신속하게 찾기 위하여 대상자의 유두 연결선이 흉골과 만나는 지점을 이용한다. 흉골의 가장 하단에 위치하는 검상돌기를 누르지 않도록 주의한다.

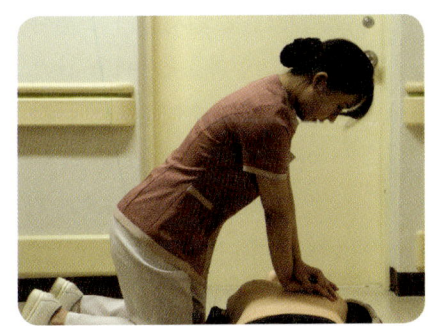
[흉부 압박 시의 자세]

　라. 구조자는 한쪽 손바닥의 두덩(heel) 가운데를 압박 위치에 대고 그 위에 다른 손바닥을 평행하게 겹쳐 두 손으로 압박한다. 손가락은 펴거나 깍지를 끼거나 상관없으나 가슴에 닿지 않도록 한다. 팔꿈치를 펴고 팔이 바닥에 수직을 이루도록 하여 체중을 이용하여 압박한다.

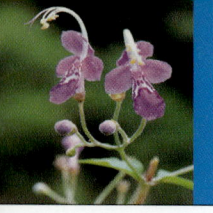

Testing

실습 관련 실무 지침서

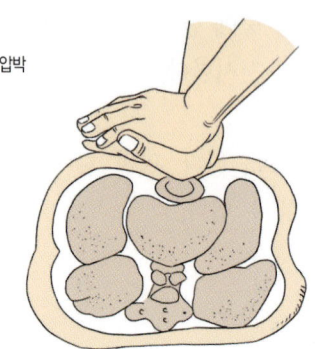
압박

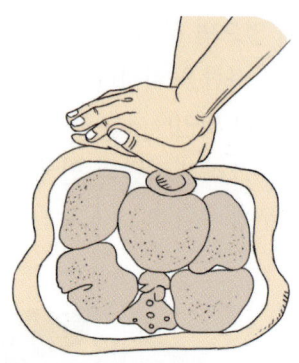
이완

흉부 압박 시에는 흉골이 약 5cm(최대 6cm) 내려갈 만큼 흉부를 눌러야 효과적이다.(성인)

[흉부 압박 부위]

마. 성인의 경우 흉골이 약 5cm(최대 6cm) 내려가도록 손꿈치로 압박을 가한다. 반드시 흉부에 압박을 가한 시간만큼 심장으로 혈액이 충분히 들어오도록 압력을 완전히 제거하여야 하므로 회복 시간을 준다.

바. 가슴 압박 비율은 분당 100~120회로 하고 중단하는 시간은 10초가 넘지 않아야 한다.

④ 4단계(인공호흡)

가. 기도 유지 : 무의식 대상자에게서 혀는 호흡기 폐쇄의 가장 흔한 원인이 된다. 기도가 열리도록 한 손으로 대상자의 이마에 대고 머리를 뒤로 기울이고(head tilt), 다른 손으로 턱을 가볍게 올려(chin lift) 기도 개방을 유지한다.

나. 인공호흡 실시 : 가장 흔히 이용되는 방법은 구강 대 구강 인공호흡법(mouth to mouth method) 이다. 인공호흡은 1초 간격으로 2회 구강 대 구강 호흡을 시행하고 적당한 환기가 되는지 확인하기 위해 가슴이 올라오는지 관찰한다. 가슴이 올라오지 않으면 다시 머리 기울임(head tilt), 턱 들어올리기(chin lift)를 실시하여 기도를 개방한 후 인공호흡을 1초 간격으로 2회 실시한다. 인공호흡을 하는 방법은 다음과 같다.

- 먼저 입안을 조사하여 이물이 있으면 고개를 옆으로 돌려서 흘러나오게 하거나 설압자 등을 이용하여 이물을 끄집어 낸다.
- 대상자를 머리 기울임(head tilt), 턱 들어올리기(chin lift) 방법으로 기도가 개방되도록 유지한다.
- 대상자의 입(영아는 입과 코)을 구조자의 입으로 완전히 덮고 한 손은 코를 막고서 부드럽게 숨을 불어넣는다. 또 다른 한 손은 대상자의 턱을 받쳐 공기가 잘 들어갈 수 있도록 한다. 코를 막는 이유는 숨이 코로 빠져나가지 않게 하기 위함이다.

Basic Skills for Nursing Practice
Nursing Examination

기본 소생술의 주요 내용

		성인	소아	영아
심정지의 확인		무반응		
		무호흡 혹은 심정지 호흡 10초 이내 확인된 무맥박(의료 제공자만 해당)		
심폐소생술의 순서		가슴 압박 - 기도 유지 - 인공호흡		
가슴 압박 속도		분당 100~120회		
가슴 압박 깊이		약 5cm	가슴 두께의 최소 1/3 이상(4~5cm)	가슴 두께의 최소 1/3 이상(4cm)
가슴 이완		가슴 압박 사이에는 완전한 가슴 이완		
가슴 압박 중단		가슴 압박의 중단은 최소화(불가피한 중단은 10초 이내)		
기도 유지		머리기울임 - 턱들어올리기(head tilt-chin lift)		
가슴 압박 대 인공호흡 비율	전문 기도 확보 이전	30 : 2	30 : 2(1인 구조자) 15 : 2(2인 구조자, 의료 제공자만 해당)	
	전문 기도 확보 이후	가슴 압박과 상관없이 6초마다 인공호흡		
일반인 구조자		가슴압박소생술	심폐소생술	

─ 자동심장충격기 적용 기술 ─

[목 적]
① 자동심장충격기에 대하여 설명할 수 있는 능력을 길러준다.
② 자동심장충격기를 수행할 수 있는 능력을 길러준다.
③ 자동심장충격기를 수행한 후 기록할 수 있는 능력을 길러준다.

[물 품]
자동심장충격기(AED), 실제 사람 크기의 모형, 간호 기록지, 손 소독제

[방 법]

─ 전원 켜기 ─

① 자동심장충격기는 반응과 정상적인 호흡이 없는 심정지 대상자에게만 사용한다.
② 심폐소생술 시행 중 자동심장충격기가 도착하면 지체 없이 적용한다.

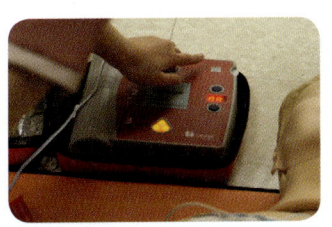

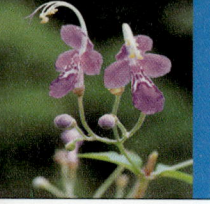

Testing

실습 관련 실무 지침서

-전극 패드 부착-

① 패드 1은 오른쪽 빗장뼈(쇄골) 바로 아래에 부착한다.
② 패드 2는 왼쪽 젖꼭지 아래 중간 겨드랑이 선에 부착한다.

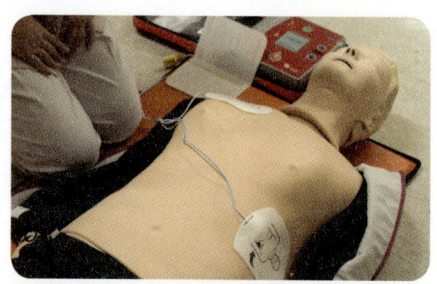

-심장 리듬 분석-

① 심장 리듬을 분석할 때 "모두 물러나세요."라고 외친다.
② 분석 중이라는 음성 지시가 나오면, 심폐소생술을 멈추고 대상자에게서 손을 뗀다.
③ 심장충격이 필요하면, "심장충격이 필요합니다."라는 음성 지시와 함께 자동심장충격기 스스로 설정된 에너지로 충전을 시작한다.
④ 자동심장충격기의 충전은 수 초 이상 소요되므로 가능한 가슴 압박을 시행한다.
⑤ 심장충격이 필요 없는 경우에는 "대상자의 상태를 확인하고, 심폐소생술을 계속하십시오."라는 음성 지시가 나온다. 이 경우에는 즉시 심폐소생술을 다시 시작한다.

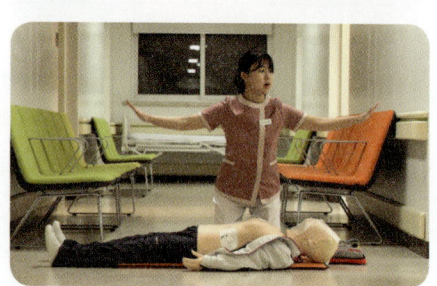

-심장충격 시행-

① 심장충격이 필요한 경우에만 심장충격 버튼이 깜박인다.
② 깜박이는 심장충격 버튼을 눌러 심장충격을 시행한다.
③ 심장충격 버튼을 누르기 전에는 반드시 다른 사람이 대상자에게서 떨어져 있는지 다시 한 번 확인한다.

-즉시 심폐소생술 다시 시행-

① 심장충격 실시 후 즉시 가슴 압박과 인공호흡 비율을 30 : 2로 심폐소생술을 다시 시작한다.
② 자동심장충격기는 2분마다 심장 리듬 분석을 반복해서 실시한다.
③ 자동심장충격기의 사용 및 심폐소생술의 시행은 119가 현장에 도착할 때까지 지속한다.
④ 119가 도착하면 대상자의 상황을 인계한다.

Basic Skills for Nursing Practice
Nursing Examination

▣ 위관 영양 기술

[목 적]

① 정상적인 방법으로 음식물을 섭취할 수 없는 경우 위내로 위관을 통해서 음식을 넣어 주기 위함이다.
② 필요시 처방된 약물의 투여 경로로 사용하기 위함이다.

[물 품]

처방된 유동식, 50cc 주사기, 영양액 주입 용기와 세트, 휴지나 거즈, 고무포와 싸개, 곡반, 안전핀, 물(50~100cc), 위관(Levin tube), 윤활제, 일회용 장갑, 간호 기록지, 손 소독제

위관 영양 기술

[방 법]

① 물과 비누를 사용하여 손을 깨끗이 씻는다.
② 위관 영양액과 그에 따른 준비 물품을 확인한다.
③ 위관 영양액을 체온보다 약간 높은 정도의 온도로 따뜻하게 한다.
④ 대상자에게 간호조무사 자신을 소개("안녕하십니까, 담당 간호조무사 ○○○라고 합니다.")한다.
⑤ 손 소독제를 사용하여 손을 깨끗이 씻는다.
⑥ 이름을 부르거나 개방형 질문을 하여 대상자를 확인(개방형 질문: "환자분 성함이 어떻게 되시죠?")하고, 입원 팔찌로 등록 번호를 확인하거나 주민등록번호를 물어서 대상자를 재확인한다. 이때, 대상자가 자신의 이름을 말하게 한다.
⑦ 대상자에게 위관 영양에 대한 목적과 방법을 설명하고 협력을 구하도록 한다.
⑧ 대상자를 일어나 앉게 한다. 앉을 수 없으면 침대머리를 적어도 45°정도 높이고 반듯하게 눕게 한다.(반좌위)
⑨ 대상자 턱밑을 고무포로 가려주고 수건을 목 주위에 두르고 핀으로 고정한다.
⑩ 고무포와 싸개를 침대에 깔아둔다.
⑪ 가능하다면 대상자에게 위관이 들어갈 때 턱을 내리고 자주 침을 삼키라고 알려준다.

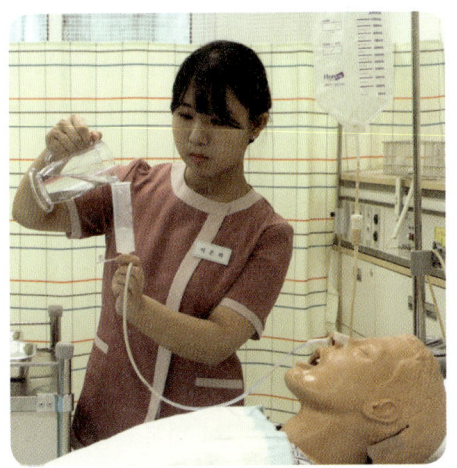
[주사기를 이용한 위관 영양]

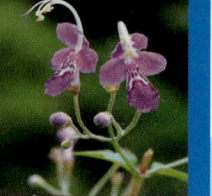

Testing

실습 관련 실무 지침서

⑫ 관에 미리 표시한 곳까지 의사가 삽입하고 고정하도록 도와준다.
⑬ 위관이 위에 제대로 들어갔는지 확인하고, 위관의 위치를 확인하기 위해 위 내용물을 흡인해 본다. 흡인한 위 내용물은 위로 다시 주입하고, 만약 100mL 이상으로 소화가 안 된 채 나오면 영양 공급을 중단하고 간호사에게 보고한다.
⑭ 위관에 처방된 유동식을 주입할 주사기를 연결한다.(공기가 들어가지 않도록 주의한다.)
⑮ 음식물(영양액)이 급식 세트에 통과하기 전에 위관을 세척할 실온 정도의 물 15~30cc 정도를 주사기에 붓고 위관에 있는 clamp를 열어 천천히 주입되게 한다.
⑯ 주사기 끝에 물이 도달했을 때 처방된 유동식(체온보다 약간 높거나 실온 정도의 유동식)을 천천히 주입한다. 너무 빠르게 주입될 경우 설사 증상이 나타날 수 있으므로 1분에 50cc 이상 주입하지 않는다.
⑰ 음식물이 중력에 의해 아래로 내려가도록 관을 위로 들고 있는다.
⑱ 물과 음식물(영양액)을 주입하는 사이에 공기가 들어가지 않도록 한다.
⑲ 음식물 주입이 끝나면 실온 정도의 물을 30~60cc 정도 주입하여 위관을 씻어준다.
⑳ 위관에 물이 다 주입되기 전에 주사기를 빼고 위관을 막아서 주입된 음식물이 흘러나오지 않도록 한다.
㉑ 위관을 옷에 고정시킨다.
㉒ 대상자를 편하게 해주고 주변을 정리한다.
㉓ 가능하면 주입 후 좌위로 30분 이상 앉아 있게 하여 토하지 않도록 하고 소화를 촉진시켜 준다.
㉔ 섭취량과 팽만감, 구토증 등 대상자의 반응을 기록한다.
㉕ 지속적으로 음식물을 주입할 때는 위관 영양백을 사용한다.
㉖ 수술 후 장운동이 회복되면 위관을 제거한다.
㉗ 위관을 제거할 때는 반좌위를 취하게 하고 위관을 조절기로 잠근 후 숨을 멈추도록 하여 한번에 중간 속도로 위관을 뽑는다.
㉘ 사용한 물품을 정리한다.
㉙ 손을 씻는다.
㉚ 수행 내용을 간호 기록지에 기록한다.

Basic Skills for Nursing Practice
Nursing Examination

수기 기록

간호 기록지

등록번호: 20××0201
성명: 김 다나
주민등록번호: 9503**－2******

날짜	시간	간호 기록	서명
2/1	13:00	처방된 영양액 400ml 준비하고 대상자 체위를 좌위로 취해줌. 투여 전 위 흡인 결과 위액 양상으로 50ml 관찰됨. 물 30cc 주입함. 구토, 기침, 호흡곤란 증상 없음. 영양액 400ml를 30cc/min 속도로 주입함.	RN.이은하
2/1	13:30	영양액 모두 주입되어 50cc 물 주입 후 자세 유지할 것을 교육함. 팽만감과 구토 증상 호소하지 않고, 특이 사항 관찰되지 않음.	RN.이은하

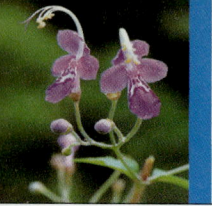

Testing

실습 관련 실무 지침서

전자 기록

간호 기록지

등록번호 : 20××0201
환 자 명 : 김 다나
진 료 과 : 내과
생년월일 : 9503**
입원일 : 20××. 02. 01

시간	진단	진 술 문	작성자
2/1 13:00	흡인 위험성	처방된 비위관 영양액을 미온수에 데움. 좌위로 체위 변경함. 비위관 영양 투여 전 흡인함. 비위관 영양액 양상 관찰됨.(50cc, 위액) 미온수 30cc 물 주입함. 구토, 기침, 호흡곤란 증상 없음. 영양액 400ml를 30cc/min로 주입함.	이은하
2/1 13:30	흡인 위험성	영양액 주입 마침. 미온수 50cc 주입함. 좌위 체위 유지 중임. 팽만감, 구토, 기침 관찰되지 않음, 특이 증상 없음.	이은하

처방

시간	내용	처방의	실행자
13:00	Harmonilan 400ml(30cc/min)	최윤혁	이은하

처치

시간	내용	처방의	실행자	실행 여부
13:00	L-tube feeding	최윤혁	이은하	Y

Basic Skills for Nursing Practice
Nursing Examination

▣ 단순 도뇨 기술

[목 적]

① 대상자가 소변을 보지 못하여 요가 정체될 때 방광 팽만을 경감시키기 위함이다.
② 내진 또는 하복부 검사 전 준비로 방광을 비우기 위함이다.
③ 수술 전에 방광을 비워 수술 중 인접 장기에 손상을 주는 것을 막고 수술 시야를 넓히기 위함이다.
④ 검사 목적으로 무균적 소변 검체를 받고, 잔뇨량을 측정하기 위함이다.

단순 도뇨 기술

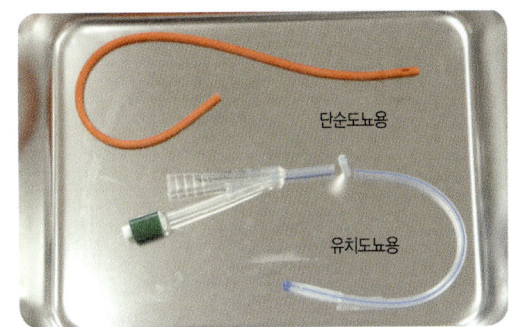
[도뇨관의 종류]

[물 품]

멸균된 도뇨세트, 단순 도뇨관(여자 : 6~7#, 남자 : 7~8#), 멸균 장갑, 소독솜, 멸균 구멍포(hole towel), 곡반, 소변기, 고무포(방수포), 거즈, 수용성 멸균 윤활제, 손 소독제, 간호 기록지

[방 법]

① 물과 비누를 사용하여 손을 깨끗이 씻는다.
② 단순 도뇨 시 필요한 준비 물품을 확인한다.
③ 도뇨세트를 무균적으로 펴고, 종지에 소독솜을 넣는다.
④ 멸균 거즈 위에 적당량의 윤활제를 짜고, 구멍난 소독포, 적절한 크기의 도뇨관을 무균적으로 준비하여 넣는다.
⑤ 다시 무균적으로 도뇨세트를 싼다.
⑥ 대상자에게 간호조무사 자신을 소개("안녕하십니까, 담당 간호조무사 ○○○라고 합니다.")한다.
⑦ 손 소독제를 사용하여 손을 깨끗이 씻는다.
⑧ 이름을 부르거나 개방형 질문을 하여 대상자를 확인(개방형 질문: "환자분 성함이 어떻게 되시죠?")하고, 입원 팔찌로 등록 번호를 확인하거나 주민등록번호를 물어서 대상자를 재확인한다. 이때, 대상자가 자신의 이름을 말하게 한다.
⑨ 대상자에게 단순 도뇨에 대한 목적과 방법을 설명하고 협조를 구한 뒤 커튼을 친다.
⑩ 적절한 자세를 위하여 대상자의 둔부 밑에 방수포를 깐 후 무릎을 세우고 충분히 양다리를 벌리게

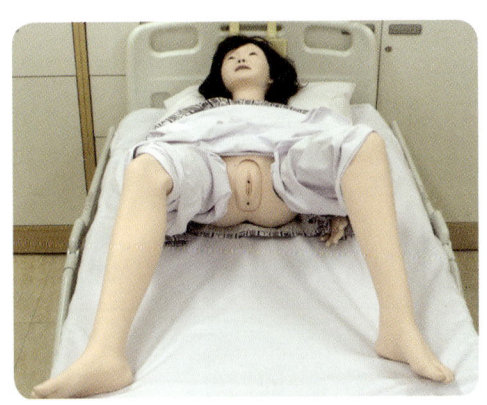
[인공 배뇨 시 여자 대상자의 체위]

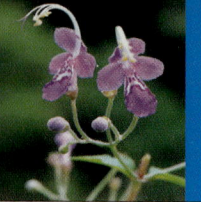

Testing

실습 관련 실무 지침서

한다.
⑪ 대상자의 다리 사이에 세트를 놓고 무균적으로 세트를 편다.(대상자에게 다리를 움직이지 않도록 협조를 구한다.)
⑫ 손 소독제를 사용하여 손을 깨끗이 씻는다.
⑬ 멸균방법으로 장갑을 낀다.
⑭ 구멍난 소독포를 회음부에 덮는다.
⑮ 엄지와 검지로 음순을 벌려 요도를 노출시킨다. 섭자를 이용하여 소독솜을 쥐고 닦되 위에서부터 밑으로, 대음순에서 소음순 순서로 일방향으로만 닦고 한번 닦을 때마다 새 소독솜으로 바꾸어 사용한다.
⑯ 도뇨관을 잡고 끝 5cm 정도까지 윤활제를 바른다.
⑰ 요도구를 확인하고 여자는 5~6cm, 남자는 18~20cm 정도 소변이 흘러나올 때까지 삽입하고 소변기에 흘러나오게 한다.
⑱ 소변이 다 나온 후 도뇨관을 뽑아 곡반에 담는다.
⑲ 구멍난 소독포를 치우고 회음부를 닦고 대상자를 편안히 해 준다.
⑳ 사용한 물품을 정리하고 손을 씻는다.
㉑ 간호 기록지에 기록한다.(도뇨 시간, 소변량과 색깔 등의 양상, 검사물 채취 유무)

수기 기록

간호 기록지

등록번호: 20××0201
성명: 김 다나
주민등록번호: 9503**-2******

날짜	시간	간호 기록	서명
2/1	11:00	자연 배뇨에 어려움을 느껴 단순 도뇨 처방되어 단순 도뇨 세트 준비함.	
		배횡와위 자세로 10# 단순 도뇨 시행함. 시행 결과 yellowish 양상으로 300cc 배뇨함. 특이사항 관찰되지 않았으며 불편감 호소하지 않음.	RN.이은하
2/1	11:10	방광 팽만, 요의 없음.	RN.이은하

전자 기록

간호 기록지

등록번호 : 20××0201
환자명 : 김다나
진료과 : 정형외과
생년월일 : 9503**
입원일 : 20××. 02. 01

시간	진단	진술문	작성자
2/1 11:00	배뇨 장애	소변 못 봄.(수술 후 6시간 동안) 방광 팽만 관찰되며 요의 있음. 담당의 최윤혁에게 알림. 단순 도뇨 시행 하자 함. 배횡와위 자세 변경함. 단순 도뇨 시행함.(Nelatone catheter, 10#) 소변 양과 색상 측정함.(300cc, yellowish)	이은하
2/1 11:10	배뇨 장애	방광 팽만, 요의 양상 없음.	이은하

처방

시간	내용	처방의	실행자
11:00	Catheterization Nelatone	최윤혁	이은하

처치

시간	내용	처방의	실행자	실행 여부
11:00	Catheterization Nelatone	최윤혁	이은하	Y

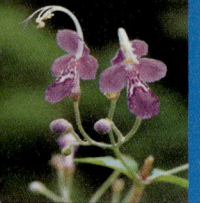

Testing

실습 관련 실무 지침서

■ 유치 도뇨 기술

유치 도뇨 기술

[목 적]

① 치료 목적으로 방광을 간헐적 또는 계속적으로 세척하거나 약물을 주입하기 위함이다.
② 회음부 수술 후 상처 부위가 소변으로 오염되는 것을 막기 위함이다.
③ 장기간 자연 배뇨를 못하는 경우, 또 다른 방법으로 요정체 및 실금이 조절되지 않을 때 이를 돕기 위함이다.
④ 수술 시 방광의 팽창을 막고 배뇨를 돕기 위함이다.
⑤ 자주 소변량을 측정해야 하는 중환자에게 정확한 요배설량을 측정하기 위함이다.

[물 품]

멸균된 유치 도뇨 세트(소독솜 담는 용기, 섭자, 멸균 구멍포), 멸균장갑, 소독솜, 유치 도뇨관(여자 : 14~16#, 남자 : 16~20#), 멸균 증류수, 10cc 주사기, 소독액, 솜·거즈, 소변배액 주머니, 곡반, 고무포(방수포), 홑이불, 반창고, 수용성 윤활제, 가위, 반창고, 간호 기록지, 손 소독제

[방 법]

① 물과 비누를 사용하여 손을 깨끗이 씻는다.
② 유치 도뇨 시 필요한 준비 물품을 확인한다.
③ 유치 도뇨 세트를 무균적으로 펴고 종지 하나에는 소독솜을, 다른 하나에는 멸균 증류수와 멸균 주사기를 무균적으로 넣는다.
④ 멸균거즈 위에 적당량의 윤활제를 짜고, 적절한 크기의 유치 도뇨관을 무균적으로 준비하여 넣는다.
⑤ 유치 도뇨관 끝에 달린 풍선의 이상 유무를 확인하기 위해 주사기에 멸균 증류수 5cc 정도를 넣어 부풀려 본 후 다시 물과 공기를 빼 놓는다.
⑥ 다시 무균적으로 유치 도뇨 세트를 싼다.
⑦ 준비한 물품을 가지고 대상자에게 가서 간호조무사 자신을 소개("안녕하십니까, 담당 간호조무사 ○○○라고 합니다.")한다.
⑧ 손 소독제를 사용하여 손을 깨끗이 씻는다.
⑨ 이름을 부르거나 개방형 질문을 하여 대상자를 확인(개방형 질문: "환자분 성함이 어떻게 되시죠?")하고, 입원 팔찌로 등록 번호를 확인하거나 주민등록번호를 물어서 대상자를 재확인한다. 이때, 대상자가 자신의 이름을 말하게 한다.

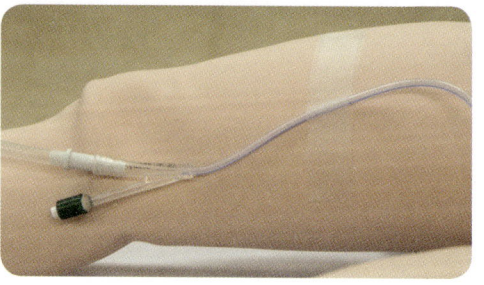

[정체 도뇨관을 대퇴에 고정시킨 모습]

⑩ 대상자에게 유치 도뇨에 대한 목적과 방법을 설명하고 협조를 구한 뒤 커튼을 친다.
⑪ 방수포를 대상자의 둔부 아래에 깔아준 뒤 대상자의 하의를 벗긴다.
⑫ 대상자의 무릎을 굽히게 한 뒤 충분히 양다리를 벌리게 한다.
⑬ 도뇨세트를 열고 수용성 멸균 윤활제를 적당량 짠 후 대상자의 다리 사이에 세트를 놓는다.
⑭ 손 소독제를 사용하여 손을 깨끗이 씻는다.
⑮ 멸균방법으로 장갑을 낀다.
⑯ 구멍난 소독포를 회음부에 덮는다.
⑰ 단순 도뇨 방법과 같이 유치 도뇨관을 삽입한다.
⑱ 소변 나오는 것을 확인한 후 주사기에 담은 멸균 증류수로 도뇨관 끝의 풍선을 부풀린다.(도뇨관에 주입량이 기입되어 있다.)
⑲ 도뇨관을 살짝 잡아당겨 봐서 정확하고 안전하게 방광안에 있는지 확인한다.
⑳ 구멍난 소독포를 치우고 반창고로 도뇨관을 대퇴부에 고정시킨다.
㉑ 배뇨 주머니를 침상 밑에 매달고 유치 도뇨관 끝을 연결시킨다.
㉒ 주위를 정돈하고 대상자를 편안하게 자세를 취해 준다.
㉓ 사용한 물품을 제거한 후 손을 씻는다.
㉔ 유치 도뇨를 수행한 결과를 간호 기록지에 기록한다.

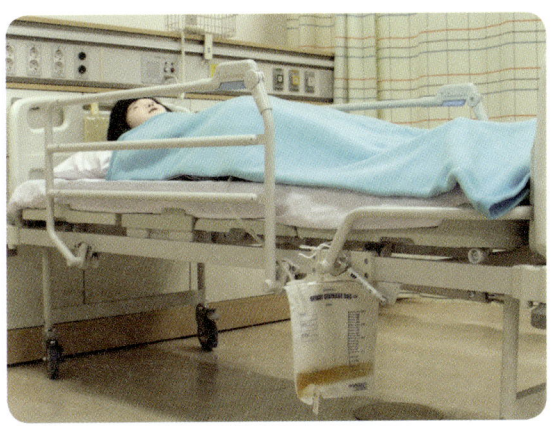

[소변 수집 주머니의 위치]

※ **주의 사항**
1. 요로감염을 예방하기 위해 적절한 회음부 위생을 유지하도록 한다.
2. 소변 배액 주머니는 항상 폐쇄형을 유지하고 깨지거나 찢어지지 않도록 관리하도록 한다.
3. 도뇨관이 꺾이거나 꼬이지 않도록 한다.
4. 소변 배액 주머니는 항상 방광의 위치보다 아래에 놓아 중력에 의해 소변이 흐르게 함으로써 소변이 역류되지 않도록 한다.
5. 유치 도뇨관은 가능한 한 빨리 제거하여 합병증으로 가장 흔히 올 수 있는 비뇨기계 감염에 주의한다.

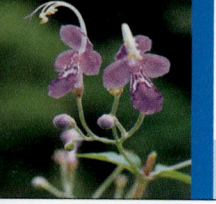

Testing

실습 관련 실무 지침서

수기 기록

간호 기록지

등록번호: 20××0201
성명: 김 다나
주민등록번호: 9503**－2******

날짜	시간	간호 기록	서명
2/1	16:00	수술 전 방광 준비를 위해 유치 도뇨 세트 준비함. 배횡와위 자세로 16#, 10cc ballooning 하여 유치 도뇨관 연결함. 소변 배출되며 yellowish 양상으로 200cc 관찰됨. 그 외 특이 사항 관찰되지 않았으며 불편감 호소하지 않음.	RN.이은하
2/1	16:15	Foley catheter 삽입 후 urine bag으로 소변 잘 나옴. Foley catheter 삽입 부위 발적, 작열감, 부종 등 이상 증상 없음	RN.이은하

전자 기록

간호 기록지

등록번호 : 20××0201
환자명 : 김다나
생년월일 : 9503**
진료과 : 내과
입원일 : 20××. 02. 01

시간	진단	진술문	작성자
2/1 16:00	감염 위험성	수술 전 방광 준비를 위해 배횡와위 자세로 변경함. 처방에 의하여 Foley catheter insert함.(16#, 10cc ballooning 시행함) yellowish clear, 200cc 배출됨.	이은하
2/1 16:15	감염 위험성	Foley catheter insert 후 urine bag으로 소변 잘 나옴. Foley catheter insert 부위 작열감, 부종 등 이상 증상 없음. urine bag을 방광 위치 이상으로 올리지 말 것을 교육함.	이은하

처방

시간	내용	처방의	실행자
16:00	Foley catheter insert	최윤혁	이은하

처치

시간	내용	처방의	실행자	실행 여부
16:00	Foley catheter insert	최윤혁	이은하	Y

Testing

실습 관련 실무 지침서

■ 배출 관장 기술

[목 적]

① 연동 운동을 자극하여 대변이나 가스를 제거하기 위함이다.
② 변비를 해결하기 위함이다.
③ 수술이나 검사를 위해 장을 깨끗이 비우기 위함이다.

[물 품]

쟁반, 관장액(글리세린), 온수(37~40℃), 50mL 관장용 주사기, 직장 튜브(14~20#), 홑이불, 고무포(방수포), 수용성 윤활제, 곡반, 1회용 장갑, 휴지, 대변기, 손 소독제, 간호 기록지

[방 법]

① 물과 비누를 사용하여 손을 깨끗이 씻는다.
② 관장 시 필요한 준비 물품을 확인한다.
③ 일회용 장갑을 착용한 후 주사기 내관은 빼고, 주사기 앞부분을 손으로 막은 상태에서 글리세린과 온수를 1 : 1로 부어 관장액을 준비한다.
④ 주사기 내관을 꽂은 다음 직장 튜브의 끝부분을 개봉하여 주사기를 연결하고 공기를 뺀다.
⑤ 마른 거즈에 윤활제를 묻혀서 직장 튜브 끝에 10cm 정도 발라준 후 장갑을 벗는다.
⑥ 준비된 물품을 가지고 대상자에게 간다.
⑦ 대상자에게 간호조무사 자신을 소개("안녕하십니까, 담당 간호조무사 ○○○라고 합니다.")한다.
⑧ 손 소독제를 사용하여 손을 깨끗이 씻는다.
⑨ 이름을 부르거나 개방형 질문을 하여 대상자를 확인(개방형 질문: "환자분 성함이 어떻게 되시죠?")하고, 입원 팔찌로 등록 번호를 확인하거나 주민등록번호를 물어서 대상자를 재확인한다. 이때, 대상자가 자신의 이름을 말하게 한다.
⑩ 대상자에게 목적과 방법을 설명하고 용액이 주입될 때 가득 차는 듯한 느낌이 있을 수 있다고 설명한다.
⑪ 커튼(스크린)을 치고 사생활을 보호해준다.
⑫ 대상자가 옆으로 누운 자세에서 아래쪽에 있는 다리는 일직선으로 하거나 무릎을 약간 구부리게 하고 위쪽에 있는 다리는 무릎을 많이 구부리게 하는 심스체위를 취하도록 하고, 목욕담요로 싸준다.
⑬ 홑이불이 젖지 않도록 대상자의 엉덩이 밑에 고무포를 깔아둔다.
⑭ 1회용 장갑을 낀다.

Basic Skills for Nursing Practice
Nursing Examination

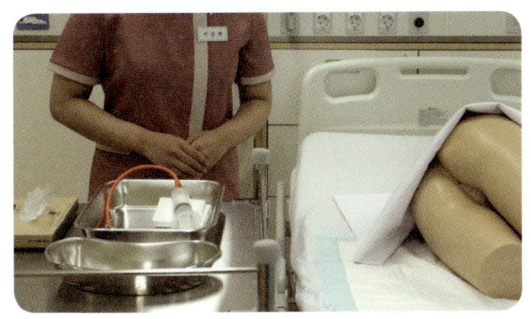
직장관을 연결한다.

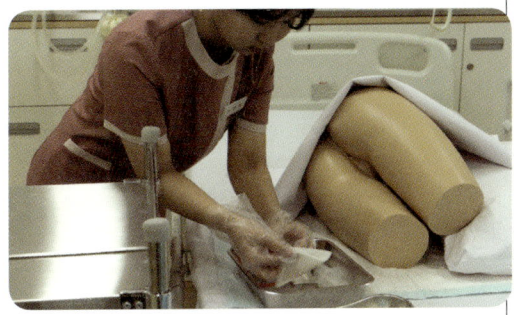
수용성 윤활제를 직장관에 바른다.

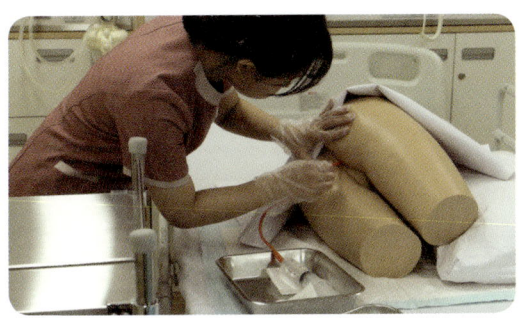
직장관을 배꼽을 향해 부드럽게 삽입한다.

[관장]

⑮ 대상자에게 숨을 천천히 내쉬도록 하여 긴장을 풀도록 하고 왼손으로 양쪽 둔부를 벌려 항문을 노출시킨다.
⑯ 오른손으로 직장 튜브를 항문에 조심스럽게 넣는다. 배꼽 쪽을 향하게 하여 부드럽고, 천천히 직장 내로 삽입한다.
⑰ 이때 용액이 주입될 때 불편감이 있을 수 있다고 설명한다.
⑱ 용액이 전부 주입된 후 관장 튜브를 항문에서 빼면서 항문을 휴지로 눌러준다.
⑲ 직장 튜브를 말아 쥐고 그것을 쥔 손의 장갑을 벗어 곡반에 놓는다.
⑳ 항문을 휴지로 막은 후 장갑을 벗는다.
㉑ 직장 튜브를 빼서 휴지에 싼다.
㉒ 용액이 장내에 오래 머물수록 치료 효과가 있음을 설명한 뒤 변의가 있더라도 적어도 10분 후 배변하도록 격려한다.
㉓ 변기를 대주거나 화장실 가는 것을 도와준다.
㉔ 침대를 정리하고 사용한 물품을 정리한 후 물과 비누를 사용하여 손을 씻는다.
㉕ 관찰한 변의 양상을 간호 기록지에 기록한다.

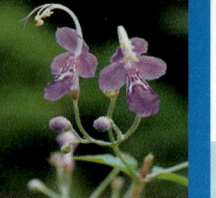

Testing

실습 관련 실무 지침서

※ 주의 사항
1. 관장 시행자는 반드시 손을 깨끗이 씻는다.
2. 관장액을 주입하는 동안 배에 힘을 주지 말고 입을 벌리고 숨을 쉬어 신체가 이완되도록 한다.

수기 기록

간호 기록지

등록번호: 20××0201
성명: 김 다나
주민등록번호: 9503**-2******

날짜	시간	간호 기록	서명
2/1	20:00	변비 호소하여 처방된 글리세린 관장(glycerin 25cc + 미온수25cc) 준비함.	
		좌측 심스 체위(sims position)를 취하게 한 후 관장 진행함. 오랫동안 참고 화장실 가야 하며 그 결과를 알릴 것을 교육함.	RN.이은하
2/1	20:30	덩어리진 진한 갈색의 변이 200g 배출되었음을 관찰함. 복부 불편감 호소하지 않으며 특이 이상 반응 관찰되지 않음.	RN.이은하

전자 기록

간호 기록지

등록번호 : 20××0201 환 자 명 : 김 다나 생년월일 : 9503＊＊
진 료 과 : 내과 입원일 : 20××. 02. 01

시간	진단	진 술 문	작성자
2/1 20:00	변비	대변 못 봄.(3일 동안) Dr. 최윤혁에게 알림. 처방에 의해 Glycerin enema(Glycerin 25cc + 미온수 25cc) 준비함. 좌측 sims' position 시행 후 관장 시행함. 관장액을 오랫동안 보유하도록 교육함.	이은하
2/1 20:30	변비	관장 후 대변 봄.(200g, 정상 변) 복부 불편감 없으며 이외 특이 호소 없음.	이은하

처방

시간	내용	처방의	실행자
20:00	Glycerin enema	최윤혁	이은하

처치

시간	내용	처방의	실행자	실행 여부
20:00	Glycerin enema	최윤혁	이은하	Y

Testing

실습 관련 실무 지침서

▣ 비강 캐뉼라를 이용한 산소요법 기술

비강 캐뉼라를 이용한
산소요법 기술

[목적]

① 혈중 저산소증을 치료하기 위함이다.
② 혈중 산소 분압을 80~100mmHg로 유지하기 위함이다.
③ 산소를 안전하고 효과적인 방법으로 주입하기 위함이다.

[물품]

비강 캐뉼라, 산소 공급기(Wall O_2, 이동식 산소탱크), 습윤병, 산소 유량계, 멸균 증류수, 간호 기록지, 손 소독제

[방법]

① 물과 비누를 사용하여 손을 깨끗이 씻는다.
② 산소요법 시 필요한 준비 물품을 확인한다.
③ 대상자에게 간호조무사 자신을 소개("안녕하십니까, 담당 간호조무사 ○○○라고 합니다.")한다.
④ 손 소독제를 사용하여 손을 깨끗이 씻는다.
⑤ 이름을 부르거나 개방형 질문을 하여 대상자를 확인(개방형 질문: "환자분 성함이 어떻게 되시죠?")하고, 입원 팔찌로 등록 번호를 확인하거나 주민등록번호를 물어서 대상자를 재확인한다. 이때, 대상자가 자신의 이름을 말하게 한다.
⑥ 대상자에게 산소요법의 목적과 방법을 설명하고 반좌위를 취해 준다.
⑦ 산소 투여 기구를 준비한다.
  가. 습윤병에 멸균 증류수를 표시된 대로 채운다.
  나. 산소 유량계에 습윤병을 부착한다.
  다. 산소 유량계의 산소 공급 출구와 비강 캐뉼라를 연결한다.
  라. 처방된 유속량을 조절하고 기능을 확인한다.
  마. 산소 공급기를 틀어서 증류수병에 물방울이 생기는지, 카테터 배출구에서 산소가 새어 나오는지를 확인한다.
⑧ 비강 캐뉼라를 대상자의 얼굴로 가져가 prong을 콧구멍에 끼운 다음 연결관을 양 뺨에 고정시킨다.
⑨ 처방된 유속량의 산소를 틀어준다.

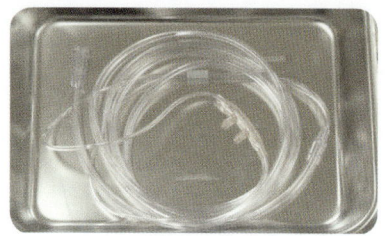

[비강 캐뉼라]

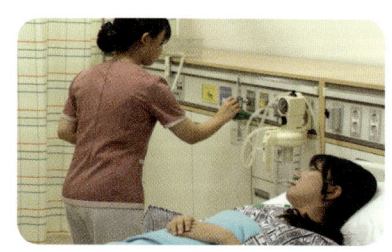

[비강 캐뉼라를 얼굴에 고정한 모양]

⑩ 대상자와 보호자에게 산소 사용 시 유의 사항(화재, 금연)에 대해서 설명한다.
⑪ 손을 씻는다.
⑫ 간호 기록지에 기록한다.(산소요법의 시작 시간, 대상자의 반응, 산소 투여 방법 및 양)

수기 기록

간호 기록지

등록번호: 20××0201
성명: 김 다나
주민등록번호: 9503**-2******

날짜	시간	간호 기록	서명
2/1	15:00	산소포화도 88% 측정되어 산소 3L/min(nasal) 처방됨.	
		천명음 관찰되며 비강 폐쇄 관찰되지 않아 산소 주입 시작함.	
		화재 위험성에 대해서 교육함.	RN.이은하
2/1	15:20	산소 주입 중 불편감 호소 없음, 그 외 특이 이상 반응 관찰되지 않음.	RN.이은하

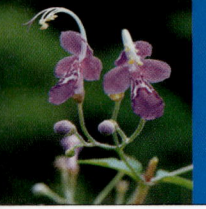

Testing

실습 관련 실무 지침서

전자 기록

간호 기록지

등록번호 : 20××0201 환자명 : 김다나 생년월일 : 9503**
진료과 : 내과 입원일 : 20××. 02. 01

시간	진단	진술문	작성자
2/1 15:00	비효율적 기도 청결	호흡 곤란 호소함. 의식 수준 사정함.(alert). 산소 포화도 측정함.(88%) 담당의 최윤혁에게 알림. O_2 3L/min nasal prong 투여 하자함. 산소 주입 시작함. O_2 3L/min nasal prong	이은하
2/1 15:20	비효율적 기도 청결	호흡 곤란 감소함. 의식 수준 사정함.(alert). 산소 주입 중임. O_2 3L/min nasal prong 산소 포화도 측정 중임.(100%)	이은하

처방

시간	내용	처방의	실행자
15:00	O_2 3L/min(Nasal)	최윤혁	이은하

처치

시간	내용	처방의	실행자	실행 여부
15:00	O_2 3L/min(Nasal)	최윤혁	이은하	Y

산소 포화도

시간	처방	산소 포화도	처방의	실행자
15:00	O_2 3L/min(Nasal)	88%	최윤혁	이은하
15:20	O_2 3L/min(Nasal)	100%	최윤혁	이은하

Basic Skills for Nursing Practice
Nursing Examination

▣ 흡인 기술

[목 적]

① 분비물과 이물을 제거시켜 기도를 유지하기 위함이다.
② 분비물로 인한 감염이나 무기폐 등을 방지하기 위함이다.
③ 산소, 탄산가스 교환을 증진하기 위함이다.
④ 점막을 자극시켜 기침을 촉진하기 위함이다.

[물 품]

wall suction 또는 이동 흡인기, 흡입인계(vacuum gauge), 흡인병, 연결관(2~3m), 멸균된 흡인 카테터, 1회용 멸균장갑, 멸균된 용액(생리식염수), 산소 주입 물품(필요시), 산소 주입백(필요시), 간호 기록지, 손 소독제

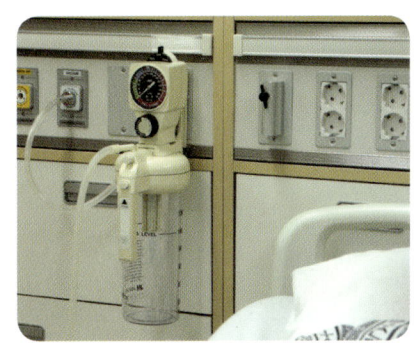

[흡인기(wall suction)]

[방 법]

[구강, 비강 내 흡인 기술]

① 물과 비누를 사용하여 손을 깨끗이 씻는다.
② 기도 흡인 시 필요한 준비 물품을 확인한다.
③ 대상자에게 간호조무사 자신을 소개("안녕하십니까. 담당 간호조무사 ○○○라고 합니다.")한다.
④ 손 소독제를 사용하여 손을 깨끗이 씻는다.
⑤ 이름을 부르거나 개방형 질문을 하여 대상자를 확인(개방형 질문: "환자분 성함이 어떻게 되시죠?")하고, 입원 팔찌로 등록 번호를 확인하거나 주민등록번호를 물어서 대상자를 재확인한다. 이때, 대상자가 자신의 이름을 말하게 한다.
⑥ 흡인의 목적 및 절차에 대해 대상자에게 설명해 준다.
⑦ 의식이 있는 대상자인 경우 반좌위를 취한 다음 구강인두 흡인 시에는 목을 옆으로 돌리고, 비강인두 흡인 시에는 목을 신전한다.
⑧ 무의식 대상자는 측위를 취하여 간호조무사와 얼굴을 마주 보도록 한다.
⑨ 흡인기에 압력을 맞추고 작동시킨다. 성인은 100~120mmHg, 아동은 95~110mmHg, 영아는 50~95mmHg를 유지한다. 너무 높은 압력은 구강인두나 비강인두의 점막을 손상시킬 수 있다.
⑩ 흡인관에 연결관과 흡인 카테터를 연결한다.
⑪ 양 손에 멸균장갑을 착용한다.
⑫ 연결관 구멍을 엄지손가락으로 꼭 막고, 카테터 속으로 식염수가 빨려오는지 보아 카테터가 막히지

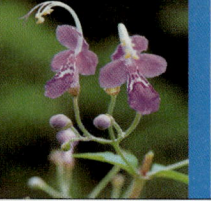

Testing

실습 관련 실무 지침서

않았는지 확인한다.
⑬ 카테터 끝을 멸균증류수로 한 번 통과시킨 후 연결관에서 엄지손가락을 떼어 압력이 걸리지 않게 한 상태로 구강인두나 비강인두로 삽입한다.
⑭ 흡인압이 걸리면 부드럽게 카테터를 돌리면서 분비물을 제거한다. 10초 정도 흡인을 하고 카테터를 제거한다.
⑮ 1회 흡인 시간은 보통 10초 이내로 한다. 카테터가 구부러졌을 때는 연결관의 구멍에서 손을 떼고 흡인을 중지한다.
⑯ 다시 한번 카테터 끝을 멸균 생리증류수로 통과시키고 기도가 깨끗해질 때까지 ⑬~⑭를 반복한다. 그러나 한번에 총 흡인 시간은 5분을 넘지 않도록 한다.
⑰ 흡인 사이에 대상자에게 심호흡과 기침을 하도록 권한다.
⑱ 카테터를 제거할 때마다 생리식염수를 통과하여 씻어낸다.
⑲ 구강 및 비강 간호를 해준다.
⑳ 사용한 물품을 정리한 후 손을 씻는다.
㉑ 간호 기록지에 기록한다.(분비물의 양, 색깔, 냄새, 양상, 호흡 상태)

수기 기록

간호 기록지

등록번호: 20××0201
성명: 김 다나
주민등록번호: 9503**-2******

날짜	시간	간호 기록	서명
2/1	15:00	분비물이 많아 구강 흡인 준비함. 흡인 전 호흡 양상 천명음 관찰됨. 얼굴을 좌측으로 돌리고 110mmHg로 3분간 흡인 진행함. 흰색의 묽은 sputum 10cc 관찰됨. 흡인 후 호흡 20회로 정상이며 산소 포화도 100 측정됨. 청색증 관찰되지 않음.	RN.이은하
2/1	15:15	청색증 없으며 호흡곤란 호소하지 않음.	RN.이은하

전자 기록

간호 기록지

등록번호 : 20××0201 환자명 : 김 다나 생년월일 : 9503**
진료과 : 내과 입원일 : 20××. 02. 01

시간	진단	진술문	작성자
2/1 15:00	비효율적 기도 청결	분비물을 잘 뱉어내지 못함. 호흡 양상 관찰함.(천명음) 호흡 곤란 없음.(산소 포화도 100%) Suction을 시행함.(oral, 110mmHg) Suction 양상 확인함.(whitish, 10cc, 냄새 없음)	이은하
2/1 15:10	비효율적 기도 청결	청색증 없음. 호흡곤란 없음.(100%)	이은하

처방

시간	내용	처방의	실행자
15:00	Suction(oral)	최윤혁	이은하

처치

시간	내용	처방의	실행자	실행 여부
15:00	Suction(oral)	최윤혁	이은하	Y

산소 포화도

시간	산소 포화도	처방의	실행자
15:00	100%	최윤혁	이은하
15:10	100%	최윤혁	이은하

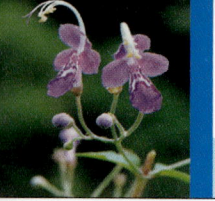

Testing

실습 관련 실무 지침서

수기 기록

간호 기록지

등록번호: 20××0201
성명: 김 다나
주민등록번호: 9503**-2******

날짜	시간	간호 기록	서명
2/1	15:00	비강 내 분비물이 많아 제거를 위해 비강 흡인 준비함. 흡인 전 호흡 양상 천명음 관찰되며 호흡에 어려움을 호소함. 앙와위에서 목을 신전시킨 자세로 110mmHg로 3분간 흡인 진행함. 노란색의 점액성 높은 sputum 10cc 관찰되었으며 그 외 특이 사항 관찰되지 않음. 흡인 후 호흡 20회로 정상이며 산소 포화도 100 측정됨. 청색증 관찰되지 않음.	RN.이은하
2/1	15:30	청색증 없으며 호흡곤란 호소하지 않음. 산소 포화도 100 측정됨.	RN.이은하

Basic Skills for Nursing Practice
Nursing Examination

> **전자 기록**

간호 기록지

등록번호 : 20××0201　　　환자명 : 김다나　　　생년월일 : 9503**
　　　　　　　　　　　　　진료과 : 내과　　　　입원일 : 20××. 02. 01

시간	진단	진술문	작성자
2/1 15:00	비효율적 기도 청결	비강 내 분비물 양상 관찰됨.(Nasal) 호흡 양상 관찰함.(천명음) 호흡 곤란 호소함.(산소 포화도 98%) Suction을 시행함.(nasal, 110mmHg) Suction 양상 확인함.(yellowish, thick 10cc, 냄새 없음)	이은하
2/1 15:10	비효율적 기도 청결	청색증 없음. 호흡곤란 없음.(산소 포화도 100%)	이은하

처방

시간	내용	처방의	실행자
15:00	Suction(nasal)	최윤혁	이은하

처치

시간	내용	처방의	실행자	실행 여부
15:00	Suction(nasal)	최윤혁	이은하	Y

산소 포화도

시간	산소 포화도	처방의	실행자
15:00	98%	최윤혁	이은하
15:10	100%	최윤혁	이은하

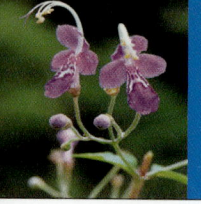

Testing

실습 관련 실무 지침서

[기관 내 흡인 기술]

기관 내 흡인 기술

① 물과 비누를 사용하여 손을 깨끗이 씻는다.
② 기도 흡인 시 필요한 준비 물품을 확인한다.
③ 대상자에게 간호조무사 자신을 소개("안녕하십니까. 담당 간호조무사 ○○○라고 합니다.")한다.
④ 손 소독제를 사용하여 손을 깨끗이 씻는다.
⑤ 이름을 부르거나 개방형 질문을 하여 대상자를 확인(개방형 질문: "환자분 성함이 어떻게 되시죠?") 하고, 입원 팔찌로 등록 번호를 확인하거나 주민등록번호를 물어서 대상자를 재확인한다. 이때, 대상자가 자신의 이름을 말하게 한다.
⑥ 흡인의 목적 및 절차에 대해 대상자에게 설명해 준다.
⑦ 의식이 있는 대상자인 경우 반좌위를 취하고 무의식 대상자는 측위를 취하여 간호조무사와 얼굴을 마주 보도록 한다.
⑧ 흡인기에 압력을 맞추고 작동시킨다. 성인은 100~120mmHg, 아동은 95~110mmHg, 영아는 50~95mmHg를 유지한다.
⑨ 멸균된 흡인용 세트 포장을 열고, 멸균 용기에 멸균 생리식염수를 따른다.
⑩ 소생백을 사용하여 100% 산소를 공급한다.
⑪ 멸균장갑을 착용한다.
⑫ 흡인 line을 잡을 손으로 흡인기를 켠 다음 흡인 line을 들고, 흡인할 손으로 포장지 바깥쪽이 닿지 않도록 조심해서 카테터를 꺼낸다.
⑬ 생리식염수가 담긴 멸균 용기에 카테터를 담근다.
⑭ 조절 구멍을 열고 누르고 있던 엄지손가락을 떼고 카테터를 잡은 손의 엄지와 검지로 카테터를 잡은 후 인공기도 안으로 부드럽게 삽입한다.
⑮ 흡인 line을 잡은 손의 엄지손가락으로 흡인 조절구를 막고 다른 쪽 손의 엄지와 검지로 카테터를 잡고 앞뒤로 회전시키며 천천히 빼내며 흡인한다.
⑯ 멸균 용기에 담긴 생리식염수를 통과시켜 카테터와 흡인 튜브를 세척한다.
⑰ 흡인이 끝나면 카테터로 멸균 용기에 남은 생리식염수를 모두 통과시키고 흡인 튜브와 카테터를 분리시켜, 카테터와 장갑은 버린다.
⑱ 흡인기를 잠근 후 물품을 정리한다.
⑲ 손을 씻는다.
⑳ 수행 결과를 간호 기록지에 기록한다.

Basic Skills for Nursing Practice
Nursing Examination

> ※ 주의 사항
> 1. 흡인은 저산소혈증, 카테터의 미주신경 자극에 의한 심부정맥으로 심실빈맥, 심실세동, 심정지 등이 초래될 수 있다.
> 2. 상기도에 문제가 있는 경우 우선적으로 기도를 유지시켜준다.

수기 기록

간호 기록지

등록번호: 20××0201
성명: 김 다나
주민등록번호: 9503**-2******

날짜	시간	간호 기록	서명
2/1	15:00	기관 분비물이 많아 제거를 위해 기관 절개관 흡인 준비함. 흡인 전 호흡 양상 천명음 관찰됨. 산소 포화도 98% 측정됨. 산소 3L/min 주입함. 파울러 자세 후 130mmHg로 흡인 시행함. 흰색의 점액성 높은 sputum 20cc 관찰됨. 흡인 후 호흡 20회 산소 포화도 100% 측정됨. 청색증 관찰되지 않음.	RN.이은하
2/1	15:10	청색증 없고 호흡곤란 없이 산소 포화도 100% 측정됨. 산소 3L/min 주입 중임.	RN.이은하

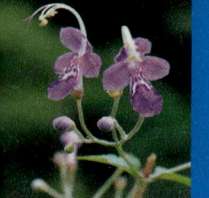

Testing

실습 관련 실무 지침서

전자 기록

간호 기록지

등록번호 : 20××0201
환 자 명 : 김 다나
생년월일 : 9503**
진 료 과 : 내과
입원일 : 20××. 02. 01

시간	진단	진 술 문	작성자
2/1 15:00	비효율적 기도 청결	기관 절개관 내 분비물 양상 관찰됨.(T-tub) 호흡 양상 관찰함.(천명음) Suction을 시행함.(T-tube, 130mmHg) Suction 양상 확인함.(whitish, thick, 20cc, 냄새 있음) 산소 포화도 측정함.(98%) 산소 주입 시작함.(O_2 3L/min, T-tube)	이은하
2/1 15:10	비효율적 기도 청결	천명음 없음 산소 주입 중임 (O_2 3L/min, T-tube) 호흡 곤란 없음(산소 포화도 100%)	이은하

처방

시간	내용	처방의	실행자
15:00	Suction(T-tube)	최윤혁	이은하
15:00	O_2 3L(T-tube)	최윤혁	이은하

처치

시간	내용	처방의	실행자	실행 여부
15:00	Suction(T-tube)	최윤혁	이은하	Y
15:00	O_2 3L(T-tube)	최윤혁	이은하	Y

산소 포화도

시간	처방	산소 포화도	처방의	실행자
15:00	O_2 3L(T-tube)	98%	최윤혁	이은하
15:10	O_2 3L(T-tube)	100%	최윤혁	이은하

Basic Skills for Nursing Practice
Nursing Examination

▣ 기관 절개관 관리 기술

[목 적]
① 기관 절개관이 폐쇄되지 않도록 하기 위함이다.(기관 절개관 내관의 분비물 제거)
② 기관 절개관 주위의 피부를 보호하기 위함이다.

기관 절개관 관리 기술

[물 품]
흡인(suction)을 위한 물품 일체(흡인기, 멸균된 흡인 카테터, 소독된 내관, 연결관, 거즈, 멸균장갑, 생리식염수병), 기관청결세트(큰 종지, 중간 종지, 작은 종지 각 1개, 켈리(kelly), 거즈, Y-gauze, 면봉 3~4개), 소독솜, 가위, 끈, 수건 혹은 방수포, 간호 기록지, 손 소독제

[방 법]

① 물과 비누로 손을 깨끗이 씻는다.
② 기관 절개 청결세트를 소독적으로 열고 소독된 내관을 넣는다.
③ 청결세트에 있는 큰 종지에 과산화수소수와 생리식염수를 1:2 비율로 준비한다.
④ 중간 종지에 생리식염수를 붓는다.
⑤ 작은 종지에 베타딘 소독솜을 준비한다.
⑥ 청결세트에 소독솜, 면봉, 거즈·Y-거즈를 넣고 잘 닫는다.
⑦ 물품을 모아 대상자에게 간다.
⑧ 대상자에게 간호조무사 자신을 소개한다.("안녕하십니까, 담당 간호조무사 ○○○라고 합니다.")
⑨ 손 소독제를 이용하여 손을 깨끗이 씻는다.
⑩ 이름을 부르거나 개방형 질문을 하여 대상자를 확인(개방형 질문: "환자분 성함이 어떻게 되시죠?")하고, 입원 팔찌로 등록 번호를 확인하거나 주민등록번호를 물어서 대상자를 재확인한다. 이때, 대상자가 자신의 이름을 말하게 한다.
⑪ 대상자에게 기관 절개관 관리에 대하여 설명하여 안심시키며, 수술 후 의사를 표현하는데 이용되도록 간단한 표시 방법에 대해 교육시키는 것이 수술 후 의사소통에 큰 도움이 된다.
⑫ 대상자의 자세를 편하게 해 주고 가슴 위에 방수포를 깐다.
⑬ 손 소독제를 이용하여 손을 깨끗이 씻는다.
⑭ 드레싱 세트를 무균적으로 열고, 멸균장갑을 낀다.

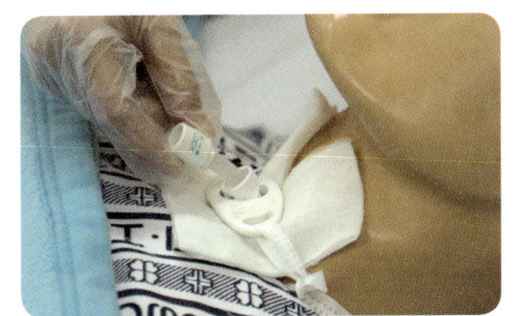
[기관 절개]

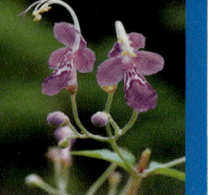

Testing

실습 관련 실무 지침서

⑮ 분비물 제거를 위해 기관내 흡인을 실시한다.
⑯ 왼손으로 외관(outer cannula)을 붙들고 오른손으로 잠금 장치를 열어 내관을 조심스럽게 뺀다.
⑰ 내관(inner cannula)을 과산화수소수에 담근다.
⑱ 외관의 내부를 흡인기로 흡인한다.
⑲ 외관 밑에 있는 사용한 Y-거즈를 빼내어 버린다.
⑳ 손 소독제로 손을 깨끗이 한다.
㉑ 멸균장갑을 새로 바꿔 낀다.
㉒ 내관을 외관 내에 삽입하여 잠금 장치를 잠근다.
㉓ 섭자를 이용하여 기관 절개관 주위와 피부를 소독솜으로 절개 부위에서 바깥쪽으로 닦는다. 솜은 한 번에 한 개씩 사용한다.
㉔ 습기가 남아 있는 기관 절개 부위는 마른 멸균 거즈로 가볍게 두드리며 습기를 제거하고 Y-거즈를 끼운다.
㉕ 장갑을 벗고 손 소독제로 소독한다.
㉖ 기관 절개관이 빠지지 않도록 손으로 잡은 후 다른 손으로 기존의 끈을 조심스럽게 가위로 잘라 제거한다.
㉗ 기관 절개관이 빠지지 않도록 손으로 잡은 후 고정구에 새 끈을 넣어 목을 두른 후 고정한다.
㉘ 사용한 물품을 정리한다.
㉙ 장갑을 착용한다.
㉚ 거즈와 면봉을 사용하여 내관을 소독수로 닦는다. 즉, 소독수에 적신 거즈를 넓게 펴서 면봉으로 돌려 싼 다음 내관을 통과시킨다. 이때 거즈를 너무 두껍게 말면 내관을 통과하기 어려우므로 주의한다. 이 과정을 2~3회 반복하여 내관을 깨끗이 닦는다.
㉛ 생리식염수로 헹군다.
㉜ 마른 거즈로 내관의 물기를 닦는다.
㉝ 손을 씻는다.
㉞ 수행 결과를 간호 기록지에 기록한다.

> **수기 기록**

간호 기록지

등록번호: 20××0201
성명: 김 다나
주민등록번호: 9503**-2******

날짜	시간	간호 기록	서명
2/1	13:00	기관 절개 부위 사정 결과 부종, 발적 등 이상 증상 없음.	
		반좌위 취한 후 산소 3L/min 주입함.	
		흡인 시행함. 청색증 관찰되지 않음.	
		새 세트로 내관 및 끈 교환함. 불편감 호소 없음.	RN.이은하
2/1	13:20	불편감 없고 산소 포화도 100% 측정됨.	RN.이은하

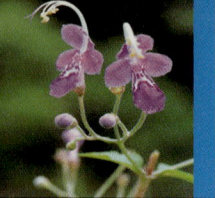

Testing

실습 관련 실무 지침서

전자 기록

간호 기록지

등록번호 : 20××0201 환자명 : 김 다나 생년월일 : 9503**
진료과 : 내과 입원일 : 20××. 02. 01

시간	진단	진 술 문	작성자
2/1 13:00	감염 위험성	기관 절개 부위 상태 확인함.(부종, 발적, 염증 등 이상 증상 없음) Suction 시행함. 산소 주입 시작함.(O_2 3L/min, T-tube) 산소 포화도 측정함.(100%) 멸균적으로 내관을 제거함. 내관 소독 시행함.	이은하
2/1 13:20	감염 위험성	소독된 내관을 멸균적으로 삽입함. 산소 주입 중임.(O_2 3L/min, T-tube) 산소 포화도 측정함.(100%)	이은하

처방

시간	내용	처방의	실행자
13:00	Tracheostomy cleansing and Dx	최윤혁	이은하

처치

시간	내용	처방의	실행자	실행 여부
13:00	Tracheostomy cleansing and Dx	최윤혁	이은하	Y
13:00	O_2 3L/min(T-tube)	최윤혁	이은하	Y

산소 포화도

시간	처방	산소 포화도	처방의	실행자
13:00	O_2 3L(T-tube)	100%	최윤혁	이은하
13:20	O_2 3L(T-tube)	100%	최윤혁	이은하

Basic Skills for Nursing Practice
Nursing Examination

▣ 침대 위에서의 이동 기술

[목 적]

장기간 누워 지내는 대상자에게 나타날 수 있는 관절의 굳어짐과 변형을 예방하고 편안함을 제공하기 위함이다.

[물 품]

침상, 베개

침대 머리 쪽으로
이동 기술

[방 법]

[침대 머리 쪽으로 이동]

대상자가 침대 아래(발)쪽으로 미끄러져 내려가 있을 때 침대 위쪽으로 이동하여 체위를 안락하게 유지하기 위함이다.

① 침대 매트를 수평으로 눕히고 베개를 머리 쪽에 옮긴다.
② 대상자의 무릎을 세워 발바닥이 침대 바닥에 닿게 한다.
③ 대상자가 협조를 할 수 있는 경우 대상자가 침대 머리 쪽 난간을 잡게 한 후 간호조무사는 대상자의 대퇴 아래에 한쪽 팔을 넣고 나머지 한쪽 팔은 침상 면을 밀며 신호를 하여 대상자와 같이 침상 머리 쪽 방향으로 움직인다.
④ 대상자가 협조를 할 수 없는 경우 침상 양편에 한 사람씩 마주 서서 한쪽 팔은 머리 밑으로 넣어 어깨와 등 밑을, 다른 팔은 둔부와 대퇴를 지지하도록 하여 신호에 맞춰 두 사람이 동시에 대상자를 침대 머리 쪽으로 옮긴다.
⑤ 불편한 곳이 있는지 확인하고, 바르게 하여 준다.(침대 커버와 옷이 구겨져 있는지, 팔의 위치와 찰과상 등)

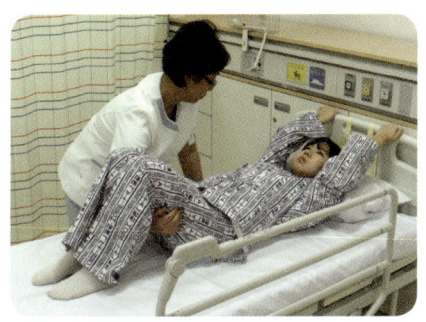

[대상자가 협조 가능한 경우]

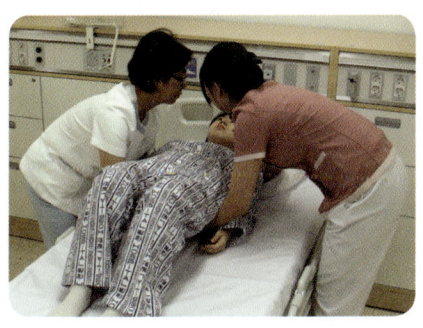

[대상자가 협조 불가능한 경우]

[침대 오른쪽 또는 왼쪽으로 이동]

오랜 시간 누워 있는 대상자가 좌우 한 쪽으로 쏠려 있을 때 침대 중앙으로 이동하여 체위를 안락하게 유지하기 위함이다.

① 대상자를 이동하고자 하는 쪽에 선다.

침대 오른쪽 또는
왼쪽으로 이동 기술

Testing

실습 관련 실무 지침서

② 간호조무사는 대상자의 두 팔을 가슴 위에 포갠다.
③ 상반신과 하반신을 나누어 이동시킨다.
④ 한 손은 대상자의 목에서 겨드랑이를 향해 넣어서 받치며, 다른 한 손은 허리 아래에 넣어서 상반신을 이동시킨다.
⑤ 하반신은 허리와 엉덩이 밑에 손을 깊숙이 넣고 이동시킨다.

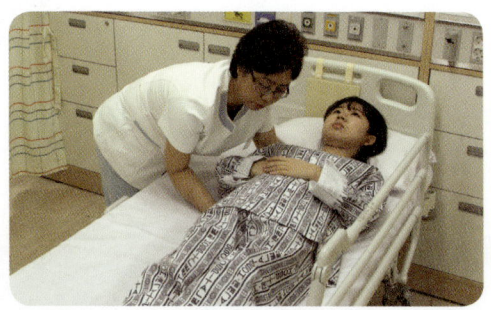  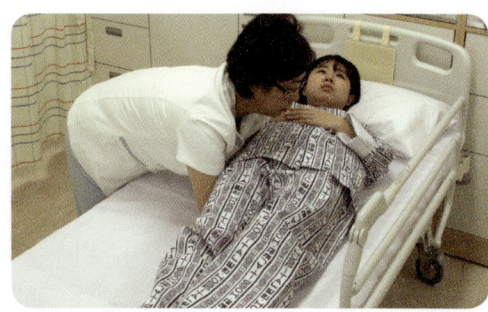

[상체 → 하체 순으로 이동]

⑥ 대상자의 머리에 베개를 받쳐 안락한 자세를 취하게 한다.
⑦ 대상자의 옷 및 침대 시트 등 불편한 곳이 있는지 확인한다.

[침대에서 옆으로 눕힐 때의 이동]

옆으로 돌려 눕히기는 체위 변경 등과 같이 자세를 바꿀 필요가 있을 때 시행한다.
① 간호조무사가 돌려 눕히려고 하는 쪽에 선다.
② 돌려 눕히려고 하는 쪽으로 머리를 돌린다.
③ 옆으로 누웠을 때 팔이 몸에 눌리지 않도록 간호조무사 먼 쪽 팔을 가슴에 얹게 하고 눕히려는 쪽의 손은 위로 올리게 한다.
④ 무릎을 굽히거나 돌려 눕는 방향과 반대쪽 발을 다른 쪽 발 위에 올려놓는다.
⑤ 반대쪽 어깨와 엉덩이에 손을 대고, 옆으로 돌려 눕힌다.
⑥ 엉덩이를 움직여 뒤로 이동시키고 어깨를 움직여 편안하게 하여 준다.
⑦ 필요하다면 베개를 등과 필요 부위에 받쳐 준다.
⑧ 스스로 돌아눕는 것이 가능한 대상자는 스스로 하도록 하며, 최소한만 돕는다.
⑨ 대상자를 움직일 때 간호조무사가 대상자의 앞에서 수행해야 한다.

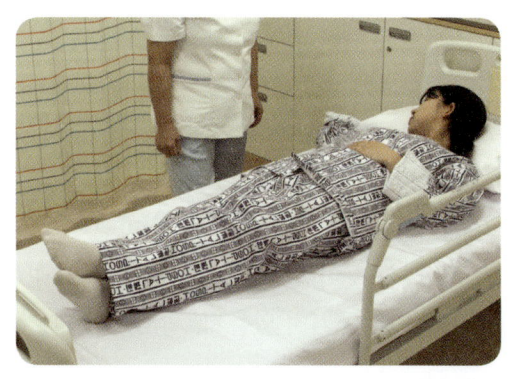

[발의 위치]

침대에서 옆으로 눕히기 기술

Basic Skills for Nursing Practice
Nursing Examination

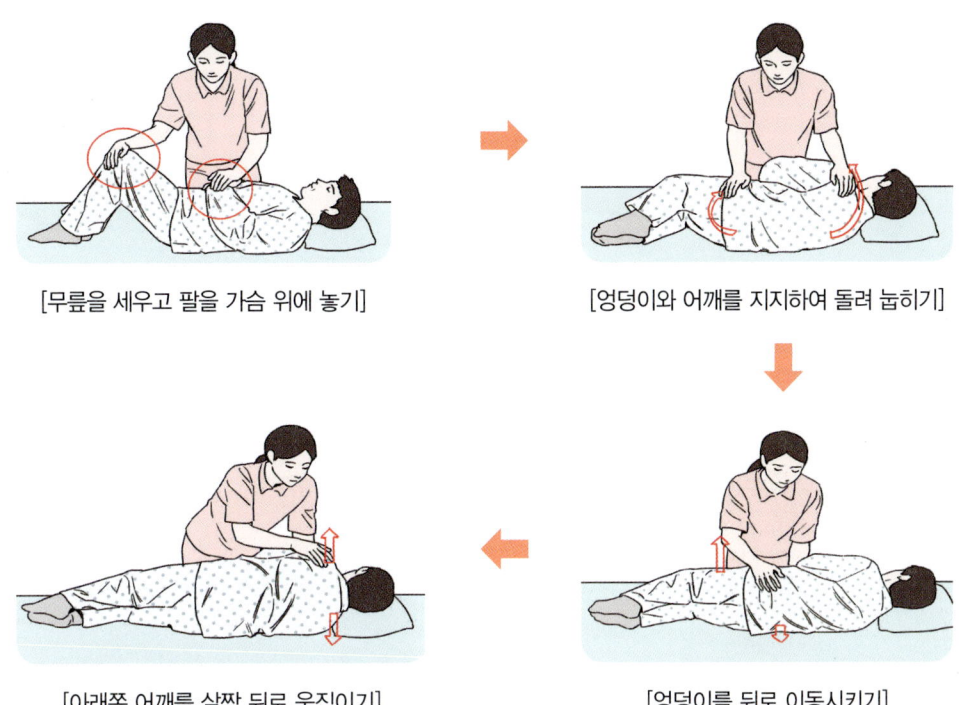

[무릎을 세우고 팔을 가슴 위에 놓기] [엉덩이와 어깨를 지지하여 돌려 눕히기]

[아래쪽 어깨를 살짝 뒤로 움직이기] [엉덩이를 뒤로 이동시키기]

[침대에서 일어나 앉힐 때의 이동]

침대 위에서 휠체어나 이동변기 등으로 이동할 때 일단 일어나 앉은 다음 침대 끝으로 이동해야 한다. 일어나 앉는 방법은 대상자의 상태에 따라 조금씩 다르다.

(1) 편마비 대상자인 경우

① 일어나는 것에 대해 설명한다.
② 간호조무사는 대상자의 건강한 쪽에 선다.
③ 대상자의 마비된 손을 가슴 위에 올려놓는다.
④ 대상자의 양쪽 무릎을 굽혀 세운 후 어깨와 엉덩이 또는 넙다리를 지지하여 간호조무사 쪽으로(마비 측이 위로 오게) 돌려 눕힌다.
⑤ 간호조무사의 팔을 대상자의 목 밑에 넣어 손바닥으로 등과 어깨를 지지하고, 반대 손은 엉덩이 부분(넙다리)을 지지하여 일으켜 앉힌다.
⑥ 이때 대상자는 건강한 손을 짚고 일어날 수 있도록 한다.

(2) 사지마비 대상자인 경우

① 일어나는 것에 대해 설명한다.
② 간호조무사는 대상자를 향하여 가까이 선다.

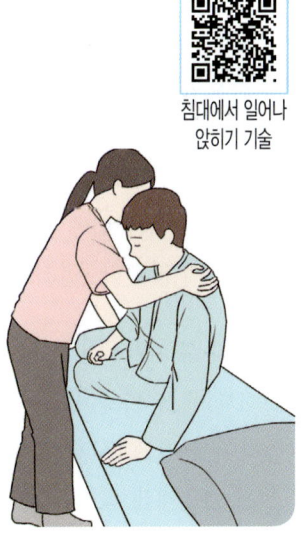

침대에서 일어나 앉히기 기술

[편마비 대상자 앉히는 동작]

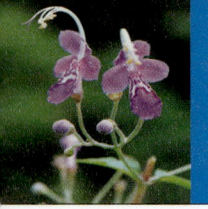

Testing

실습 관련 실무 지침서

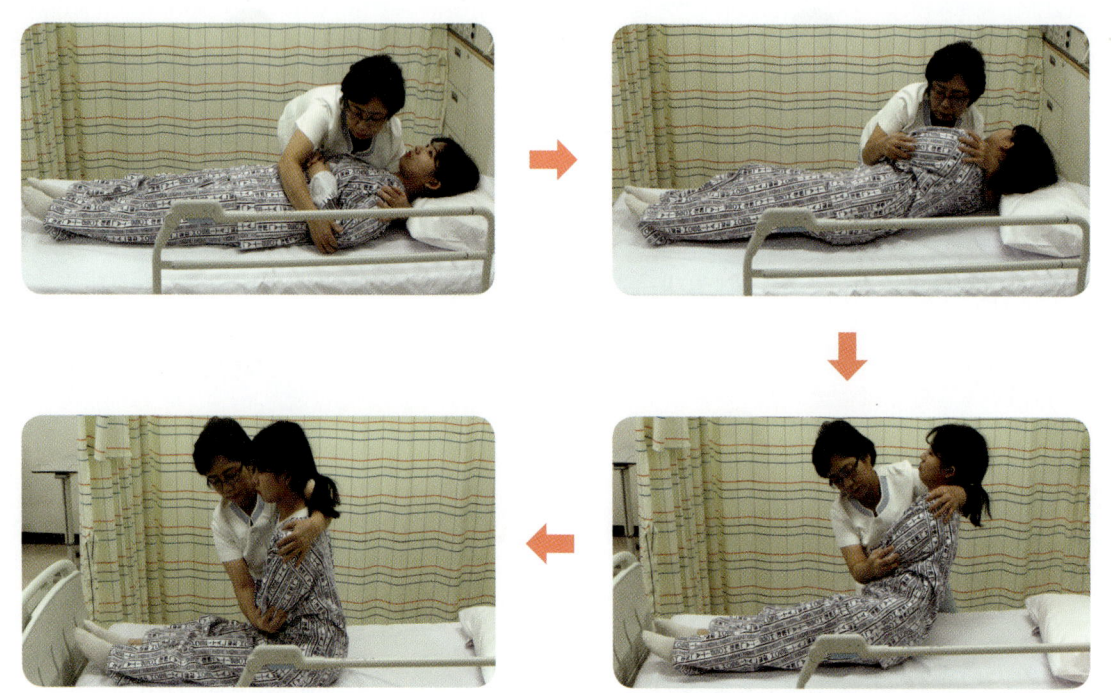

[사지마비 대상자 앉히는 동작]

③ 대상자의 마비된 양손은 가슴 위에 올려놓는다.
④ 간호조무사는 한쪽 팔을 대상자의 목 밑을 받쳐 깊숙하게 넣은 후 손바닥으로 반대쪽 어깨 밑을 받쳐 준다.
⑤ 간호조무사의 다른 손은 대상자의 가슴 위에 올려진 손을 지지한다.
⑥ 대상자 어깨 밑에 위치한 손바닥으로 대상자의 상체를 밀어 올리면서 간호조무사 쪽으로 몸통을 돌려 일으켜 앉힌다.(먼저 돌아눕힌 후 앉힐 수도 있다.)

[침대에 걸터앉히기]

침대 위에서 휠체어나 이동변기 등으로 이동할 때 일단 일어나 앉은 다음 침대 끝으로 이동하여 침대에 걸터앉아야 한다.
① 대상자에게 설명한다.
② 간호조무사는 앉히고자 하는 쪽에서 대상자를 향하여 선다.
③ 대상자 가까이 서서 돌아눕히는 방법에 따라 돌아눕힌다.
④ 대상자의 목 밑으로 팔을 깊숙이 넣고 다른 한 손은 다리를 지지한다.
⑤ 신체 정렬을 유지한 상태에서 어깨 쪽 팔에 힘을 주어 일으켜 앉힌다.

침대에
걸터앉히기 기술

Basic Skills for Nursing Practice
Nursing Examination

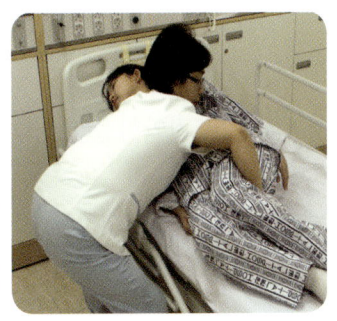
[돌아눕힌 자세에서 목과 어깨, 무릎을 지지한다.]

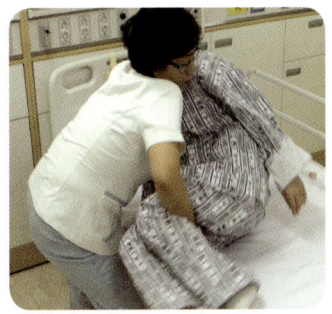
[다리를 침대 아래로 내리면서 어깨를 들어 올린다.]

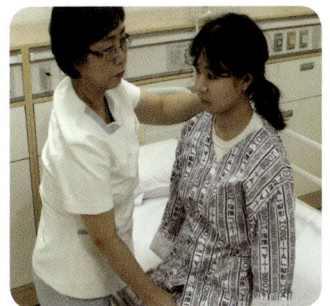
[양쪽 발이 바닥에 닿도록 지지하여 자세가 안정되도록 한다.]

[침대에서 일으켜 세우기]

(1) 앞에서 보조하는 경우

① 대상자는 침대에 가볍게 걸터앉아 발을 무릎보다 살짝 안쪽으로 옮겨 준다.
② 간호조무사는 자신의 무릎으로 대상자의 마비된 쪽 무릎 앞쪽에 대고 지지하여 준다.
③ 양손은 허리를 잡아 지지하고 대상자 상체를 앞으로 숙이며 천천히 일으켜 세운다.
④ 대상자가 좀 더 많은 보조가 필요하다면 간호조무사의 어깨로 대상자의 가슴(어깨 앞쪽)을 지지하여 상체를 펴는 데 도움을 줄 수 있다.
⑤ 대상자가 완전하게 양 무릎을 펴고 선 자세를 취하면 간호조무사는 앞쪽으로 넘어지지 않도록 선 자세에서 균형을 잡을 수 있을 때까지 잡아 준다.

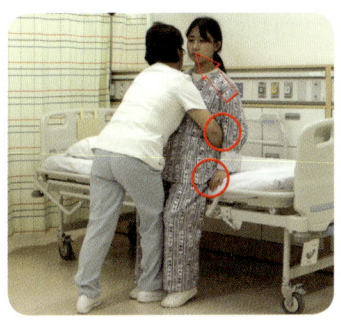
[앞에서 보조하기]

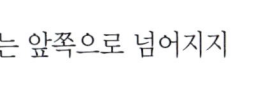
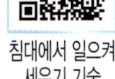
침대에서 일으켜 세우기 기술

(2) 옆에서 보조하는 경우

① 대상자를 침대 끝에 앉혀 양발을 무릎보다 조금 뒤쪽에 놓는다.
② 간호조무사는 대상자의 마비된 쪽에 가까이 위치하고, 발을 대상자의 마비된 발 바로 뒤에 놓는다.
③ 간호조무사는 한 손으로 대상자의 마비된 대퇴부를 지지하고, 다른 한 손은 대상자의 반대쪽 허리를 부축하여 천천히 일으켜 세운다.
④ 대상자가 양쪽 무릎을 펴서 일어서면 대퇴부에 있던 손을 대상자의 가슴 부위로 옮겨 대상자가 상체를 펴서 자세가 안정될 수 있도록 한다.

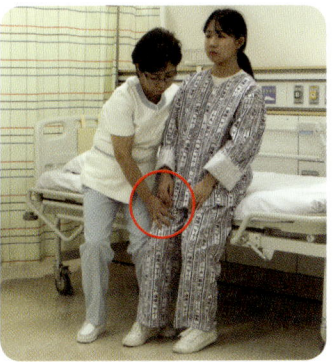
[옆에서 보조하기]

| 실무 지침서 | 113

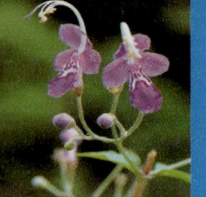

Testing

실습 관련 실무 지침서

▣ 침대에서 침대 및 이동차로의 이동 기술

[목 적]

대상자를 침대 및 이동차(stretcher car)로 옮길 때 대상자를 안전하게 이동시키고 편안함을 제공하기 위함이다.

[물 품]

침대, 이동차(stretcher car)

[방 법]

[침대에서 침대로의 이동]

① 대상자의 두 팔을 가슴에 모아 준다.
② 대상자의 두 다리를 모으고 무릎을 세운다.
③ 한 사람은 대상자의 어깨와 다른 팔은 허리 쪽에 넣고 지지한다.
④ 다른 한 사람은 한 팔을 대상자 허리 아래를 지지하고 한 팔은 두 무릎 밑을 지지한다.
⑤ 두 사람이 호흡을 맞추어 들어 올린다.

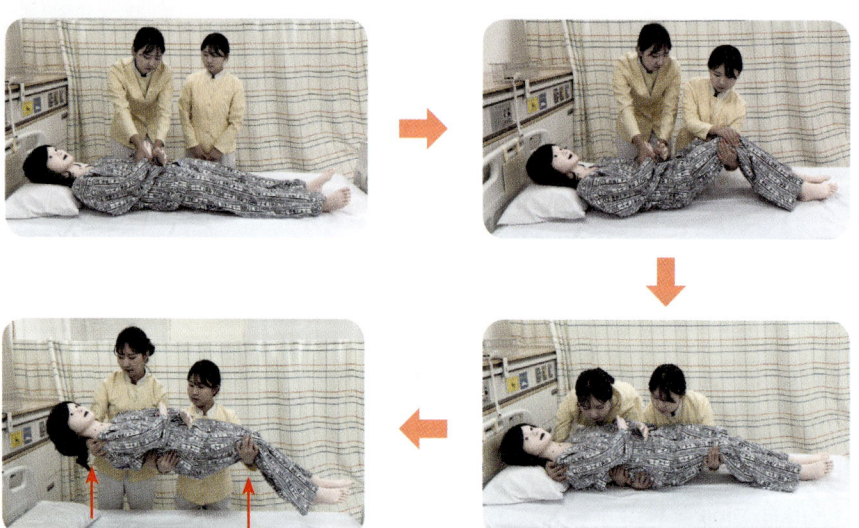

[침대에서 침대로 이동(두 사람이 이동)]

[침대에서 이동차로의 이동]

① 대상자에게 수행 절차를 설명한다.
② 이동차의 바퀴를 고정시켜 둔다.
③ 대상자를 옮기는 세 간호조무사는 침상 옆에서 대상자를 향하여 서고 대상자의 양팔을 가슴 위에 포

개 놓는다.
④ 첫째 간호조무사(A)는 머리와 목, 가슴 상부에 양팔을 넣고, 둘째 간호조무사(B)는 가슴 하부와 엉덩이 부분에, 셋째 간호조무사(C)는 대퇴와 다리에 양팔을 넣어 대상자의 반대편 쪽에 손이 나오도록 한다. 이때 운반자는 몸을 최대한 대상자에 가깝게 하고 무릎을 굽힌 자세를 취하여 대상자를 침상가로 옮긴다.
⑤ 동시에 대상자를 안고 일어서 이동차 옆에 선다. 무릎을 굽히면서 대상자를 이동차에 안전하게 내려 놓는다.
⑥ 대상자가 편안하도록 바른 체형을 유지해 주고 난간을 올려 준다.

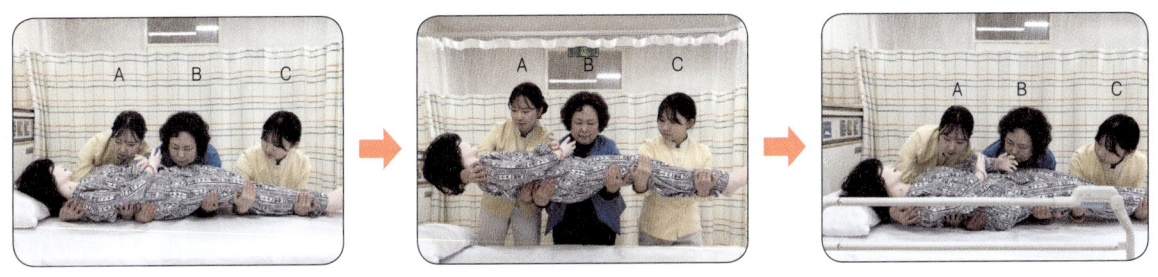

[침대에서 환자 이동차로 대상자를 이동하는 방법]

■ 휠체어 이동 기술

[목 적]

다리가 자유롭지 못한 대상자나 몸이 불편한 사람을 안전하고 편안하게 이동시키기 위함이다.

[물 품]

침상, 휠체어

[방 법]

[문턱(도로 턱) 오를 때]

간호조무사가 양팔에 힘을 주고 휠체어 뒤를 발로 조심스럽게 눌러 휠체어를 뒤쪽으로 기울이고 앞바퀴를 들어 문턱을 오른다.

[문턱(도로 턱) 내려갈 때]

① 휠체어를 뒤로 돌려 내려간다.

문턱 오르내리기 기술

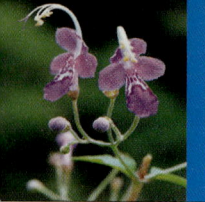

Testing

실습 관련 실무 지침서

② 간호조무사가 뒤에 서서 뒷바퀴를 내려놓고, 앞바퀴를 들어 올린 상태로 뒷바퀴를 천천히 뒤로 빼면서 앞바퀴를 조심히 내려놓는다.

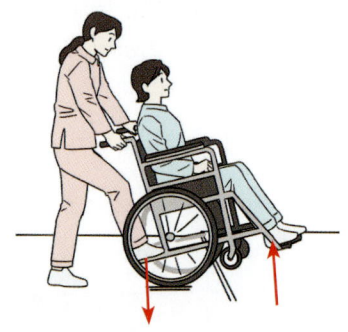

[문턱(도로 턱) 오르는 방법]

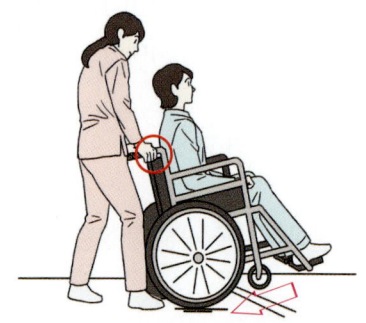

[문턱(도로 턱) 내려가는 방법]

[오르막길을 올라갈 때]

① 가급적 자세를 낮추고 다리에 힘을 주어 밀고 올라간다.
② 대상자의 체중이 무겁거나 경사도가 높은 경우 지그재그로 밀고 올라가는 것도 방법이 될 수 있다.

오르막길 오르내리기 기술

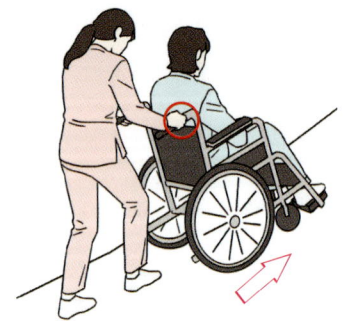

[오르막길 올라가는 방법]

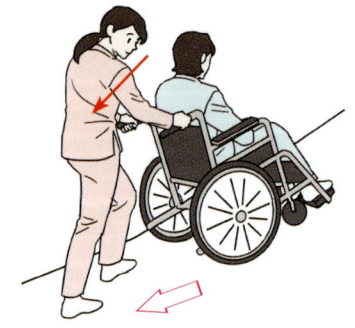

[내리막길 내려가는 방법]

[내리막길을 내려갈 때]

① 간호조무사는 지지면을 유지하면서 휠체어를 뒤로 돌려 뒷걸음으로 내려간다.
② 대상자의 체중이 무겁거나 경사도가 심한 경우 지그재그로 내려간다.
③ 간호조무사는 반드시 고개를 뒤로 돌려 가고자 하는 방향을 살펴야 한다.

[울퉁불퉁한 길 이동할 때]

① 휠체어 앞바퀴를 들어 올려 뒤로 젖힌 상태에서 이동한다.
② 크기가 작은 앞바퀴가 지면에 닿게 되면 휠체어를 앞으로 밀기가 힘들고, 대상자가 진동을 많이 느끼

기 때문이다.

[엘리베이터 타고 내리기]

① 뒤로 들어가서 앞으로 밀고 나온다. 이는 엘리베이터 층 버튼에 쉽게 접근할 수 있으며, 엘리베이터를 나갈 때 돌려야 하는 불편함을 피할 수 있기 때문이다.

② 엘리베이터에서 나갈 때 작은 앞바퀴가 엘리베이터와 복도 바닥 사이에 끼일 수 있으므로 주의하여야 한다.

③ 엘리베이터를 완전히 나올 때까지 복도 상황이 관찰되지 않을 수 있으므로 주의한다.

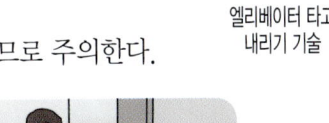
엘리베이터 타고 내리기 기술

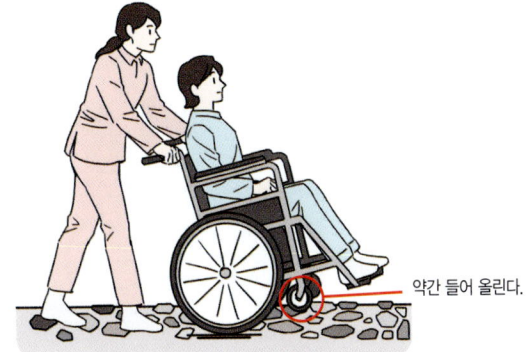
[울퉁불퉁한 길 가는 방법]

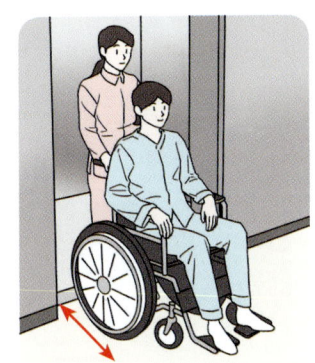
[엘리베이터 타고 내리기]

[침대에서 휠체어로 옮기기]

① 대상자에게 휠체어로 옮겨 앉는 것에 대하여 설명을 한다.

② 대상자의 건강한 쪽 침대 난간에 붙인(또는 30~45° 비스듬히 놓은) 다음 반드시 잠금 장치를 잠근다.

③ 발 받침대는 다리가 걸리지 않도록 젖혀 놓는다.

④ 대상자의 양발이 휠체어 앞쪽 바닥을 지지하도록 한다.

⑤ 간호조무사의 무릎으로 대상자의 마비 측 무릎을 지지하여 준다.

⑥ 대상자가 건강한 쪽 손으로 고정된 휠체어 팔걸이를 잡도록 한다.

⑦ 대상자가 간호조무사 쪽으로 허리를 굽히면서 양발을 축으로 하여 몸을 회전시켜 휠체어에 앉힌다.("일어섭니다. 또는 하나, 둘, 셋" 등의 말을 한다.)

⑧ 대상자의 뒤에서 겨드랑이 밑으로 간호조무사의 손을 넣어 의자 깊숙이 앉힌다.(또는 상체와 골반을 좌·우 교대로 기울여 엉덩이를 교대로 옮긴다.)

⑨ 앉은 후 발 받침대를 펴고 발을 받침대에 올려놓는다.

⑩ 대상자를 옮길 때 휠체어 위치를 잘못하면, 낙상을 당할 수 있으니 주의한다.

침대에서 휠체어로 옮기기 기술

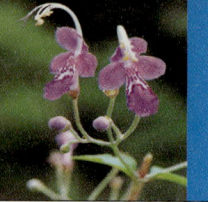

Testing

실습 관련 실무 지침서

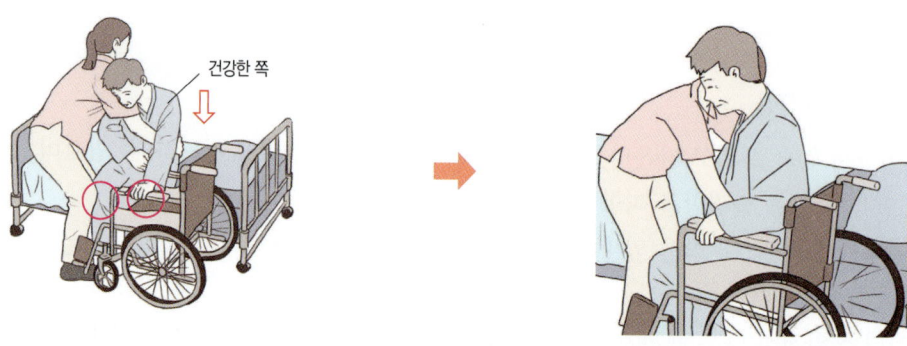

[침대에서 휠체어로 이동]

(건강한 쪽에 휠체어가 오도록 침대에 붙여 놓는다.)

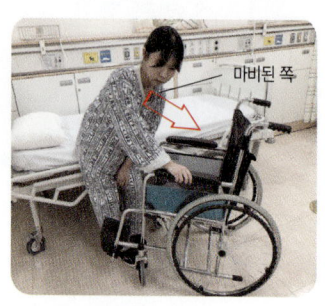

[잘못된 예]

(침대에서 휠체어로 이동 시 마비 측에 휠체어를 놓으면 그림과 같이 넘어져서 부상을 입을 수 있다.)

[휠체어에서 침대로 옮기기]

① 대상자의 건강한 쪽이 침대와 붙여서 평행이 되도록(또는 30~45° 비스듬히) 휠체어를 두고 잠금장치를 잠근다.
② 간호조무사는 휠체어 발 받침대를 올리고, 발을 바닥에 내려놓아 대상자 발이 바닥을 지지하게 한다.

휠체어에서 침대로 옮기기 기술

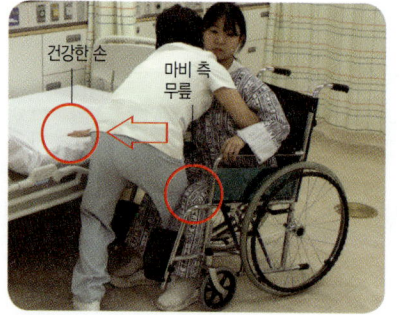 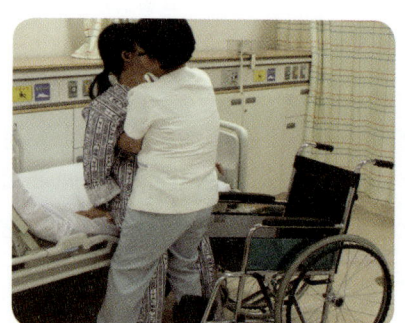

[휠체어에서 침대로 이동]

③ 간호조무사 무릎으로 대상자의 마비 측 무릎을 지지한 상태에서 대상자가 허리를 굽혀서 건강한 손으로 침대를 지지하게 한다.
④ 간호조무사는 대상자 겨드랑이 밑으로 손을 넣어 등을 지지하고 일으켜 세운다.("일어서세요 또는 하나, 둘, 셋" 등의 말을 할 수 있다.)
⑤ 다리를 들어 올려 침대에 눕힌다.

[바닥에서 휠체어로 옮기기]
① 대상자 가까이에 휠체어를 가져와 잠금장치를 잠근다. 대상자는 바닥에 무릎을 대고 한 손으로 준비한 휠체어를 잡게 한다.
② 대상자 양쪽 무릎을 바닥에 지지한 상태로 무릎을 꿇고 엉덩이를 들어 허리를 편다.
③ 간호조무사는 대상자 뒤에서 한 손으로 허리를 잡아 주고 한손은 어깨를 지지하여 준다.
④ 대상자 건강한 쪽 무릎을 세워 천천히 일어나도록 도와주어 휠체어에 앉힌다.

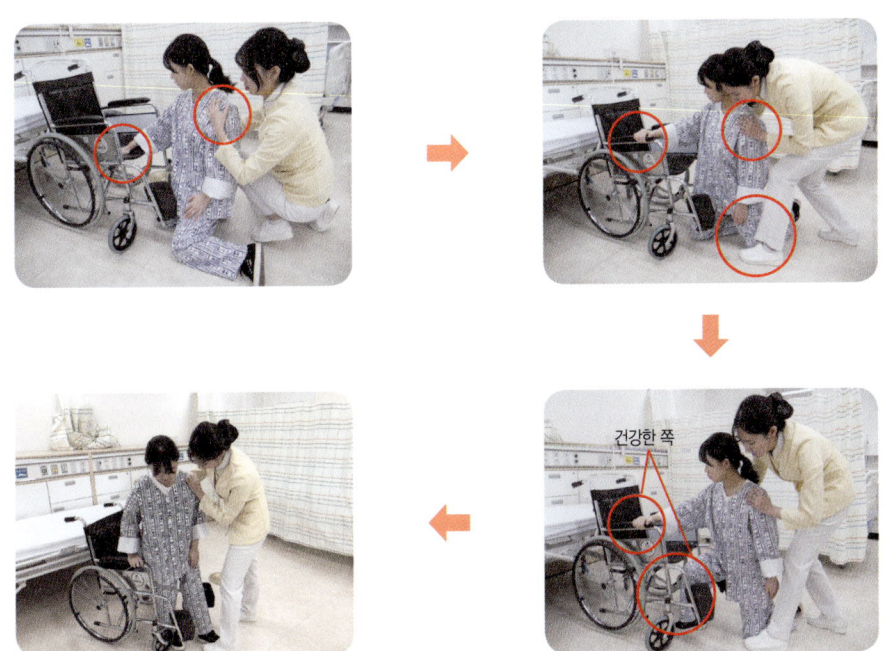

[바닥에서 휠체어로 이동]

[휠체어에서 바닥으로 옮기기]
① 휠체어의 잠금장치를 잠그고 발 받침대를 올려 발을 바닥에 내려놓는다.
② 간호조무사는 대상자의 마비 측 옆에서 어깨와 몸통을 지지해 준다.
③ 대상자는 건강한 손으로 바닥을 짚고 건강한 다리에 힘을 주어 바닥에 내려앉는다.
④ 간호조무사는 대상자가 이동하는 동안 상체를 지지하여 준다.

Testing

실습 관련 실무 지침서

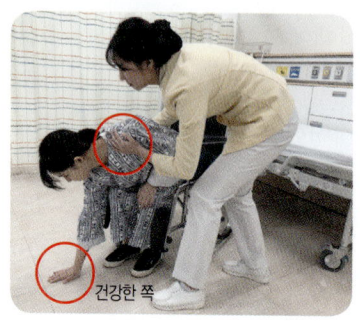
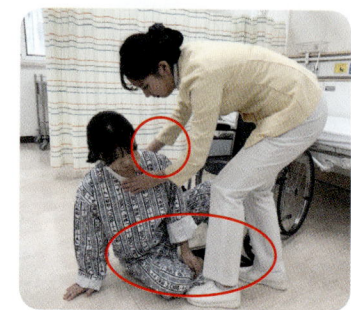

[휠체어에서 바닥으로 옮기기]

▣ 보행기 이동과 지팡이 보행 기술

[목 적]

① 보행기는 보행은 가능하지만 혼자서 걷기 힘든 대상자들의 실내 및 실외의 보행을 돕기 위함이다.
② 지팡이는 신체의 근력 또는 균형 감각 저하, 통증, 관절염 등으로 걷기 힘든 대상자들의 보행을 돕기 위함이다.

[물 품]

보행기, 보행 벨트, 지팡이

보행기 이동 기술

[방 법]

[보행기 사용 기술]

① 보행기 앞에 바른 자세로 선다.
② 보행기를 앞으로 한 걸음 정도 옮긴다.

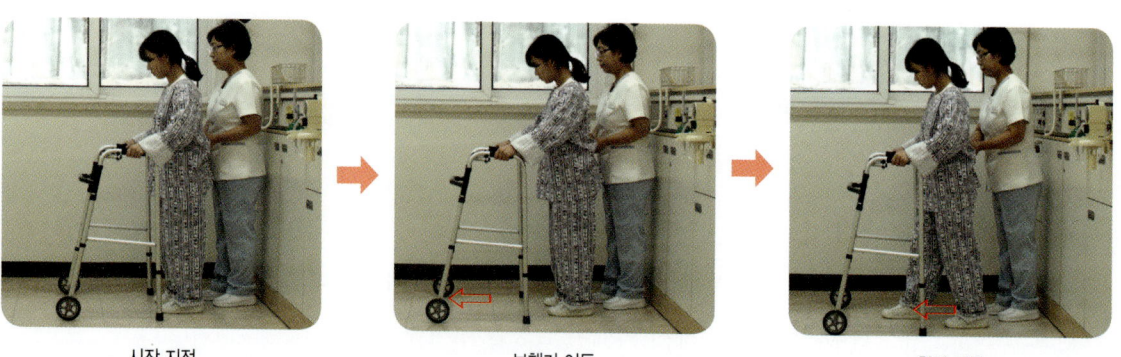

[보행기 이동 방법(양쪽 다리 모두 약한 경우)]

③ 보행기 쪽으로 한쪽 발을 옮긴다.
④ 나머지 한쪽 발을 먼저 옮긴 발이 나간 지점까지 옮긴다.
⑤ 간호조무사는 대상자의 뒤쪽에 서서 보행 벨트를 잡고 걷는다.
⑥ 침대로 돌아와 눕는 것을 돕는다.
⑦ 혼자 보행기를 사용할 수 있다면 대상자의 손이 닿는 곳에 보행기를 둔다.
※ 한쪽 다리만 약한 경우 약한 다리와 보행기를 함께 앞으로 옮긴 후 건강한 다리를 옮긴다.

※ 보행 벨트 사용하기

보행 벨트는 대상자를 이동(보행기 이동 시, 침대에서 휠체어로, 휠체어에서 침대로)시킬 때 또는 보행시킬 때 사용하는 보조 도구이다.
① 보행 벨트의 안전 잠금을 위한 끈이나 패드의 상태, 벨트 손잡이의 바느질 상태를 확인한다.
② 대상자의 허리 부분(벨트 부분)에 맞춰 벨트를 묶는다.
③ 보행 전에 벨트나 끈이 풀리지 않았는지 확인한다.
④ 간호조무사는 대상자의 불편한 쪽 뒤에 서서 벨트 손잡이를 잡는다. 다른 한 손으로 반대편 벨트 손잡이를 잡는다.

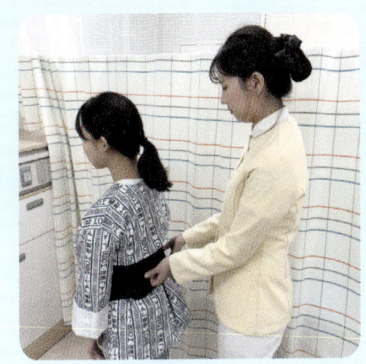

[보행 벨트]

[지팡이 보행 기술]

① 지팡이 종류를 확인한다. 지팡이의 고무 받침이 닳지 않았는지, 손잡이가 안전한 지를 확인한다.
② 미끄러지지 않는 양말과 신발을 신도록 돕는다.
③ 낙상의 위험이 있는 물건을 치운다.
④ 대상자의 건강한 쪽 손으로 지팡이를 잡고 선다.
⑤ 대상자의 발 앞 15cm, 옆 15cm 지점에 지팡이 끝을 놓는다.
⑥ 간호조무사는 대상자의 불편한 마비측 옆에 서서 보조한다.
⑦ 마비 측 다리를 앞으로 옮겨 놓는다.
⑧ 건강한 쪽 다리를 옮겨 놓는다.

지팡이 보행 기술

※ 지팡이 보행
• 평지를 이동하거나 계단을 내려갈 때: 지팡이 → 마비된 다리 → 건강한 다리
• 계단을 오를 때: 지팡이 → 건강한 다리 → 마비된 다리

Testing

실습 관련 실무 지침서

[지팡이 이용 보행 돕기(1)]

① **옆에서 보조**: 간호조무사는 지팡이를 쥐지 않은 불편한 마비측 옆쪽에 위치하여 겨드랑이에 손을 넣어 대상자가 넘어지지 않도록 잡고 대상자와 호흡을 맞춰 보행한다.

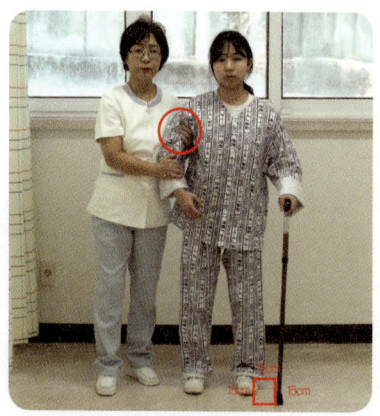
겨드랑이 지지

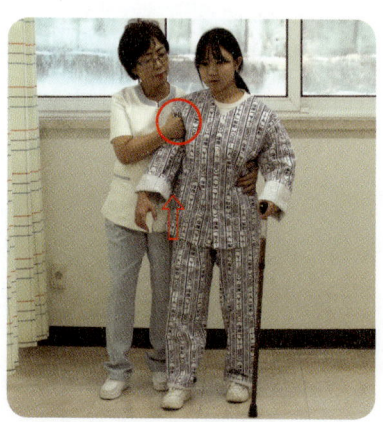
허리와 겨드랑이 지지

[지팡이를 이용한 보행(옆에서 보조)]

② **뒤에서 보조**: 간호조무사는 대상자의 뒤쪽에 위치하여 한 손은 대상자의 허리 부위를 지지하고 다른 한 손은 대상자의 어깨 부위를 지지하며 대상자와 호흡을 맞춰 보행을 한다.

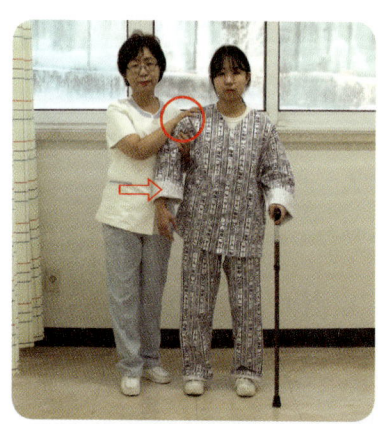
허리와 어깨 지지

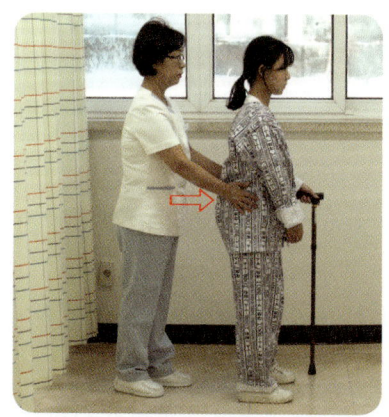
양쪽 허리 지지

[지팡이를 이용한 보행(뒤에서 보조)]

[지팡이 이용 보행 돕기(2)]

① **계단을 오를 때**: 지팡이 → 건강한 다리 → 마비된 다리 순서로 이동한다.

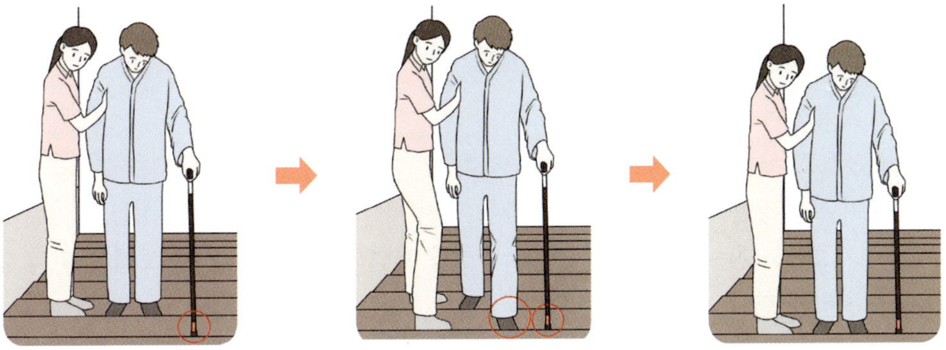

Basic Skills for Nursing Practice
Nursing Examination

지팡이 이동 → 건강한 다리 이동 → 마비된 다리 이동

[지팡이를 이용한 계단 오르기]

② 계단을 내려갈 때나 평지 이동 시 : 지팡이 → 마비된 다리 → 건강한 다리 순서로 이동한다.

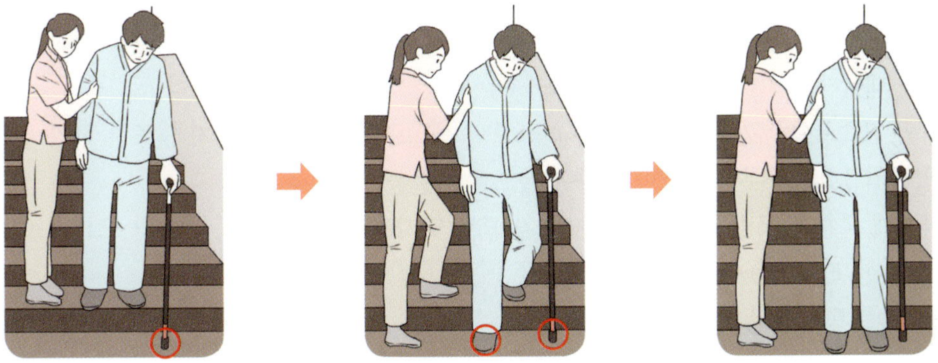

지팡이 이동 → 마비된 다리 이동 → 건강한 다리 이동

[지팡이를 이용한 계단 내려가기]

▪ 목발 보행 기술

[목 적]

다리 수술을 하거나 거동이 불편한 대상자의 체중 분산 및 이동의 편의를 돕기 위함이다.

[물 품]

목발, 걷기 편한 신발

[방 법]

목발 보행 기술

[목발을 이용한 평지 걷기-2점 보행법]

Testing

실습 관련 실무 지침서

양쪽 하지가 어느 정도 몸무게를 지탱할 수 있으며 균형 유지가 가능할 경우 시행하는 보행 방법으로 4점 보행보다 빠르며 정상 보행과 유사하다.
① 물과 비누를 사용하여 손을 깨끗이 씻는다.
② 대상자에게 간호조무사 자신을 소개한다.("안녕하십니까, 담당 간호조무사 ㅇㅇㅇ라고 합니다.")
③ 이름을 부르거나 개방형 질문을 하여 대상자를 확인(개방형 질문: "환자분 성함이 어떻게 되시죠?")하고, 대상자가 차고 있는 입원 팔찌로 등록 번호를 확인하거나 주민등록번호를 물어서 대상자가 자신의 이름을 말하게 한다.
④ 대상자의 협조를 용이하게 하기 위해 대상자에게 순서를 설명한다.
⑤ 대상자의 이동과 함께 협조할 수 있는 능력을 사정한다. 의자를 사용하기 위해 필요한 장비를 이동한다. 대상자의 프라이버시 존중을 위해 문을 닫거나 커튼을 친다.
⑥ 의자로 이동하는 것을 용이하게 하기 위해 침대를 낮은 위치로 내린다.
⑦ 대상자에게 따뜻함과 안정성을 제공하기 위해 옷을 입히고 슬리퍼 신는 것을 돕는다.
⑧ 간호조무사는 발을 벌리고 대상자와 마주 서서 대상자에게 간호조무사의 어깨를 붙잡도록 하고 간호조무사는 대상자의 허리를 붙잡고 대상자가 침상에서 내려오는 것을 돕는다.
⑨ 팔꿈치의 힘으로 몸무게를 지탱하도록 함으로써 목발로 액와가 압박되지 않도록 하기 위하여 대상자에게 팔꿈치를 30° 구부린 상태에서 양쪽 손으로 목발을 잡게 한다.
⑩ 대상자에게 오른쪽 목발과 왼발이 동시에 앞으로 나가고 난 다음 왼쪽 목발과 오른발을 동시에 앞으로 내딛게 한다.
⑪ '⑩'번 동작을 반복해서 시행한다.

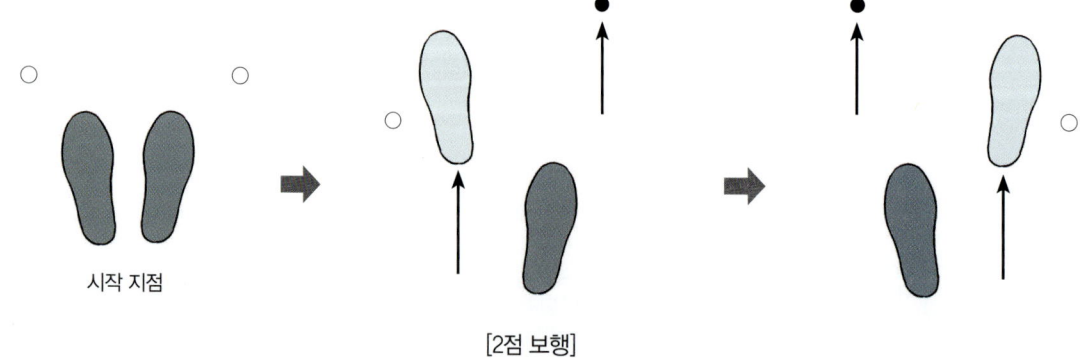

시작 지점

[2점 보행]

[목발을 이용한 평지 걷기-3점 보행법]

대상자의 한쪽 하지는 약해서 체중부하를 할 수 없고, 다른 한쪽 하지는 튼튼하여 전체 체중유지가 가능할 때 사용하는 보행법이다.

① 물과 비누를 사용하여 손을 깨끗이 씻는다.
② 대상자에게 간호조무사 자신을 소개한다.("안녕하십니까, 담당 간호조무사 ○○○라고 합니다.")
③ 이름을 부르거나 개방형 질문을 하여 대상자를 확인(개방형 질문: "환자분 성함이 어떻게 되시죠?") 하고, 대상자가 차고 있는 입원 팔찌로 등록 번호를 확인하거나 주민등록번호를 물어서 대상자가 자신의 이름을 말하게 한다.
④ 대상자의 협조를 용이하게 하기 위해 대상자에게 순서를 설명한다.
⑤ 대상자의 이동과 함께 협조할 수 있는 능력을 사정한다. 의자를 사용하기 위해 필요한 장비를 이동한다. 대상자의 프라이버시 존중을 위해 문을 닫거나 커튼을 친다.
⑦ 의자로 이동하는 것을 용이하게 하기 위해 침대를 낮은 위치로 내린다.
⑧ 대상자에게 따뜻함과 안정성을 제공하기 위해 옷을 입히고 슬리퍼 신는 것을 돕는다.
⑨ 간호조무사는 발을 벌리고 대상자와 마주 서서 대상자에게 간호조무사의 어깨를 붙잡도록 하고 간호조무사는 대상자의 허리를 붙잡고 대상자가 침상에서 내려오는 것을 돕는다.
⑩ 팔꿈치의 힘으로 몸무게를 지탱하도록 함으로써 목발로 액와가 압박되지 않도록 하기 위하여 대상자에게 팔꿈치를 30° 구부린 상태에서 양쪽 손으로 목발을 잡게 한다.
⑪ 안정성을 제공하기 위하여 대상자에게 양 목발과 지탱할 수 없는 하지를 먼저 앞으로 나아가도록 한다.
⑫ 보행을 쉽게 하기 위해 대상자가 지탱할 수 있는 하지를 더 앞으로 내딛게 한다.
⑬ ⑪번과 ⑫번 동작을 반복해서 시행한다.

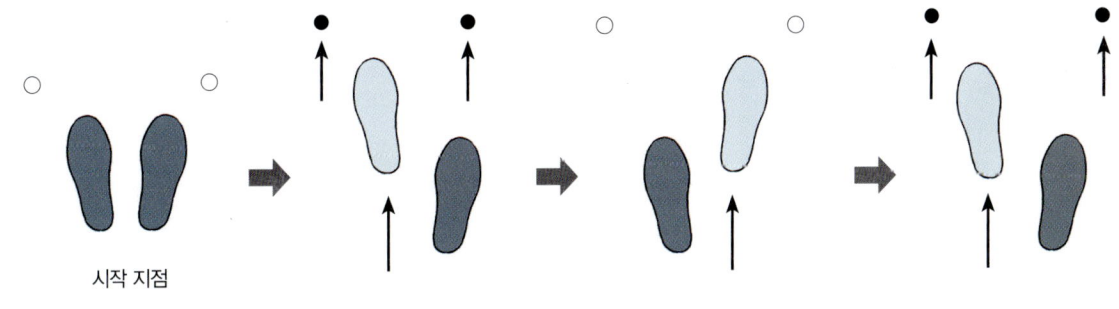

[3점 보행법]

[목발을 이용한 평지 걷기-4점 보행법]

양쪽 하지에 체중부하를 할 수 있으나 균형을 잡기가 어려운 대상자가 시행하는 보행 방법으로, 보행 능력이 향상되면 2점 보행으로 진전되는 보행이다.

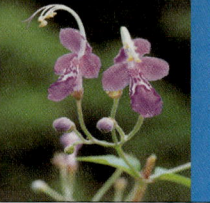

Testing

실습 관련 실무 지침서

① 물과 비누를 사용하여 손을 깨끗이 씻는다.
② 대상자에게 간호조무사 자신을 소개한다.("안녕하십니까, 담당 간호조무사 ○○○라고 합니다.")
③ 이름을 부르거나 개방형 질문을 하여 대상자를 확인(개방형 질문: "환자분 성함이 어떻게 되시죠?")하고, 대상자가 차고 있는 입원 팔찌로 등록 번호를 확인하거나 주민등록번호를 물어서 대상자가 자신의 이름을 말하게 한다.
④ 대상자의 협조를 용이하게 하기 위해 대상자에게 순서를 설명한다.
⑤ 대상자의 이동과 함께 협조할 수 있는 능력을 사정한다. 의자를 사용하기 위해 필요한 장비를 이동한다. 대상자의 프라이버시 존중을 위해 문을 닫거나 커튼을 친다.
⑥ 의자로 이동하는 것을 용이하게 하기 위해 침대를 낮은 위치로 내린다.
⑦ 대상자에게 따뜻함과 안정성을 제공하기 위해 옷을 입히고 슬리퍼 신는 것을 돕는다.
⑧ 간호조무사는 발을 벌리고 대상자와 마주 서서 대상자에게 간호조무사의 어깨를 붙잡도록 하고 간호조무사는 대상자의 허리를 붙잡고 대상자가 침상에서 내려오는 것을 돕는다.
⑨ 팔꿈치의 힘으로 몸무게를 지탱하도록 함으로써 목발로 액와가 압박되지 않도록 하기 위하여 대상자에게 팔꿈치를 30° 구부린 상태에서 양쪽 손으로 목발을 잡게 한다.
⑩ 안정성을 주기 위하여 목발과 하지 각각 하나씩 앞으로 나가는 방법으로, 왼쪽 목발이 나간 후 오른발이 연이어 앞으로 나간다. 그런 다음 오른쪽 목발을 앞으로 내딛은 후 마지막으로 왼발을 내딛는다.
⑪ ⑩번 동작을 반복해서 시행한다.

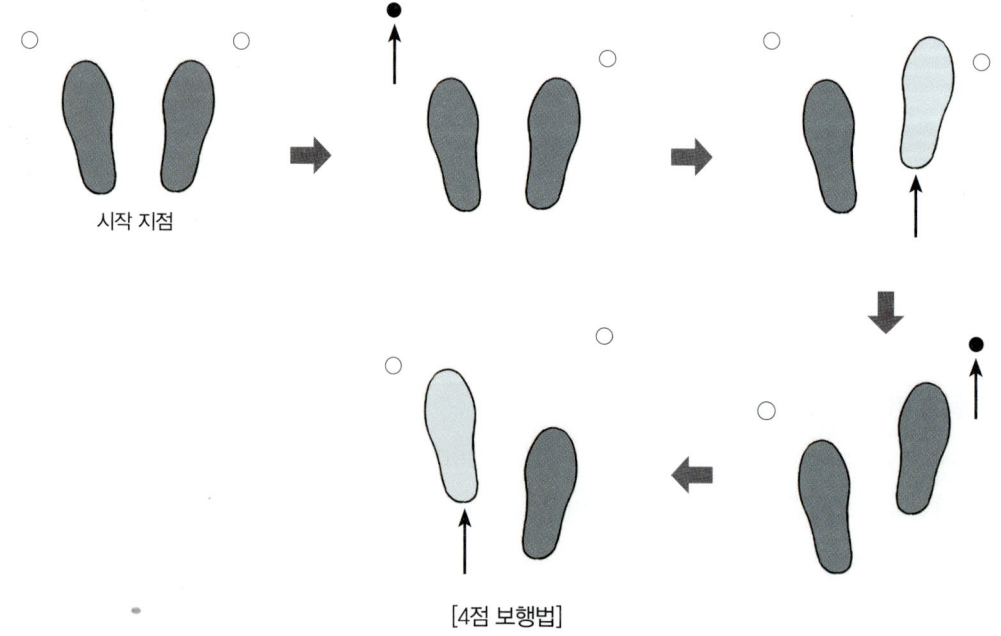

[4점 보행법]

[목발을 이용한 계단 오르기]

① 방법 1 : 불편한 쪽 다리의 손으로 계단의 난간을 잡고, 난간과 목발 사이에 고르게 무게를 지탱한 다음 건강한 다리를 위 계단에 올리며, 환측 다리와 목발을 계단 위로 올린다.

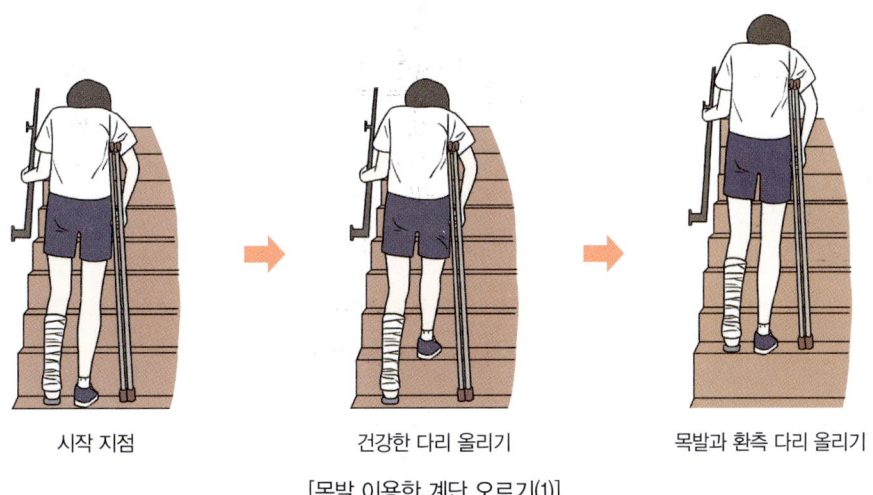

시작 지점 → 건강한 다리 올리기 → 목발과 환측 다리 올리기

[목발 이용한 계단 오르기(1)]

② 방법 2 : 불편한 쪽 다리의 손은 난간 그리고 다른 쪽은 목발을 힘 있게 잡고, 먼저 건강한 다리로 계단을 오른 후 목발을 올리고, 다음에 환측 다리를 올린다.

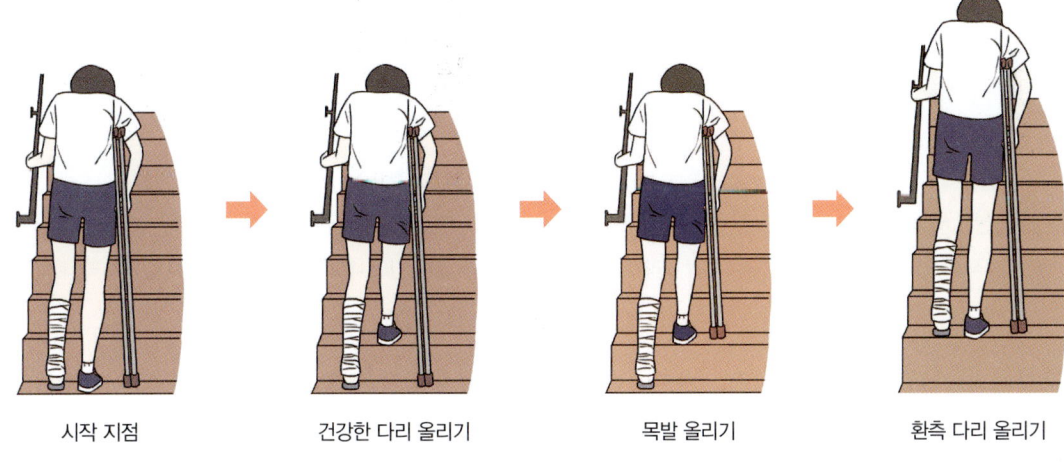

시작 지점 → 건강한 다리 올리기 → 목발 올리기 → 환측 다리 올리기

[목발 이용한 계단 오르기(2)]

※ 손잡이 난간이 없을 때에는 양측 겨드랑이 밑에 각각의 목발을 유지한다. 만일 층계가 미끄럽거나 가파르다면 앉은 자세에서 한 계단씩 움직인다.

[목발을 이용한 계단 내려가기]

① 방법 1 : 불편한 쪽 다리의 손으로 계단의 난간을 잡고, 강한 쪽 다리에 몸무게를 싣고 환측 다리와 목

Testing

실습 관련 실무 지침서

발을 내려 놓으며, 난간과 목발 사이에 고르게 무게를 지탱하고 천천히 건강한 다리를 내려 놓는다.

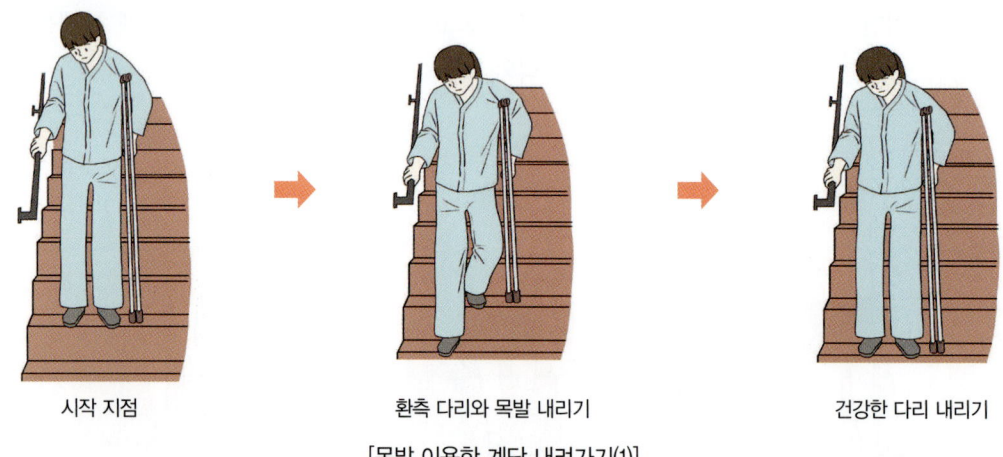

시작 지점   환측 다리와 목발 내리기   건강한 다리 내리기

[목발 이용한 계단 내려가기(1)]

② **방법 2** : 불편한 쪽 다리의 손은 난간 그리고 다른 쪽은 목발을 힘 있게 잡고, 목발을 먼저 아래 계단으로 내린 후 환측 다리를 내리고, 건강한 다리를 내린다.

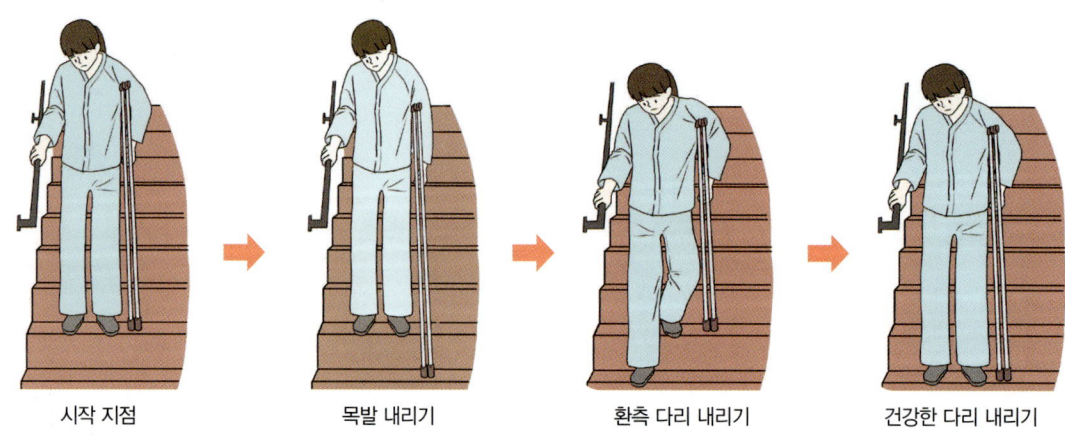

시작 지점   목발 내리기   환측 다리 내리기   건강한 다리 내리기

[목발 이용한 계단 내려가기(2)]

※ 손잡이 난간이 없을 때에는 양측 겨드랑이 밑에 각각의 목발을 유지한다. 만일 층계가 미끄럽거나 가파르다면 앉은 자세에서 한 계단씩 움직인다.

▪ 편마비 대상자 상의 입히고 벗기는 기술

[목 적]

대상자의 체온을 조절하고 외부로부터의 자극에 대해 몸을 보호하며 땀이나 분비물로 더러워진 옷을 갈아입어 청결을 유지하고 기분 전환을 통해 삶의 의욕을 높이기 위함이다.

편마비 대상자 상의 입히고 벗기는 기술

Basic Skills for Nursing Practice
Nursing Examination

[물 품]

커튼이나 스크린, 갈아입을 옷, 세탁물 바구니

[방 법]

편마비나 장애가 있는 경우, 옷을 벗을 때는 건강한 쪽부터 벗고 옷을 입을 때는 불편한 쪽부터 입힌다.

[단추 없는 상의 입히기]

① 간호조무사는 상의를 준비한다.
② 상의의 한쪽 소매 끝에서 옆구리 선까지 모아 손목에 걸어둔다.(이때 간호조무사의 손은 상의의 허리 쪽으로 나오게 된다.)
③ 간호조무사는 상의를 걸치고 있는 손으로 대상자의 마비된 쪽 손을 모아 잡고 대상자의 마비된 쪽 손부터 상의를 입힌다.(A)
④ 상의의 머리 부분을 크게 벌려 입기에 편리하도록 하여 머리 쪽을 입힌다.(B)
⑤ 간호조무사는 남은 한쪽 소매를 건강한 쪽 어깨 위에 놓고 옷소매 끝에 손을 넣어 겨드랑이 → 허리 부분까지 손이 나오도록 한다.
⑥ 대상자의 건강한 쪽 손이 머리 방향으로 향하게 하여 팔꿈치를 구부리게 한다.(C)
⑦ 간호조무사는 옷(소매) 속에 있는 손으로 대상자의 손을 모아 잡고 건강한 쪽 팔을 뻗으면서 한쪽 소매를 입힌다.(D)

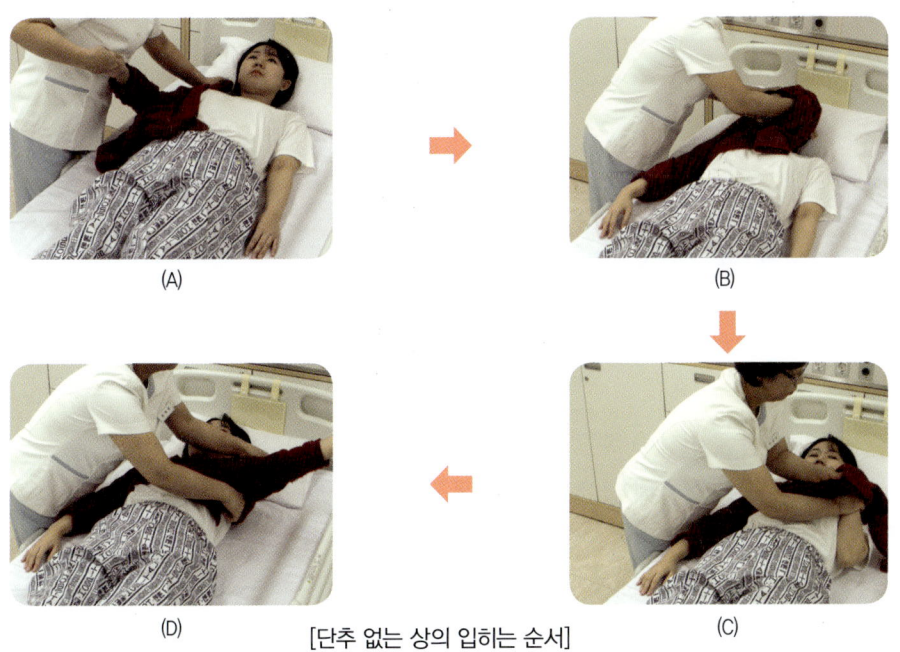

[단추 없는 상의 입히는 순서]

Testing

실습 관련 실무 지침서

⑧ 건강한 쪽 소매를 허리까지 내려 바르게 한다.
⑨ 한쪽으로 체위를 변경한다.
⑩ 마비된 쪽의 접어져 있는 옷을 바르게 펴고 등 쪽의 옷도 바르게 편다.

[단추 없는 상의 벗기기]
① 간호조무사는 대상자의 건강한 쪽 팔꿈치를 구부려(V자) 머리 방향으로 올리게 한다.(A)
② 건강한 쪽 상의를 허리 쪽에서 겨드랑이까지 모아 쥔다.(B)
③ 대상자의 얼굴 쪽에서 시작하여 머리 쪽으로 옷을 벗긴다.(C)
④ 마비된 쪽 어깨 → 팔꿈치 → 손목 순으로 옷을 벗긴다.(D)
⑤ 대상자의 마비된 쪽 손목을 잡고 한쪽 팔을 벗긴 후 양팔을 편안하게 한다.

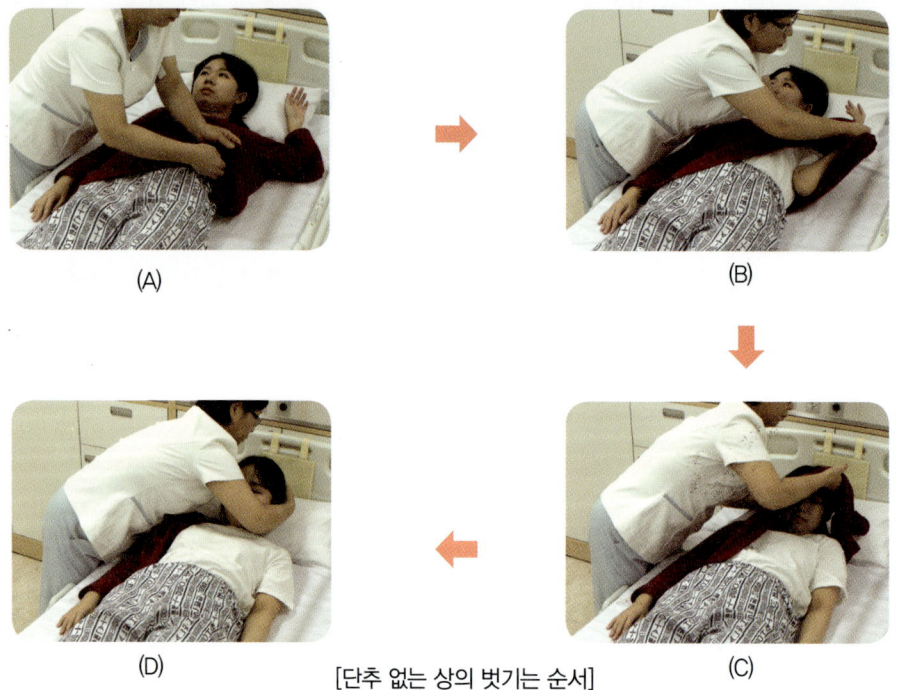

[단추 없는 상의 벗기는 순서]

[단추 있는 상의 입히기]
① 대상자는 침대나 의자에 건강한 쪽 팔을 짚고 앉은 자세를 취한다.(A)
② 간호조무사는 상의의 한쪽 소매 끝에서 어깨, 목선까지 모아 쥔다.(B)
③ 간호조무사는 대상자의 마비된 쪽 손을 감싸듯 모아서 잡는다.
④ 마비된 쪽의 손을 잡고 한쪽 소매를 어깨 위까지 올린다.
⑤ 간호조무사는 대상자의 등 뒤로 상의를 돌려 건강한 쪽 어깨 쪽에 펼쳐 잡아 준다.(C)
⑥ 건강한 쪽 소매 끝과 앞섶을 잡고 어깨 위 방향으로 올려 대상자 한쪽 팔을 넣어 입을 수 있도록 한

다.(D)
⑦ 건강한 쪽 손을 잡고 앞섶을 당겨 옷을 바르게 입힌다.
⑧ 단추를 잠그고 상의를 단정히 한다.

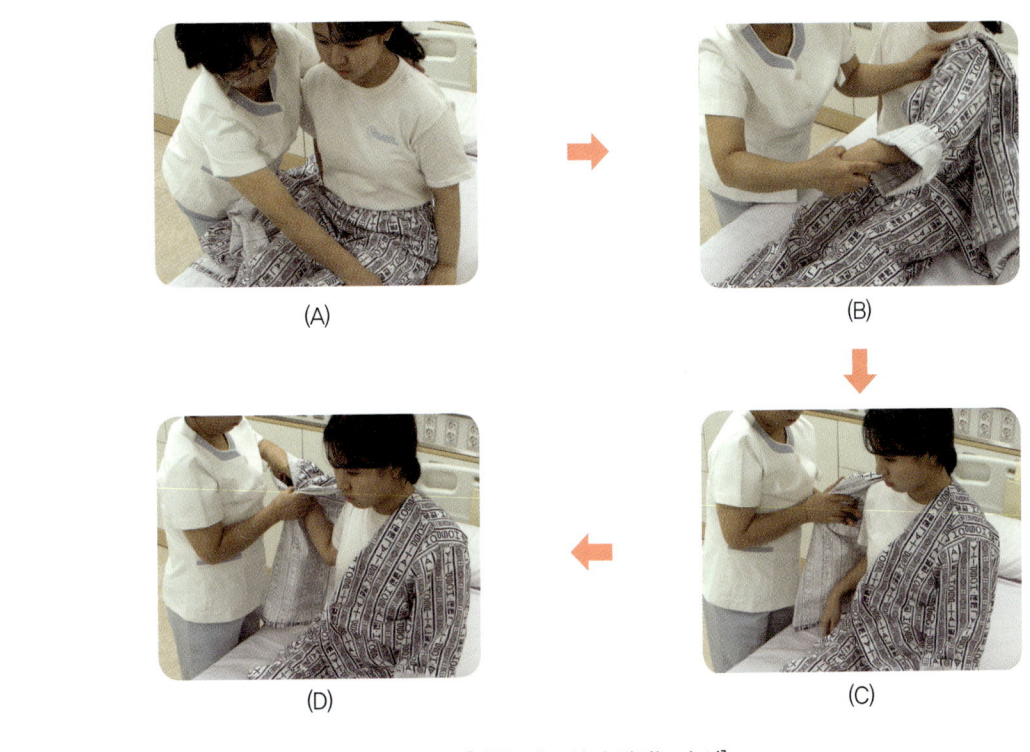

[단추 있는 상의 입히는 순서]

■ 편마비 대상자 하의 벗기고 입히는 기술

[목 적]

대상자의 체온을 조절하고 외부로부터의 자극에 대해 몸을 보호하며 땀이나 분비물로 더러워진 옷을 갈아입어 청결을 유지하고 기분 전환을 통해 삶의 의욕을 높이기 위함이다.

편마비 대상자 하의 벗기고 입히는 기술

[물 품]

커튼이나 스크린, 갈아입을 옷, 세탁물 바구니

[방 법]

편마비나 장애가 있는 경우, 옷을 벗을 때는 건강한 쪽부터 벗고 옷을 입을 때는 불편한 쪽부터 입

Testing
실습 관련 실무 지침서

한다.

[하의 벗기기]

① 간호조무사는 침대의 안전바를 내리고 대상자의 곁에 선다.
② 대상자의 두 다리를 모아 무릎을 세운다.(A)
③ 두 팔과 두 발을 바닥에 지지하고 엉덩이를 들어 올리도록 한다.
④ 간호조무사는 양손으로 대상자의 허리 부분 양옆을 모아쥔다.(B)
⑤ 허리에서 엉덩이 → 허벅지 순으로 바지를 내린다.(C, D)
⑥ 바지를 두 발목까지 내려놓고 건강한 쪽을 먼저 벗긴다.
⑦ 간호조무사는 한쪽 손을 오목하게 모아 마비된 쪽 발목 아래에 받치고 다른 한 손은 바지를 모아 쥔다.
⑧ 발목 아래 받치고 있는 손을 펴면서 다리를 내려놓으면 바지는 벗겨진다.

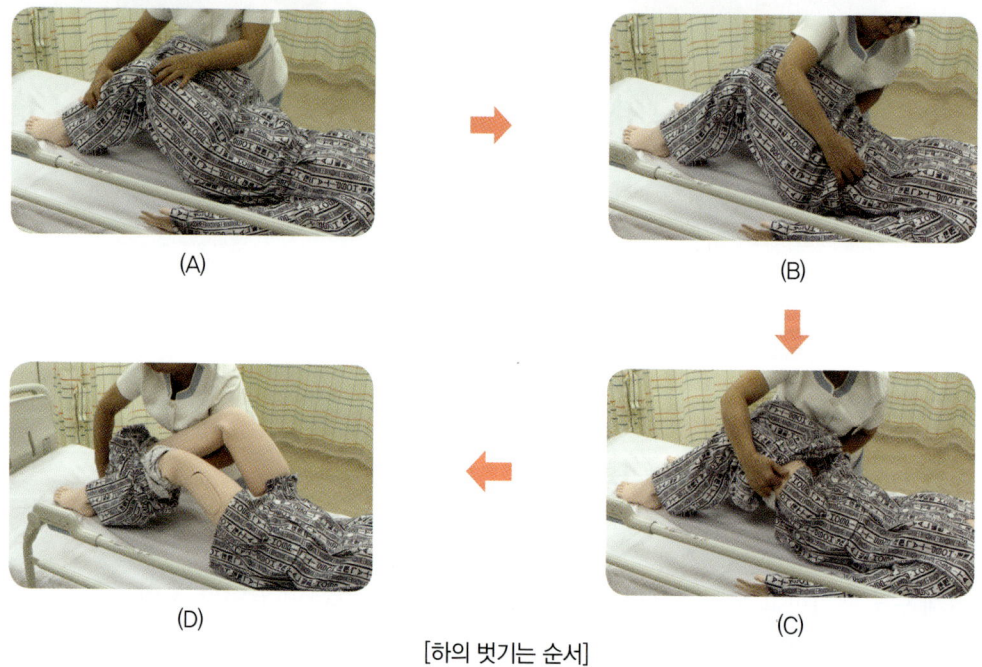

[하의 벗기는 순서]

[하의 입히기]

① 침대에 누워 지내는 대상자라도 엉덩이를 들어 올릴 수 있으면 두 다리를 모아(건강한 쪽 다리를 아래로) 무릎을 세우게 한다.
② 간호조무사는 바지의 한쪽 발목에서 허리 부분까지 모아 잡는다.(A)

③ 간호조무사의 한쪽 손은 마비된 쪽 발목을 잡고 다른 한쪽 손은 하의를 손목에 걸치고 발바닥을 잡는다.(B)
④ 발바닥을 잡고 있던 손으로 발뒤꿈치를 잡고 다른 한 손으로 바지를 올린다.(C)
⑤ 마비된 쪽 바지를 무릎까지 올려놓는다.
⑥ 간호조무사는 건강한 쪽 바지의 허리 부분을 크게 벌린다.
⑦ 대상자는 건강한 쪽 다리를 바지에 넣고 입는다.
⑧ 건강한 쪽 무릎을 세워 엉덩이를 들게 한다. 엉덩이를 들 수 없는 대상자인 경우, 좌우로 체위를 변경하며 한쪽씩 바지를 올린다.
⑨ 간호조무사는 바지의 양쪽 허리선을 잡고 올려서 입힌다.(D)

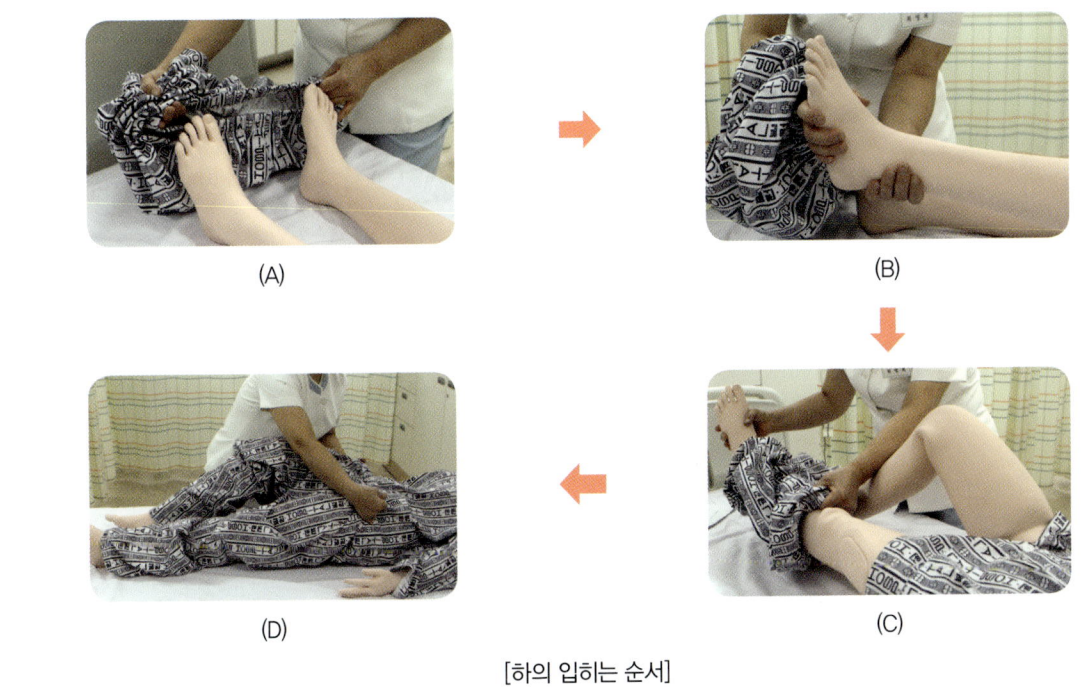

[하의 입히는 순서]

간호조무사
실기 관련 그림 문제

■ 최근 국시원 간호조무사 자격시험 실기 관련 그림 문제가 2문제씩 계속 출제됨

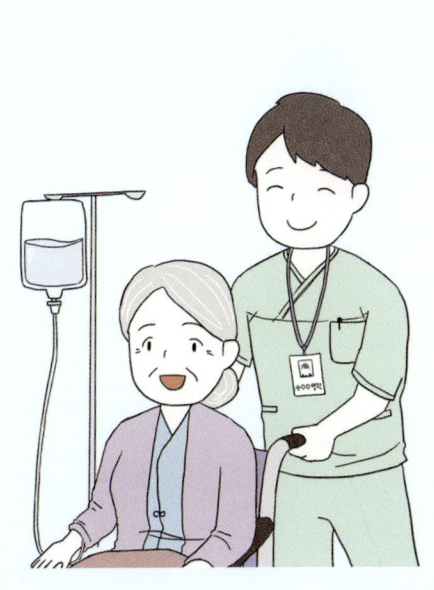
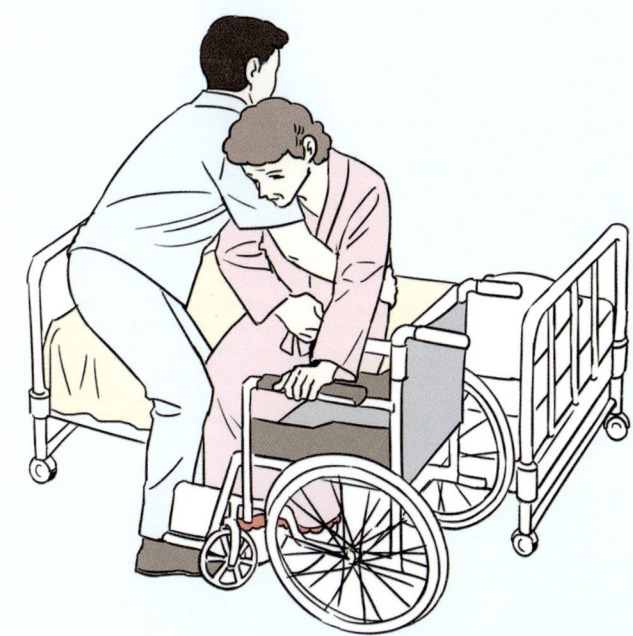

001 요골동맥에서의 맥박 측정 방법으로 옳은 것은?

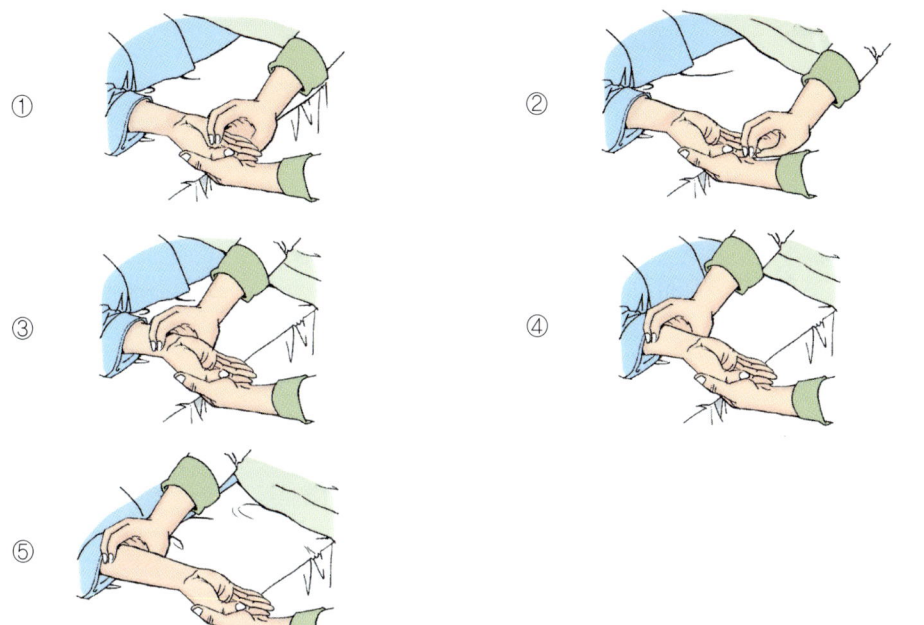

【해설】 요골동맥에서의 맥박 측정 방법 : 환자의 요골동맥을 측정하는 방법은 환자의 손목 안쪽에서 엄지손가락을 연결하는 선 위에 간호사의 둘째, 셋째 손가락 끝을 대어 맥박을 측정한다. 보통 1분간 재며 동맥벽의 탄력성, 맥박 수, 리듬, 강도, 동일성 등을 주의깊게 촉지한다.

002 혈압을 정확히 측정하기 위한 자세로 옳은 것은?

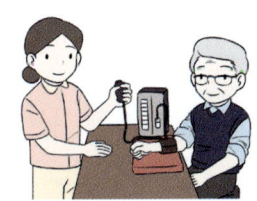

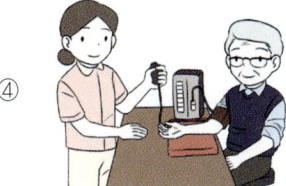

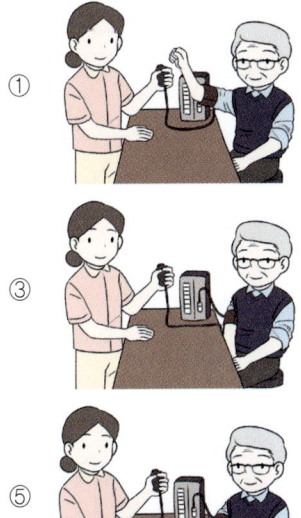

Testing

실기

【해설】혈압 측정 시 주의 사항 : 혈압을 정확하게 측정하기 위해서는 환자의 팔을 심장과 같은 높이로 놓는 것이 가장 중요하다. 혈압 측정 시에 잘못 해석할 수 있는 요인으로는 다음과 같은 것이 있으며 특히 커프의 크기가 중요하다.

혈압 측정 시에 흔히 나타나는 오류

오 류	결 과
커프의 크기가 너무 좁은 경우	실제보다 혈압이 높다.
커프의 크기가 너무 넓은 경우	실제보다 혈압이 낮다.
팔을 심장 높이로 지지하지 않은 경우	실제보다 혈압이 높다.
혈압 측정 전에 충분히 안정이 안 된 경우	실제보다 혈압이 높다.
반복 측정 시 충분히 휴식하지 않은 경우	실제보다 수축기 혈압은 높고 이완기 혈압은 낮다.
커프를 느슨하게 감은 경우	실제보다 혈압이 높다.
커프의 공기를 지나치게 빨리 뺄 경우	실제보다 수축기 혈압은 낮고 이완기 혈압은 높다.
팔의 높이가 심장보다 높은 경우	실제보다 혈압이 낮다.
식사 직후나 흡연 직후에 혈압을 측정한 경우	실제보다 혈압이 높다.

003 소독 장갑의 착용 순서로 옳은 것은?

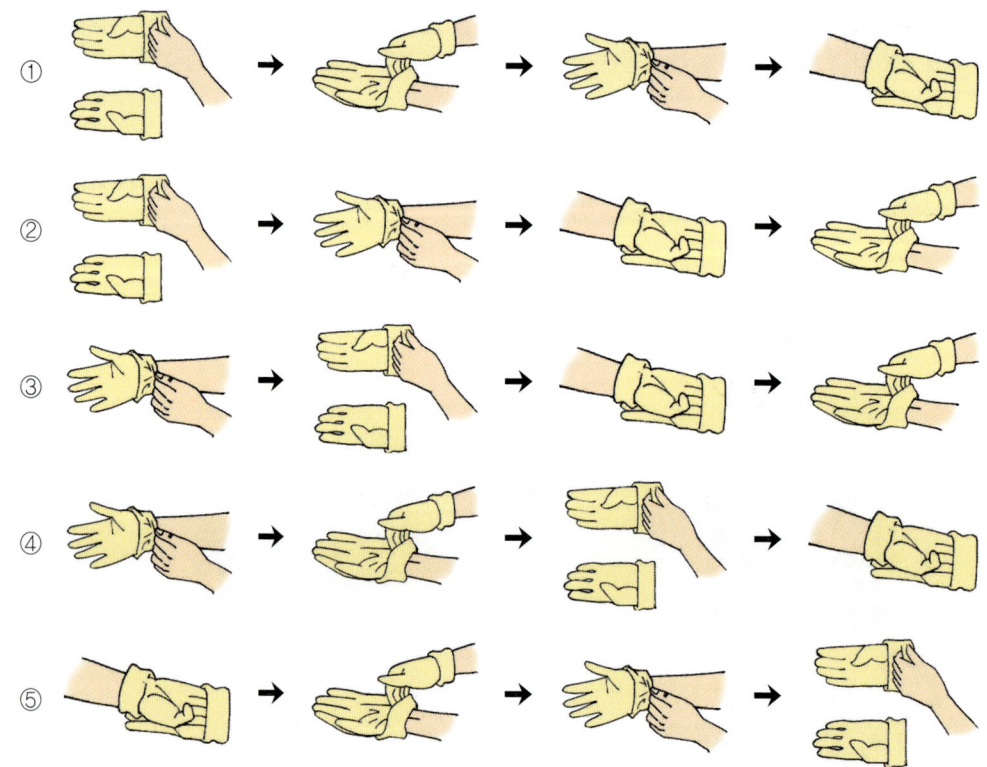

【해설】소독 장갑의 착용 순서 : 손을 씻는다. 필요하면 마스크를 착용한다. → 멸균 장갑이 찢어지지 않도록 주의 깊게

착용한다. 멸균 가운을 입었을 때는 멸균 장갑을 잡아당겨서 소매를 덮도록 하고 멸균 가운을 입지 않았을 때는 손목 위까지 잡아당긴다. → 잘 사용하지 않는 손으로 반대 손의 멸균 장갑의 접혀져 있는 커프 바깥쪽을 잡아 올린다. 예를 들어, 오른손잡이면 왼손으로 오른쪽 장갑의 접혀진 커프, 즉 손목의 접혀진 부위를 잡아서 들어 올린다. → 적어도 탁자로부터 30~40cm 위로 멸균 장갑을 올린 뒤, 멸균 장갑의 바깥 면과 닿지 않게 하면서 멸균 장갑을 들고 있지 않은 손의 손바닥을 위로 해서 멸균 장갑 속으로 집어넣는다. → 멸균 장갑 낀 오른손의 손가락을 구부려 왼손 멸균 장갑의 접혀진 커프 안으로 엄지를 제외한 손가락을 집어넣는다. → 멸균 장갑을 낀 오른손의 엄지손가락을 손바닥에 붙이고, 오염된 곳에 닿지 않도록 주의하면서 왼쪽 장갑을 곧게 들어 올린다. → 손바닥을 위로 해서 왼손을 멸균 장갑 속으로 집어넣는다. 이 때, 멸균 장갑을 낀 오른손 엄지손가락을 둘째손가락으로부터 최대한 바깥쪽으로 벌려 오염된 곳에 닿지 않도록 주의한다. → 왼손 멸균 장갑의 커프가 평평해질 때까지 커프 밑의 앞뒤로 멸균 장갑을 낀 오른손을 왔다 갔다 하면서 커프를 위로 올려붙인다. 이 때, 장갑을 낀 오른손은 반드시 왼손 멸균 장갑의 겉만을 만지도록 한다. → 오른손 멸균 장갑의 커프가 평평해질 때까지 왼손 멸균 장갑의 겉만을 만지면서 커프를 위로 올려붙인다. → 멸균 장갑의 표면을 부드럽게 잡아당겨 멸균 장갑에 생긴 주름을 없애고 손에 잘 맞게 한 뒤, 구멍이나 찢어진 부위가 있는지를 확인한다. → 일단 멸균 장갑을 끼고 나면 그 손은 허리와 어깨 사이에 있게 하여 시야에서 벗어나지 않도록 한다.

004 소독 장갑 벗는 순서로 옳은 것은?

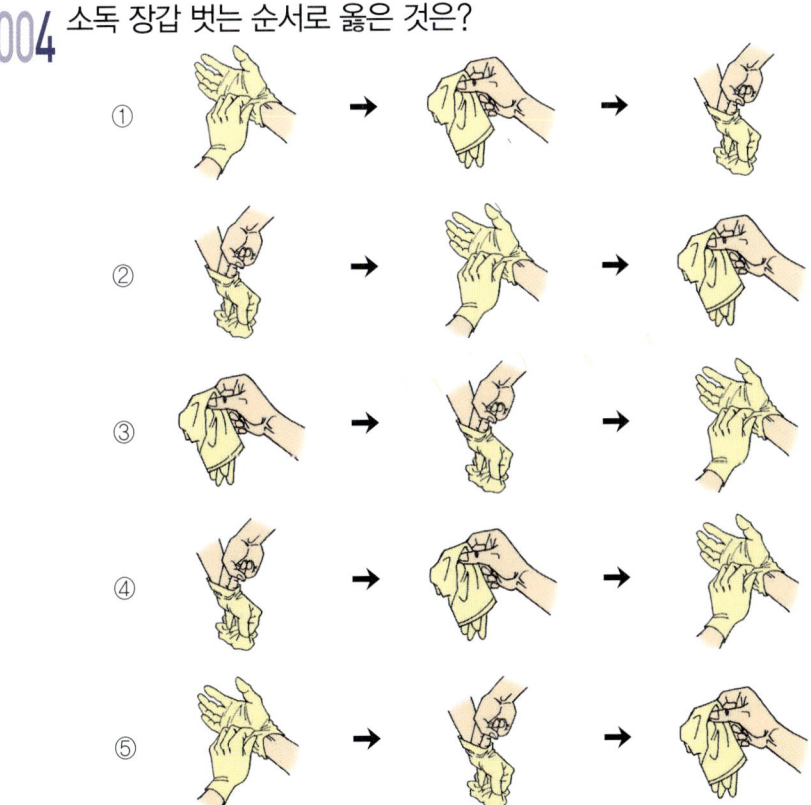

【해설】소독 장갑 벗는 순서 : 먼저 벗을 손의 장갑의 손바닥 쪽 손목 아랫부분을 장갑끼리만 닿도록 해서 잡는다. 오염된 장갑의 바깥쪽이 손목이나 손의 피부에 닿지 않도록 한다. → 먼저 벗을 장갑은 안쪽이 바깥으로 나오도록 뒤집으면서 조심스럽게 벗는다. → 장갑 낀 손가락은 뒤집어진 장갑을 잡고 있다. → 벗은 쪽 손가락을 반대 손 장갑 안쪽에 넣는다. → 손가락을 바깥쪽을 향해 당기면서 뒤집어 벗는다. 이때 먼저 벗은 장갑이 두번째 장갑 안으로 들어가도록 한다. → 양쪽 장갑이 뒤집혀 말아진 채로 용기에 버린 후 손을 씻는다.

Testing

실기

005 포장된 멸균 물품을 여는 순서로 옳은 것은?

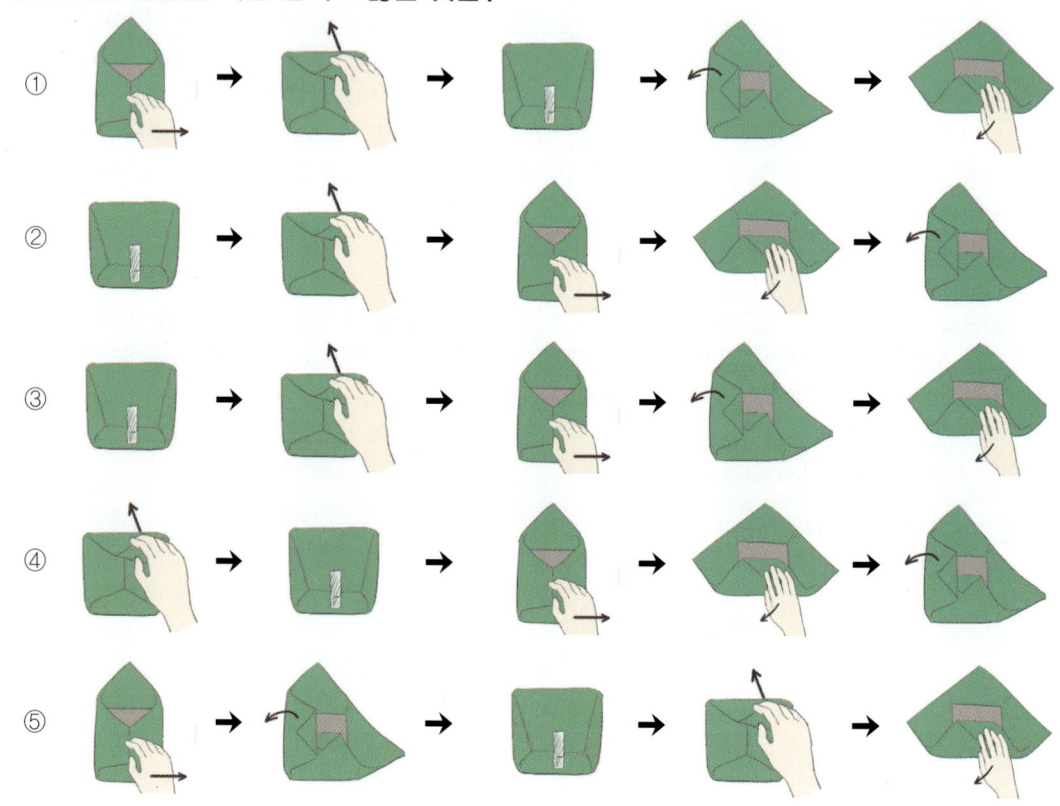

【해설】 멸균된 물품을 꺼내는 순서 : 편평한 곳에 소독된 물품을 놓고 멸균 날짜를 확인 후 멸균 확인용 테이프를 뗀다. → 준비하는 사람으로부터 먼 쪽 귀를 먼저 손으로 잡고 편다. → 오른손으로 오른쪽 귀의 접혀진 끝을 잡고 편 뒤 왼손으로 왼쪽 귀의 접혀진 끝을 잡고 차례차례 편다. → 가장 가까운 쪽의 앞 귀를 잡고 포를 편다. → 포장의 안쪽 면은 가장자리 경계선 2~3cm 내에서부터 다른 멸균 물품을 놓을 수 있는 멸균 영역으로 간주한다.

006 병에 들어 있는 소독 용액을 따르는 순서로 옳은 것은?

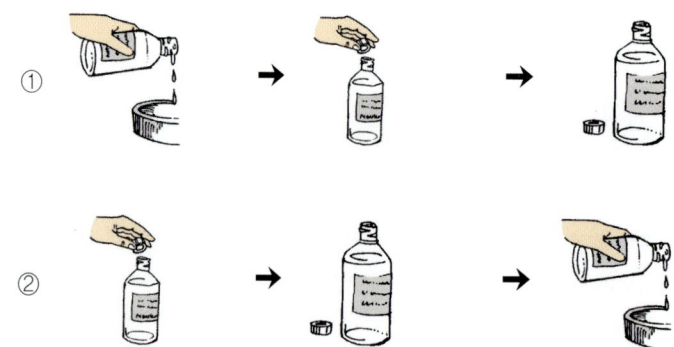

Basic Skills for Nursing Practice
Nursing Examination

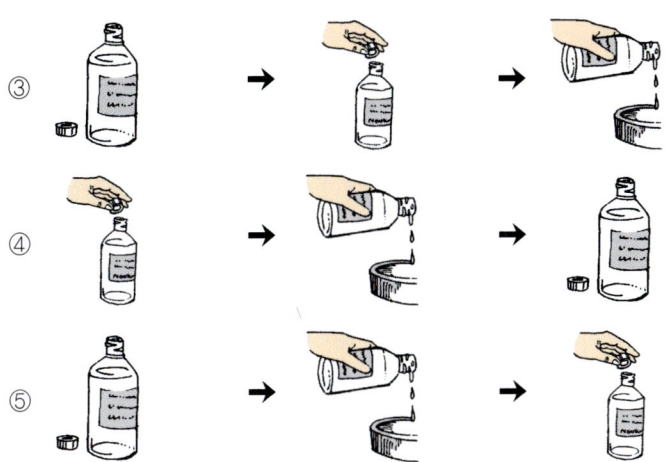

【해설】 소독 용액 따르는 순서 : 필요할 때에만 열고 가능한 한 빨리 닫는다. → 뚜껑을 열어서 멸균된 내면이 아래로 향하게 잡는다. → 뚜껑을 놓아야 할 경우에는 멸균된 내면이 위로 향하게 놓는다. → 라벨이 붙은 쪽을 위로 가게 하여 병을 잡은 후 병이나 병마개의 가장자리는 오염된 것으로 간주하므로 용액을 조금 따라 버린 후 쓴다. → 일단 따른 것은 오염된 것으로 간주하므로 멸균된 용액을 용기에 따랐다가 다시 부어 채우지 않는다. → 뚜껑이 열린 소독 용기 위로 물건을 건네지 않는다.

007 격리 가운을 입는 순서로 옳은 것은?

가. 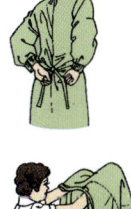 나. 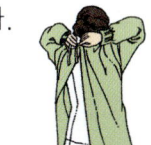 다.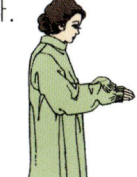

라. 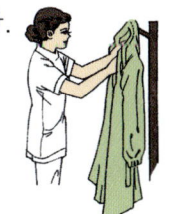 마.

① 가-나-다-라-마 ② 나-라-마-가-다
③ 다-라-마-가-나 ④ 라-마-가-나-다
⑤ 마-라-다-나-가

【해설】 격리 가운 착용 순서 : 먼저 손을 충분히 씻은 후 필요하면 마스크를 착용한다. → 양손으로 깨끗한 격리 가운의 목 가장자리를 집거나 안쪽 면을 잡고 가운이 바닥에 닿지 않게 하면서 조심스럽게 아래로 펼친다. → 동시에 격리 가운의 소매 속으로 양손을 집어넣는데 왼손을 소매 속에 넣은채 오른쪽 소매를 잡아당겨 소매 밖으로 오른손을 뺀다. 왼손은 위로 들고 흔들어 소매 밖으로 뺀다. → 목 뒤의 끈을 묶는다. → 등에서 가능한 한 많이 겹치도록 여민 후 허리를 굽혀 허리띠 끝을 잡아서 묶는다. → 필요하면 장갑을 낀다.

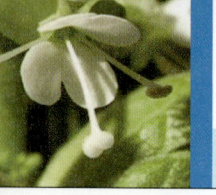

Testing
실기

008 격리 가운을 벗는 순서로 옳은 것은?

① → → → → → 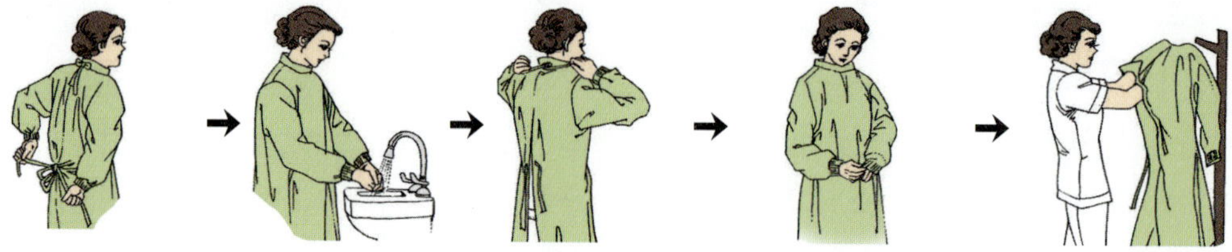
② → → → → → 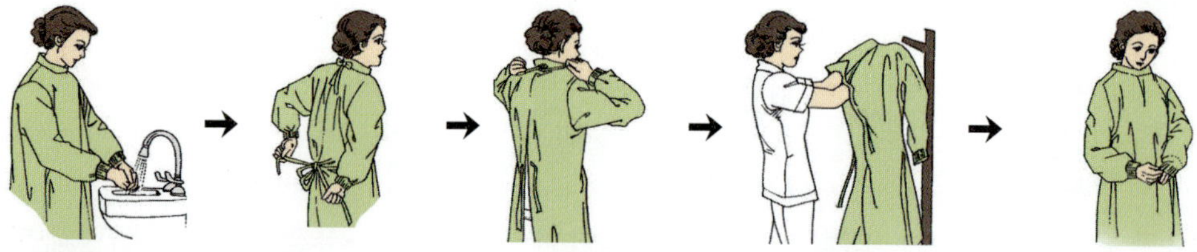
③ → → → → → 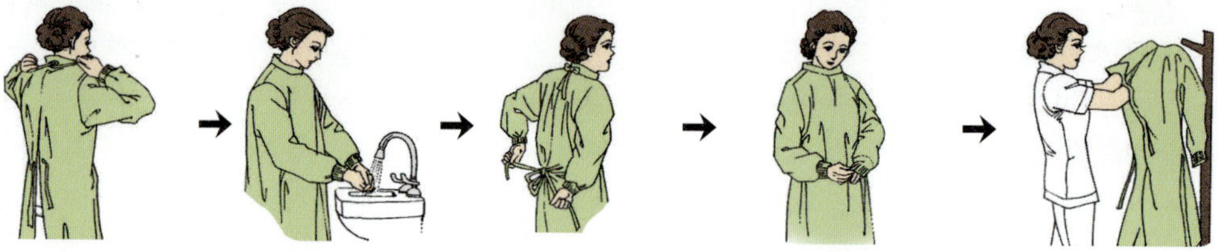
④ → → → → → 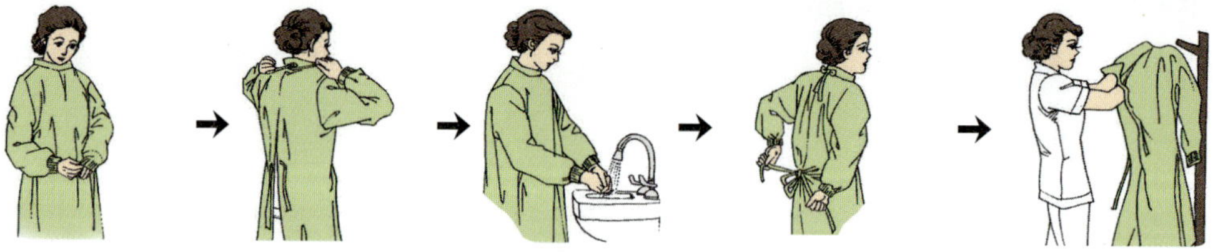
⑤ → → → → →

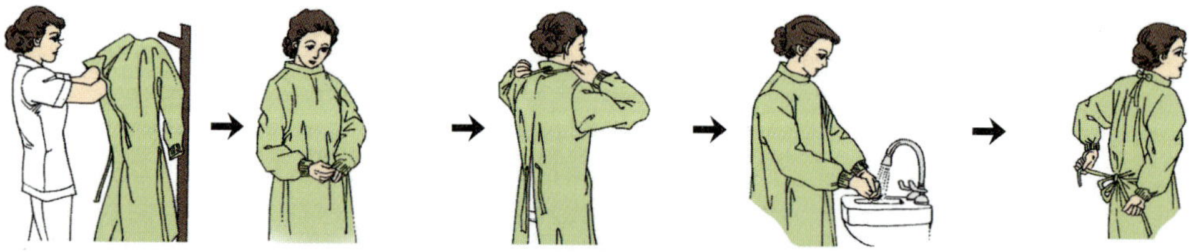

【해설】 격리 가운 벗는 순서 : 허리끈은 이미 오염되었으므로 허리띠를 풀어 양옆으로 늘어뜨린다. → 손을 씻는다. → 깨끗한 손으로 목 뒤의 끈을 풀고 가운이 어깨에 걸치도록 내린다. 가능한 한 바깥 부분에 닿지 않도록 한다. → 오른손의 손가락을 격리 가운 왼쪽 소매 밑에 넣고 손등 위로 끌어내린다. → 격리 가운의 오른쪽 소매를 왼쪽 격리 가운의 소매 속에 덮여진 손으로 잡고 끌어내린다. → 가운 안쪽에서 손을 움직여 어깨의 내면을 잡고 가운을 벗는다. 이때 절대로 가운의 바깥 면을 만져서는 안 된다. → 안쪽에서 어깨솔기를 두 손으로 잡고 가운을 붙든 후 두 손을 모은다. 깨끗한 안쪽이 바깥으로 나오도록 한쪽 어깨를 위로 해서 뒤집는다. → 가운을 말아서 용기에 버리고 손을 씻는다.

009 마스크 착용 방법으로 옳은 것은?

Basic Skills for Nursing Practice
Nursing Examination

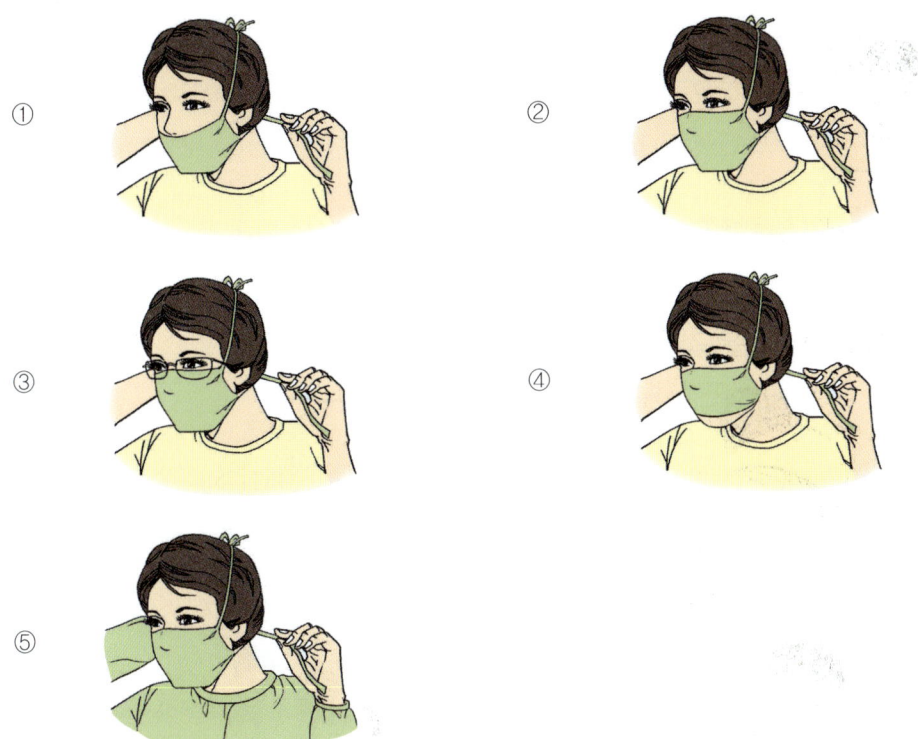

【해설】 마스크 착용 방법 : 손을 씻는다. → 마스크의 위쪽 가장자리를 콧마루 위에 놓고, 위끈부터 머리 뒤에서 단단히 묶는다. 안경을 쓴 경우는 안경 아래쪽 가장자리에 마스크의 위쪽 가장자리를 맞춘다. 마스크의 겉쪽은 오염된 것으로 간주한다. → 아래쪽 가장자리는 턱 밑까지 내려오게 하고 아래끈은 목뒤로 묶는다. → 코와 입이 완전히 가려지도록 한다. → 마스크를 모두 착용한 후 가운을 입는다.

010 흉강천자 시의 체위로 옳은 것은?

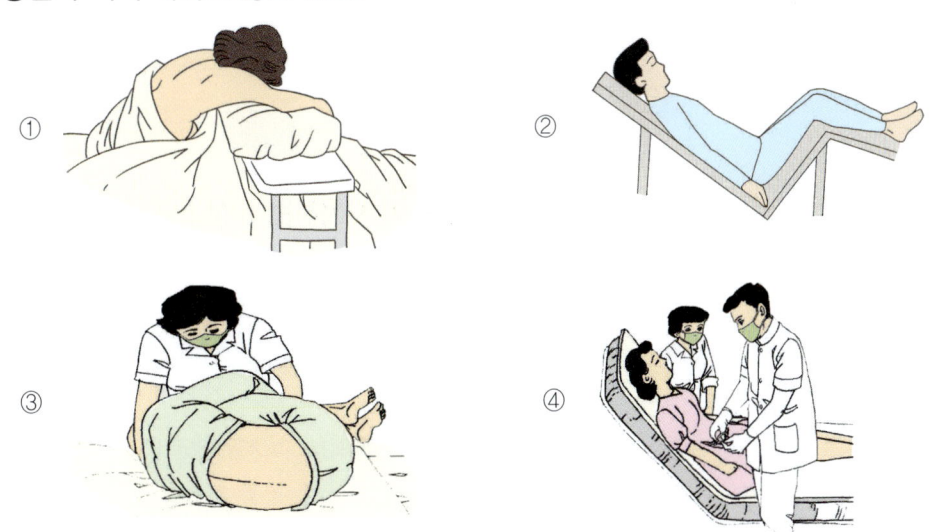

Testing

실기

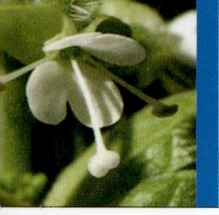

(문제 10~19번 동영상 강의)

【해설】② : 잭-나이프 체위 중 등 체위, ③ : 요추천자 체위, ④ : 복수천자, ⑤ : 심스 체위

011 요추천자 시의 체위로 옳은 것은?

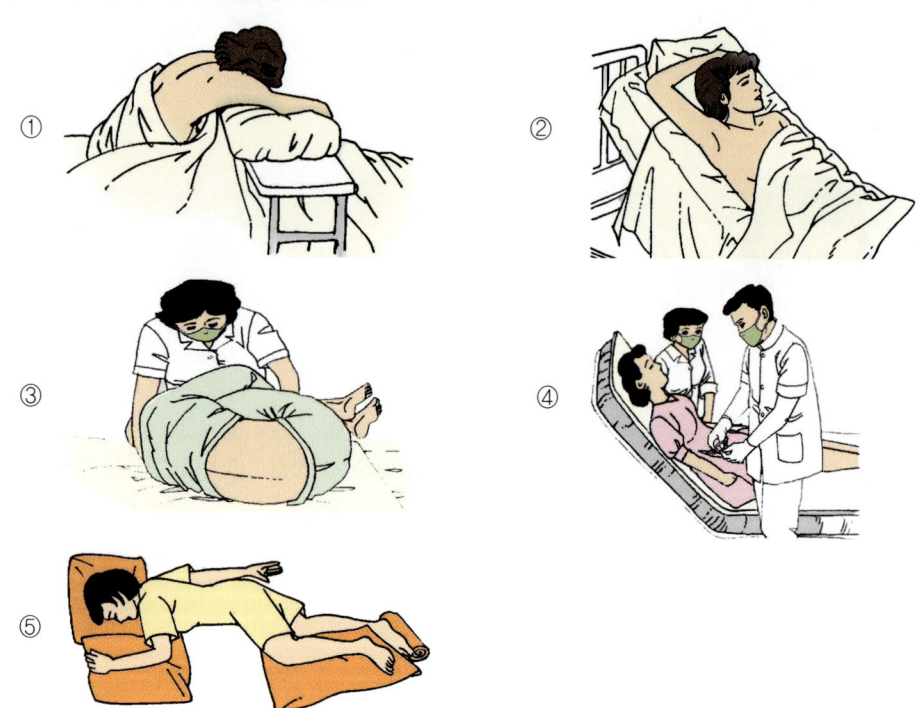

【해설】① · ② : 흉강천자 시의 체위, ④ : 복수천자, ⑤ : 심스 체위

012 다리의 외회전(external rotation)을 방지하기 위하여 사용하는 침상 보조 기구로 옳은 것은?

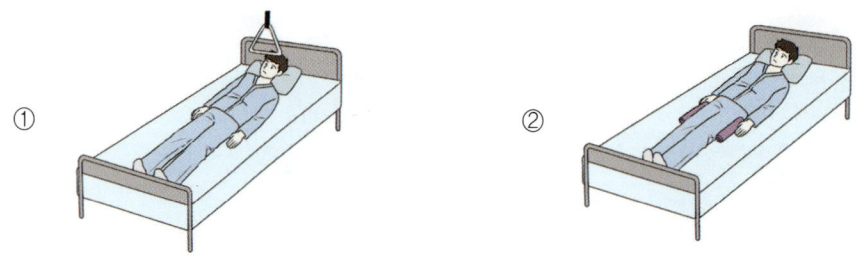

Basic Skills for Nursing Practice
Nursing Examination

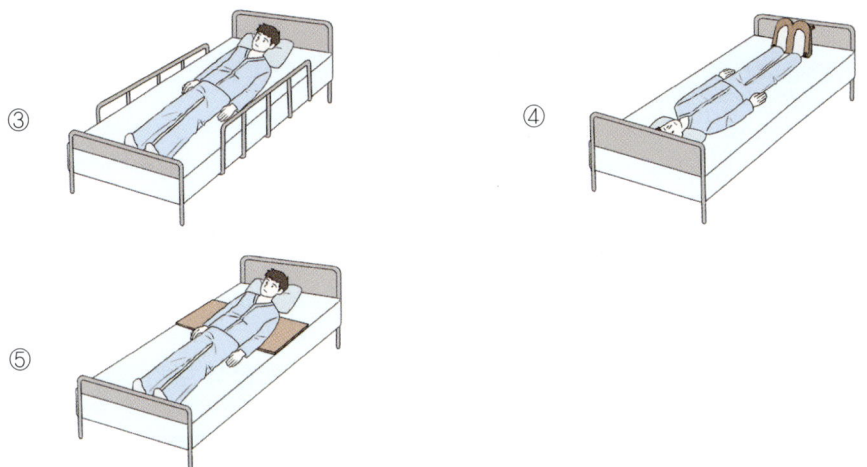

【해설】침상 보조기구
- 골절용 판자(Fracture Board, Bed board) : 척추 손상 부위, 골절 부위를 지지해 주거나 허리 지지를 위하여 사용
- 발지지대(Foot Board) : 족저굴곡(foot drop)의 예방(예 무의식 환자의 등마사지를 위해 엎드려 눕힌 후 무릎 아래와 발등 사이에 쿠션을 넣어주는 경우)과 신체 선열 유지를 위하여 사용
- 손 두루마리(Hand roll) : 붕대, 스펀지 등을 손에 넣어 손 모양을 유지하고 손가락의 굴곡 상태를 유지하기 위하여 사용
- 대전자 두루마리(Trochanter roll) : 다리의 외회전(external rotation)을 방지하기 위하여 사용
- 삼각대(Trapeze bar) : 침대 위에서 스스로 운동할 수 있도록 돕는 기구
- 크래들(Cradle) : 윗침구의 무게가 가해지지 않도록 하기 위해 사용 예 화상 환자
- 모래주머니(Sand bag) : 출혈의 방지나 다리의 외회전을 방지하기 위하여 사용
- 침상난간(Side rail) : 환자의 이동 시 추락을 방지하기 위하여 사용

013 척추 손상 부위, 골절 부위를 지지해 주거나 허리 지지를 위하여 사용하는 침상 보조 기구로 옳은 것은?

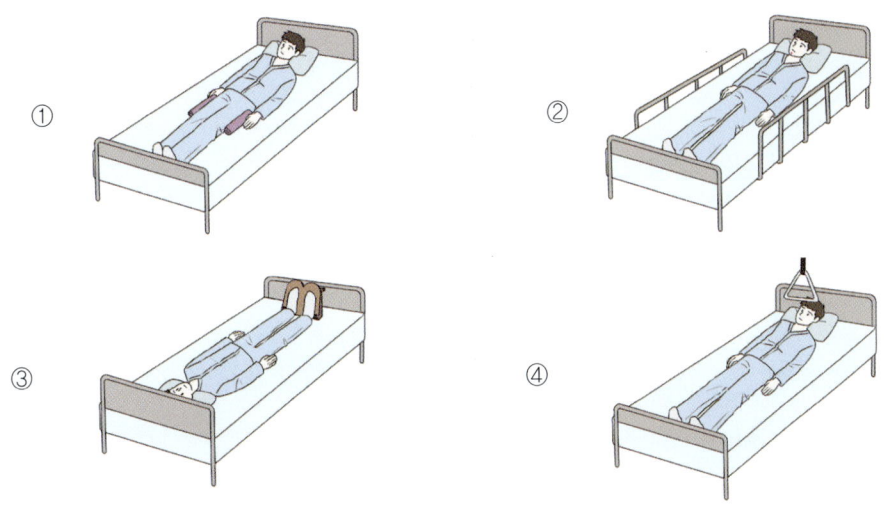

Testing
실기

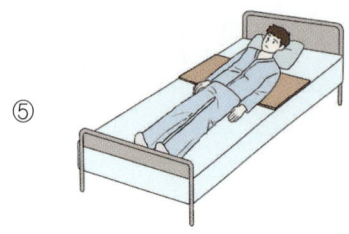

⑤

【해설】문제 12번 해설 참조

014 족저굴곡(foot drop)의 예방과 신체 선열 유지를 위해 사용하는 침상 보조 기구로 옳은 것은?

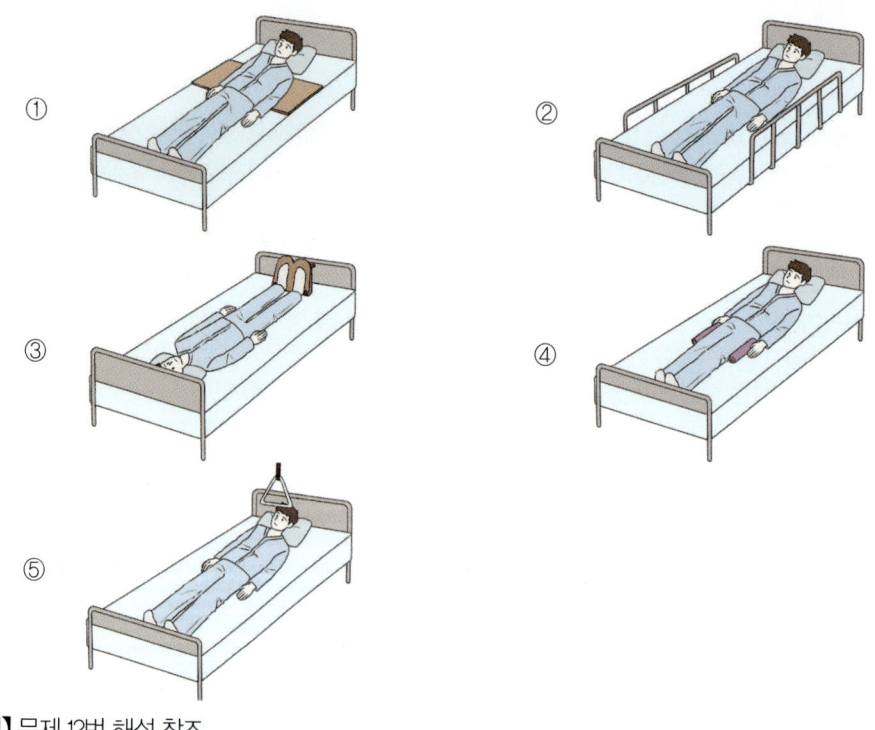

【해설】문제 12번 해설 참조

015 다음의 〈그림〉과 관련이 깊은 침상으로 옳은 것은?

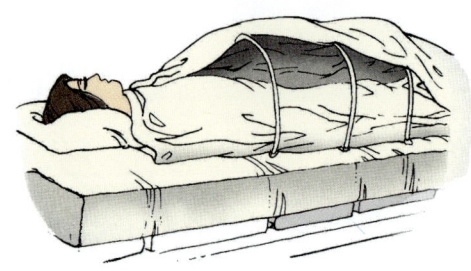

① 골절 환자 침상　　　　② 크래들 침상
③ 개방 침상　　　　　　④ 빈 침상
⑤ 사용 중 침상

【해설】크래들 침상
- 크래들은 쇠나 나무로 만들어진 반원형의 침구 버티개를 말하며 사용 부위에 따라 크기가 다르다.
- 목적 : 윗침구의 무게로 인해 압박감을 느끼지 않도록 하기 위함이며, 특별 치료 시 침구가 직접 몸에 닿지 않도록 하기 위함이다. 예) 화상, 피부염, 궤양, 피부 이식 환자

016 침상 목욕의 방법으로 옳은 것은?

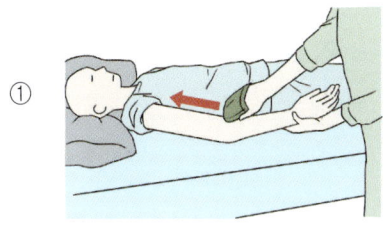
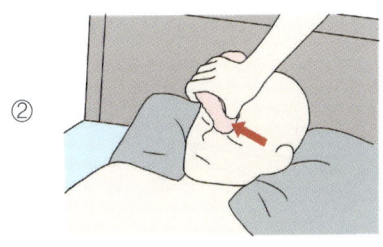
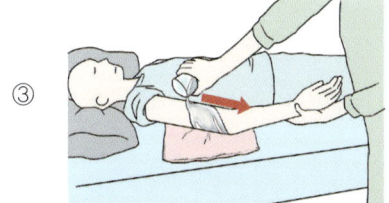
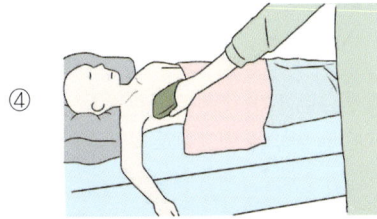
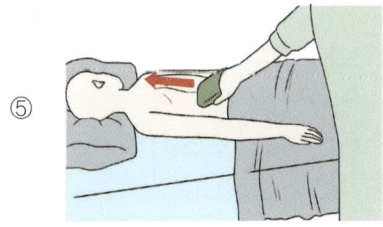

【해설】세수수건을 가슴 위에 펴고 물수건을 적셔 눈, 코, 뺨, 입, 이마, 턱, 귀, 목을 빠짐없이 순서대로 닦아 준다.(환자가 할 수 있으면 손에 쥐어 준다.) 이때 비루관의 감염 방지를 위해 눈은 안쪽에서 바깥쪽으로 닦되 눈곱이 끼어 있을 경우에는 눈곱이 끼지 않은 쪽부터 닦는다. 비누는 사용하지 않는다. 상지를 닦을 때는 팔에서 어깨 쪽으로 닦고, 팔은 목욕수건을 반대쪽 팔 밑에 깔고 하박에서 상박으로 씻어 낸 후 잘 말리며, 하지는 발끝에서 허벅지 쪽으로 닦는다. 손은 대야물에 담그고 씻을 수 있도록 목욕수건을 깐 위에 대야를 놓고 물 속에서 씻기고 말린다. 등과 둔부는 옆으로 눕게 하여 목 뒤에서 둔부까지 닦아 주고 손톱을 청결히 한다. 목욕수건으로 가슴을 덮고 목욕담요를 허리까지 내린 후 수건 밑에서 가슴과 겨드랑이 부분을 씻고 잘 말린다.

017 침상 목욕 시 복부 닦는 방법으로 옳은 것은?

Testing

실기

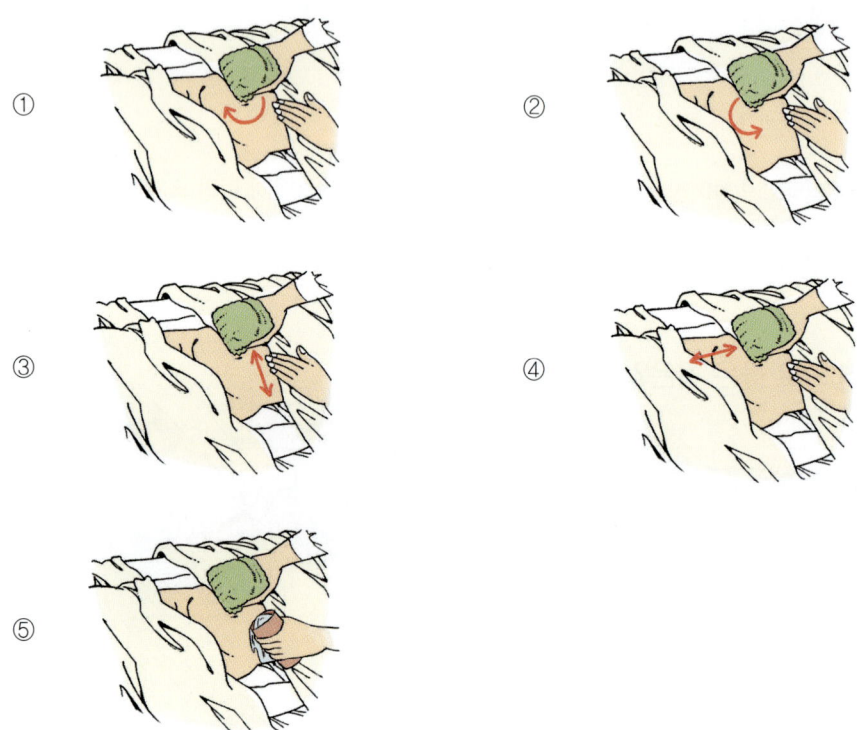

【해설】 목욕담요를 밑으로 접어 내린 뒤 장운동을 활발하게 하여 배변에 도움이 될 수 있도록 배꼽을 중심으로 시계 방향에 따라 마사지하듯 복부를 씻고 목욕담요로 가슴과 복부를 덮어 준다.

018 대상자의 손·발톱을 손질한 그림 중 깎은 모양이 옳은 것은?

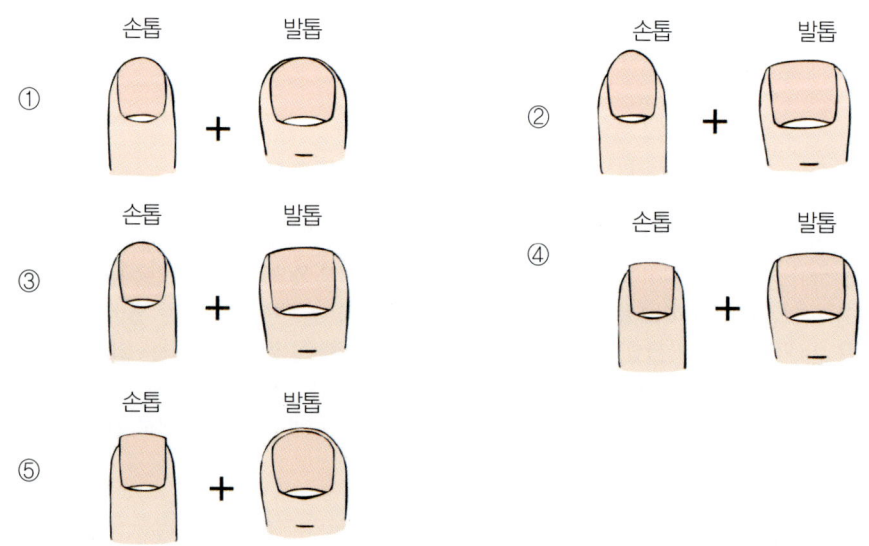

【해설】 대상자의 손·발톱 깎기 : 손톱깎이로 손톱은 둥근 모양으로, 발톱은 일자로 자른다.

019 전체 의치를 보관하는 방법으로 옳은 것은?

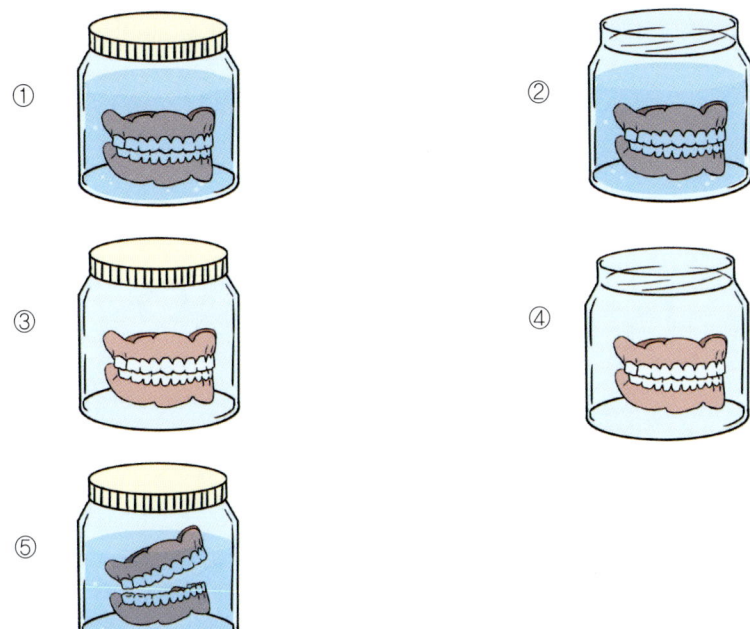

【해설】 의치 보관법
- 의치를 사용하지 않는 동안은 맑은 찬물이 담긴 거즈나 솜이 깔린 뚜껑 있는 컵이나 그릇 속에 넣어 안전한 곳에 보관한다.
- 수술실에 갈 때 무의식·경련 환자일 경우 의치가 기도로 넘어가 질식할 우려가 있기 때문에 의치를 반드시 빼놓는다. 이 의치는 세척한 후 컵에 담고 이름표를 붙이도록 한다.

020 다음의 그림은 배변 돕기 시 환자가 엉덩이를 스스로 들어 올릴 수 없는 경우이다. 그 설명이 옳은 것은?

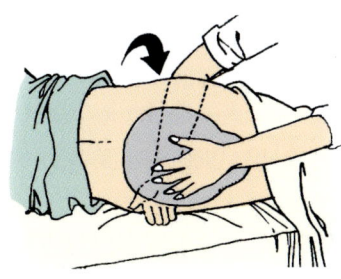

① 기저귀를 채워 주고 난 후 용변이 끝나면 씻어 준다.
② 환자의 엉덩이를 들어 올려 손으로 받친 후 변기를 아래에 넣는다.
③ 환자 스스로 변기를 사용할 수 있도록 옆에서 지켜본다.
④ 측위로 뉘었다가 변기를 대어 준 후 앙와위로 바꿔 준다.
⑤ 환자를 앉게 한 후 변기 위에 올라앉게 도와준다.

(문제 20~29번 동영상 강의)

Testing
실기

【해설】환자가 엉덩이를 스스로 들어 올릴 수 없는 경우라면 환자가 간호조무사 쪽으로 등을 대고 옆으로 눕는 자세를 취하게 한 후 엉덩이에 대변기를 대준다. 한 손은 변기에 대고 다른 손은 환자 엉덩이를 완전히 감싸듯이 환자 몸의 앞쪽으로 넣어 반대쪽 엉덩이에 밀어 넣는다. 변기를 대어준 후 금기가 아니라면 침대머리를 30° 정도 올려 주고, 침상 난간을 올려 준다.

021 유치 도뇨 환자의 소변 배액 주머니를 침상에 연결시킨 모습이 옳은 것은?

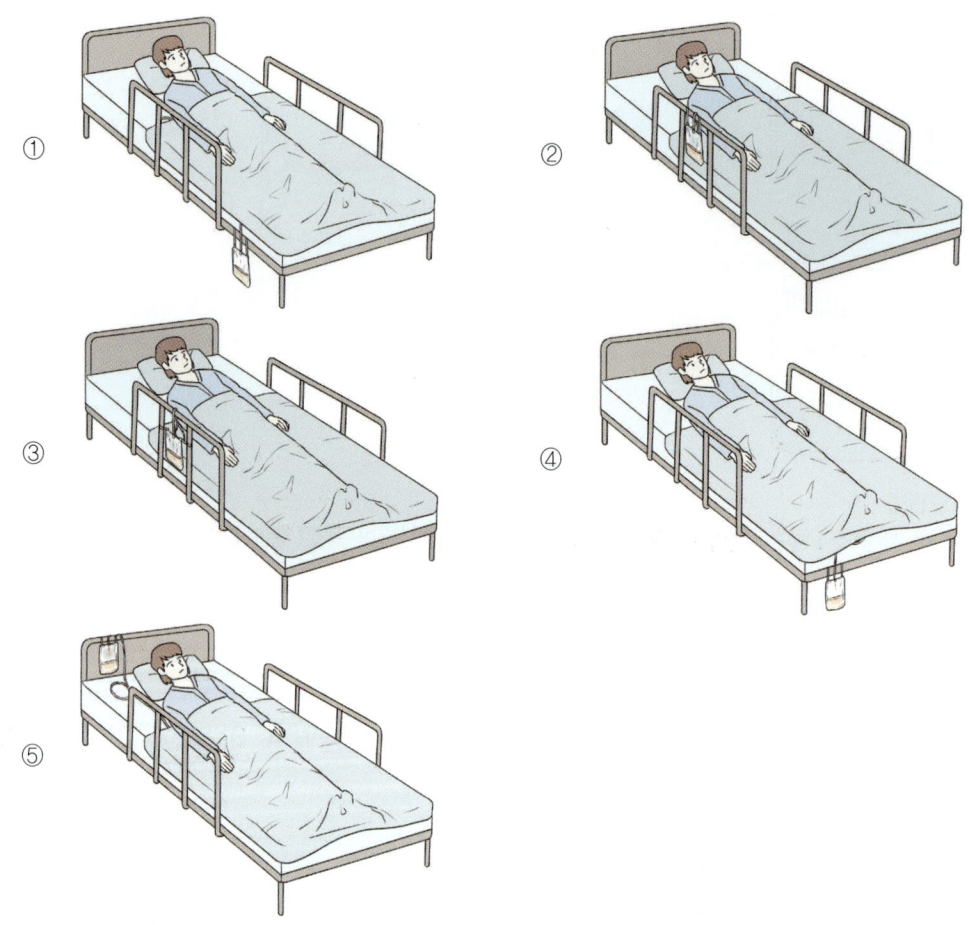

【해설】소변 배액 주머니는 침상 난간에 매달지 않고 침상 틀 밑에 매달도록 한다.

022 모든 체위의 기초로서, 척추 천자 후 요통이나 두통을 방지하기 위한 자세로 옳은 것은?

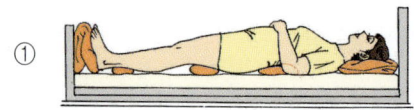
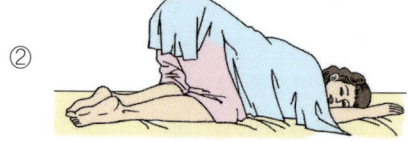

Basic Skills for Nursing Practice
Nursing Examination

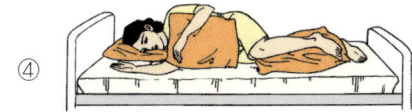

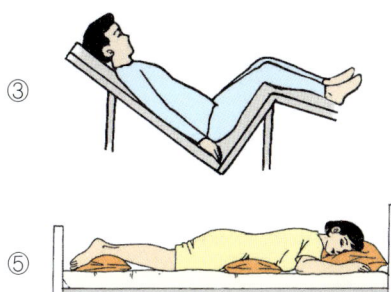

【해설】앙와위 또는 배위(supine 또는 dorsal position)
- 이 체위는 모든 체위의 기초이다. 앙와위와 배위는 혼용되어 사용되며 엄격히 말하면 머리와 어깨를 지지하지 않을 때를 앙와위라고 한다.
- 목적
  - 휴식 또는 수면 시에 편안감을 주기 위함이다.
  - 척추 수술 또는 척추 손상 시 척추 선열을 유지하기 위함이다.
  - 척추 천자 후 요통이나 두통을 방지하기 위함이다.
  - 남성의 인공 도뇨 시와 복부 검사 시에 적절한 체위를 유지하기 위함이다.

023 호흡곤란 환자나 흉부 수술 또는 심장 수술 후에 환자를 편하게 하기 위한 자세로 옳은 것은?

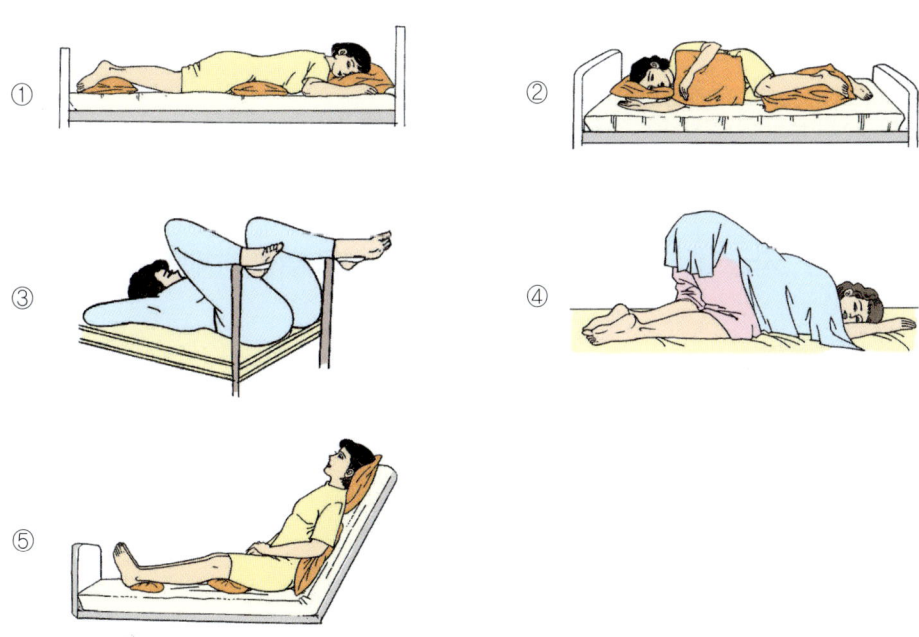

【해설】파울러 체위(Fowler position, 반좌위)
- 특징 : 침대머리를 올린 정도에 따라 90°로 올린 고파울러씨 체위(High-Fowler's postion), 30°로 올린 세미파울러 체위(Semi-Fowler postion) 등이 있다. 일반적인 파울러씨 체위는 45°로 올린 상태이다.

| 실기 관련 그림 문제 | 151

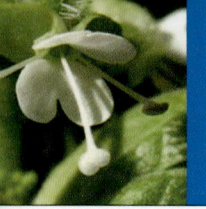

Testing
실기

- 목적 : 폐 확장을 최대로 하여 호흡곤란 환자, 흉부 수술 또는 심장 수술 후에 환자를 편안하게 하고, 자궁의 오로와 질분비물 배출을 촉진하기 위함이다.

024 복부 검사, 질 검사, 여자의 인공 도뇨 시와 회음열 요법 시 취해야 하는 자세로 옳은 것은?

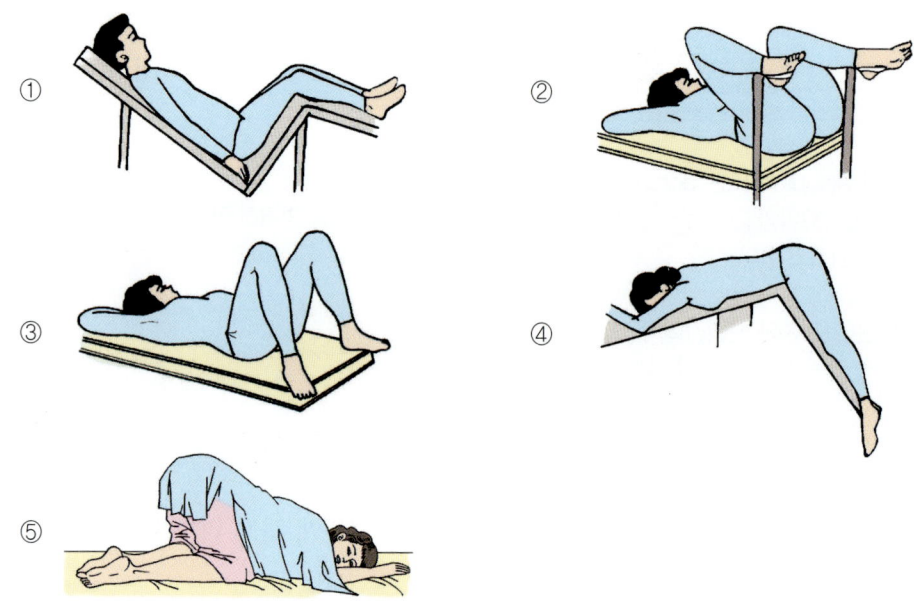

【해설】 배횡와위(Dorsal recumbent position)
- 목적 : 이 체위는 복부 검사, 질 검사, 여자의 인공 도뇨 시와 회음열 요법 시 적절한 자세를 유지하기 위함이다.
- 방법 : 등을 대고 눕게 한다. → 다리를 약간 벌린다. → 발바닥을 침상에 붙이고 무릎을 구부린다.

025 산후 자궁후굴 예방, 자궁 내 태아 위치 교정, 월경통 완화를 위한 자세로 옳은 것은?

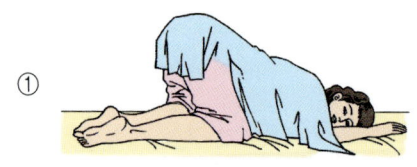 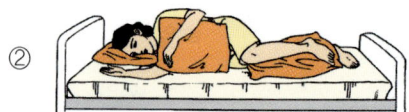

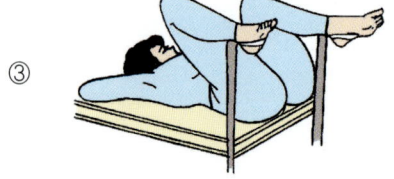 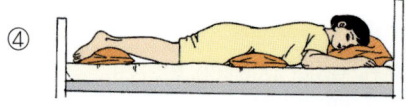

Basic Skills for Nursing Practice
Nursing Examination

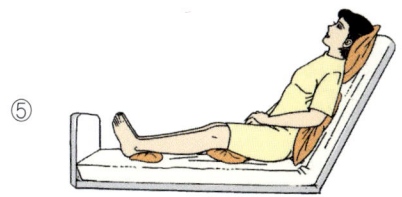

【해설】슬흉위(knee-chest position) : 슬흉위는 나이 든 사람에게는 매우 힘든 자세이므로 모든 기구가 준비되어 시작할 때까지 미리 체위를 취하지 않는다.
- 목적 : 관절 부위의 압력을 감소시키고, 골반 내 장기를 이완시키는 체위로 산후 자궁후굴을 예방하는 운동, 자궁 내 태아 위치 교정, 월경통 완화, 직장이나 대장 검사 시에 적절한 자세를 유지하기 위함이다.
- 방법 : 머리를 옆으로 돌리고 가슴이 침상 바닥이나 베개 위에 닿도록 한다. → 무릎을 펴서 약간 벌리고 대퇴가 다리와 직각이 되게 한다. → 팔을 머리 위로 펴서 팔꿈치에서 구부리게 한다. → 무릎과 가슴에 무게중심을 두게 한다.

026 저혈당으로 쇼크에 빠졌을 때 취하는 체위로 옳은 것은?

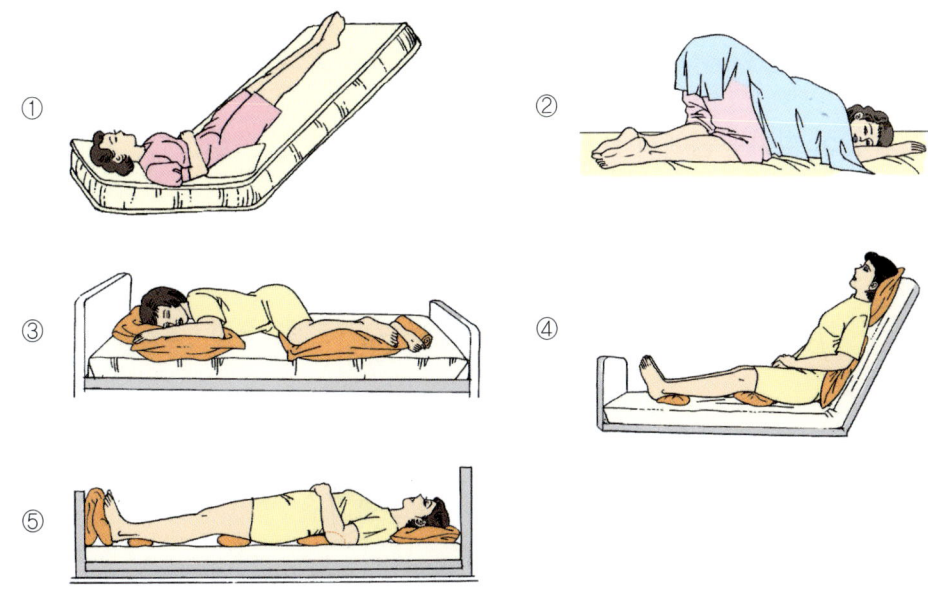

【해설】트렌델렌버그 체위(Trendelenburg postion)
- 목적 : 복부 진찰, 쇼크 시 신체 하부의 혈액을 심장으로 모으기 위해 취해 주는 체위이다.
- 방법 : 반듯하게 눕히고(앙와위) 침대 발치를 45° 정도 올려 머리가 다리보다 낮게 한다. 그러나 일반적으로 환자의 안위감 증진을 위해서 변형된 트렌델렌버그 체위를 더 많이 사용한다.
- 주의 사항 : 장시간의 트렌델렌버그 체위 유지는 상완신경총의 마비와 위 내용물 역류 등의 합병증을 초래할 수 있어 주의하며, 이 때문에 변형된 트렌델렌버그 체위를 활용한다.

027 머리와 목의 능동적 관절 범위 운동에서 과신전에 해당되는 것은?

Testing

실기

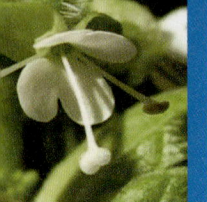

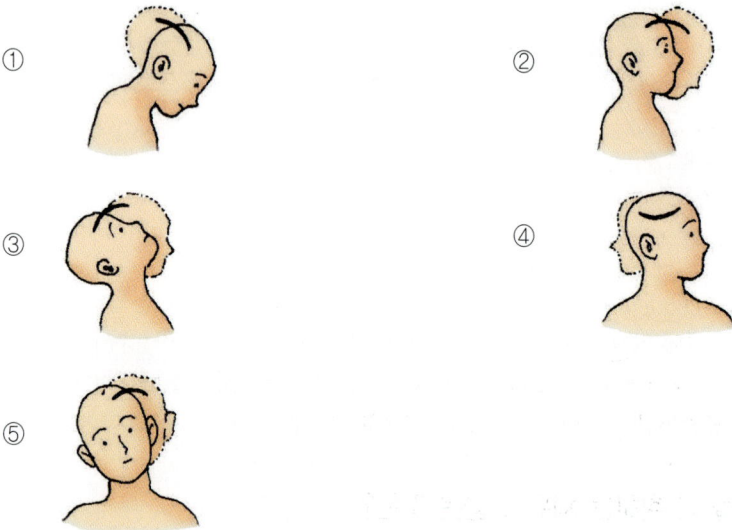

【해설】① : 굴곡(45~50°), ② : 신전(45~50°), ③ : 과신전(10°), ④ : 회전(70~80°), ⑤ : 측면굴곡(40~45°)

028 어깨의 능동적 관절 범위 운동에서 굴곡에 해당되는 것은?

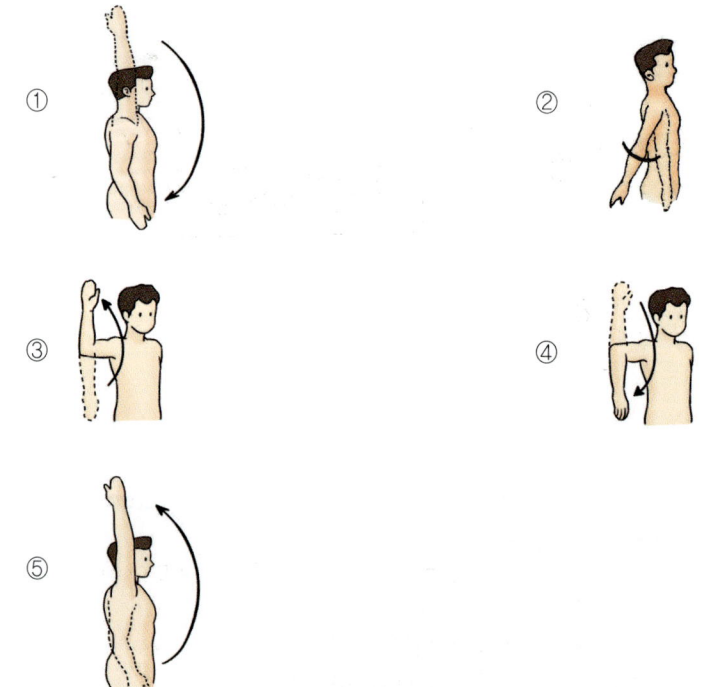

【해설】① : 신전(180°), ② : 과신전(50°), ③ : 외회전(90°), ④ : 내회전(90°), ⑤ : 굴곡(180°)

029 발목의 능동적 관절 범위 운동에서 족저굴곡에 해당되는 그림은?

① 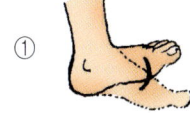 ②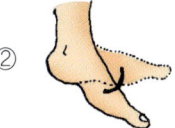

③ 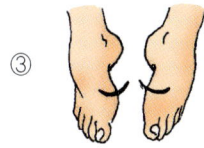 ④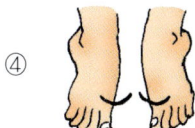

⑤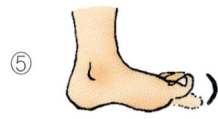

【해설】① : 족배굴곡(20°), ② : 족저굴곡(45~50°), ③ : 내번(40~50°), ④ : 외번(15~20°), ⑤ : 발가락의 신전(35~60°)

030 무릎의 능동적 관절 범위 운동에서 신전에 해당되는 그림은?

① 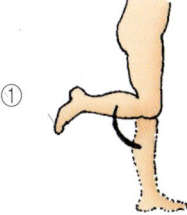 ②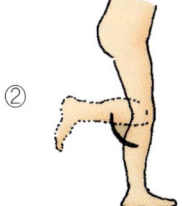

③ 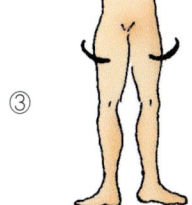 ④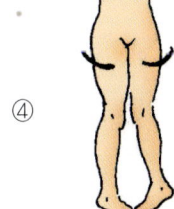

⑤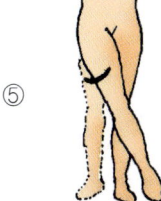

【해설】① : 굴곡(120~130°), ② : 신전(120~130°), ⑤ : 고관절의 내전(20~30°)

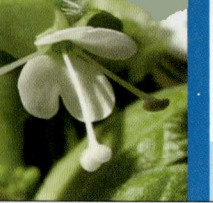

Testing

실기

031 발가락의 능동적 관절 범위 운동에서 외전에 해당되는 것은?

① 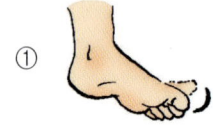　　②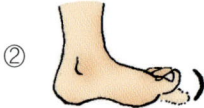

③ 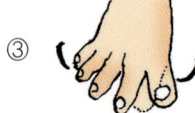　　④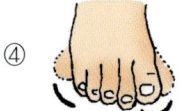

⑤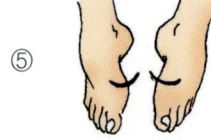

(문제 31~40번 동영상 강의)

【해설】① : 굴곡(35~60°), ② : 신전(35~60°), ③ : 외전(0~15°), ④ : 내전(0~15°), ⑤ : 발목의 내번(40~50°)

032 팔꿈치의 능동적 관절 범위 운동에서 신전에 해당되는 그림은?

① 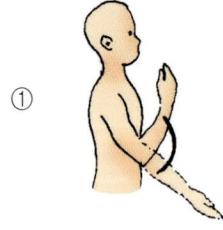　　②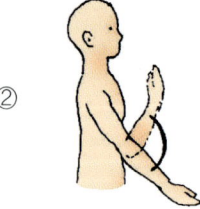

③ 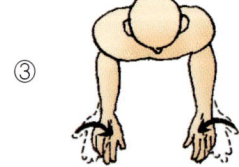　　④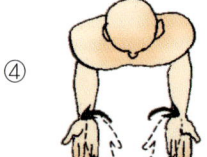

⑤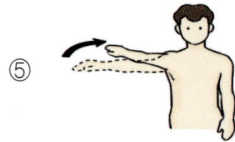

【해설】① : 굴곡(150°), ② : 신전(150°), ③ : 전완의 회내(70~90°), ④ : 전완의 회외(70~90°), ⑤ : 어깨의 수평외전(30~45°)

033 손목의 능동적 관절 범위 운동에서 과신전에 해당되는 그림은?

Basic Skills for Nursing Practice
Nursing Examination

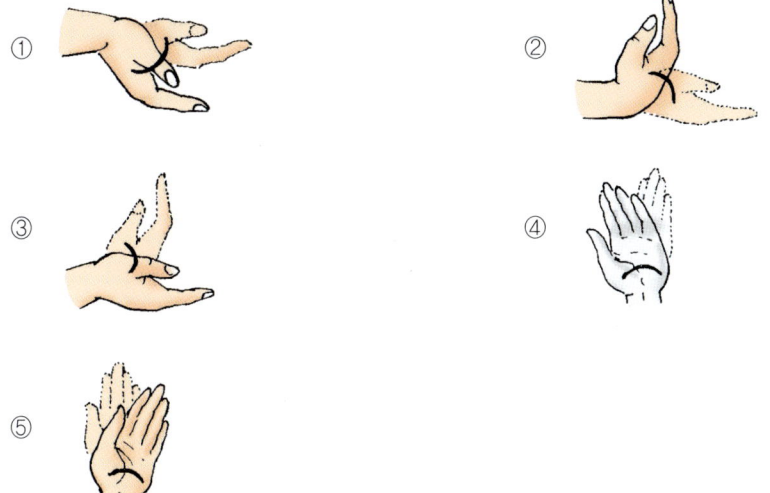

【해설】① : 과신전(70~90°), ② : 굴곡(80~90°), ③ : 신전(80~90°), ④ : 외전(0~20°), ⑤ : 내전(0~20°)

034 엄지손가락의 능동적 관절 범위 운동에서 외전에 해당되는 그림은?

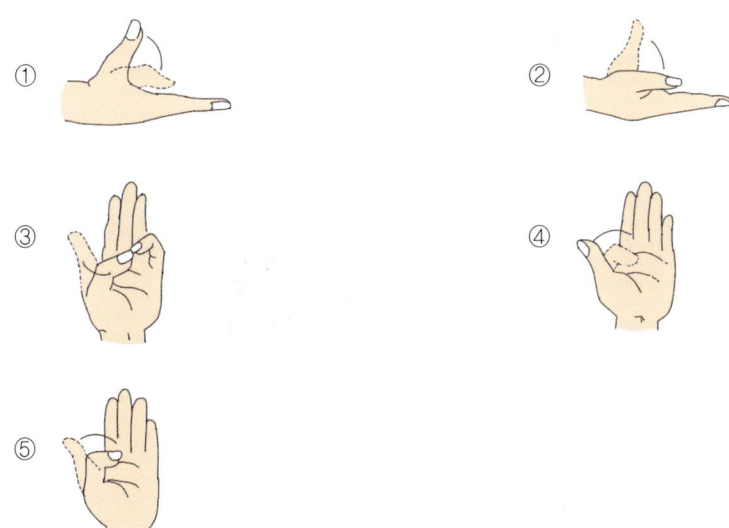

【해설】① : 외전(30°), ② : 내전(30°), ③ : 대립, ④ : 신전(90°), ⑤ : 굴곡(90°)

035 신체 부위별 관절 운동에서 척주의 측면 굴곡에 해당되는 그림은?

Testing

실기

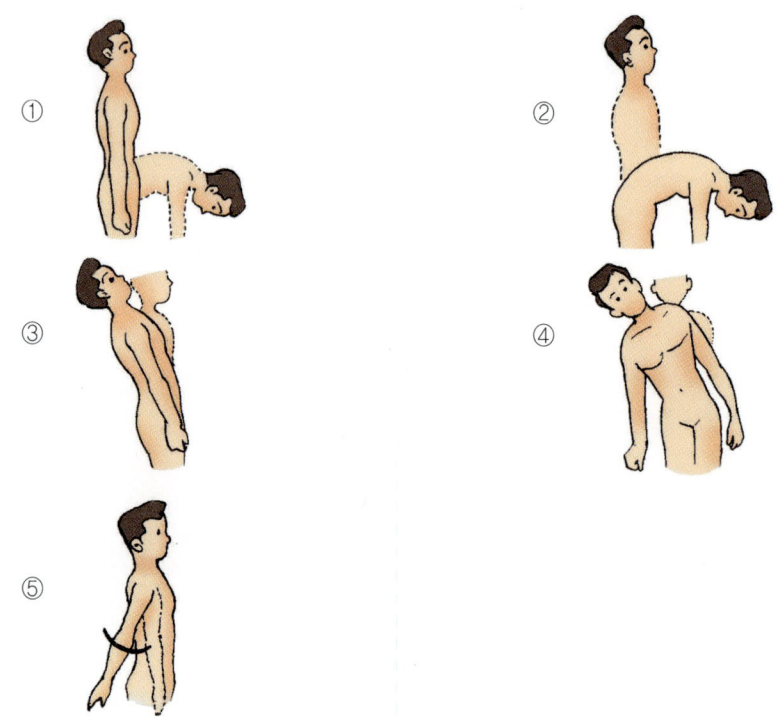

【해설】① : 신전(70~90°), ② : 굴곡(70~90°), ③ : 과신전(20~30°), ④ : 측면굴곡(35°), ⑤ : 어깨의 과신전(50°)

036 간호조무사가 물건을 양손으로 들어 올려 이동시킬 때 신체적 손상을 예방하기 위한 자세로 옳은 것은?

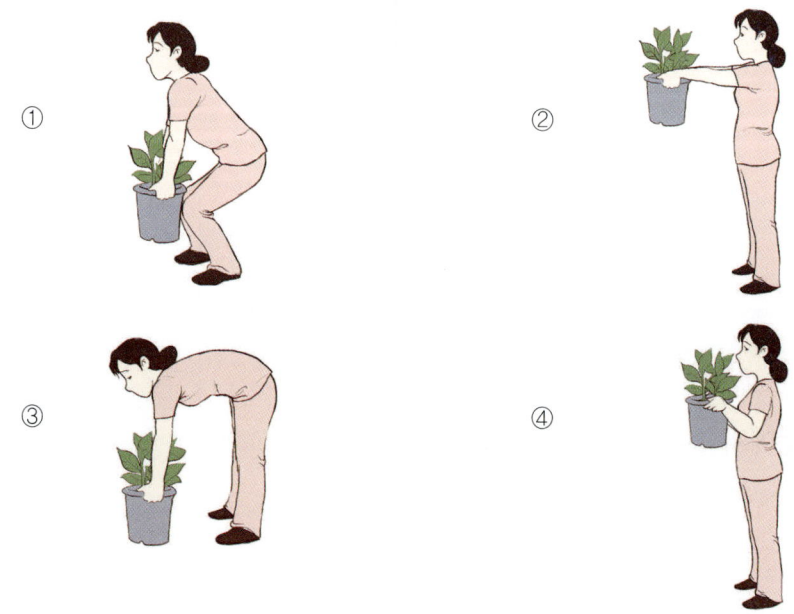

Basic Skills for Nursing Practice
Nursing Examination

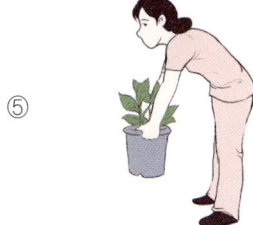

⑤

【해설】간호조무사가 물건을 양손으로 들어 올릴 때의 자세
- 허리를 펴고 무릎을 굽혀 몸의 무게중심을 낮추고 지지면을 넓힌다.
- 무릎을 펴서 들어 올린다.
- 물건을 든 상태에서 방향을 전환 시 허리를 돌리지 않고 발을 움직여 조절한다.
- 물체는 최대한 몸 가까이 위치하도록 하여 들어 올린다.
- 허리가 아닌 다리를 펴서 들어 올린다.

037 대상자를 옆으로 눕히려 할 때 순서로 옳은 것은?

가.
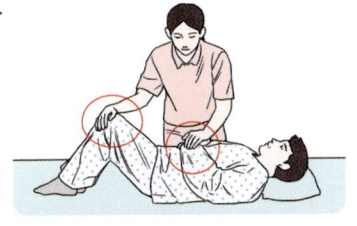

나.
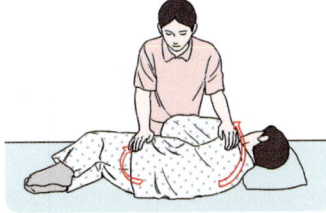

다.
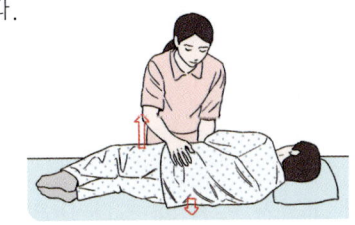

라.
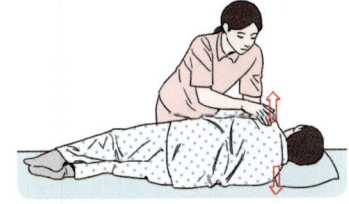

① 가-나-다-라
③ 다-라-가-나
⑤ 라-다-나-가

② 나-라-가-다
④ 라-가-나-다

【해설】대상자 옆으로 돌려 눕히는 순서 : 무릎을 세우고 팔을 가슴 위에 놓기 → 간호조무사로부터 먼 쪽에 있는 환자의 어깨나 팔꿈치를 한 손으로 잡고 다른 한 손으로 반대편 엉덩이 부분이나 무릎 밑을 잡는다. → 엉덩이를 뒤로 이동시키고 아래쪽 어깨를 살짝 뒤로 움직여 대상자를 간호조무사 쪽으로 돌려 눕힌다.

038 환자를 침상에 앉히고자 하는데, 환자의 상태가 전혀 협조할 수 없는 경우이다. 이때 환자를 침상에 앉히는 방법으로 옳은 것은?

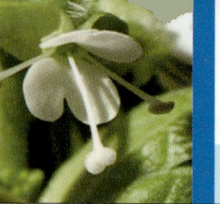

Testing

실기

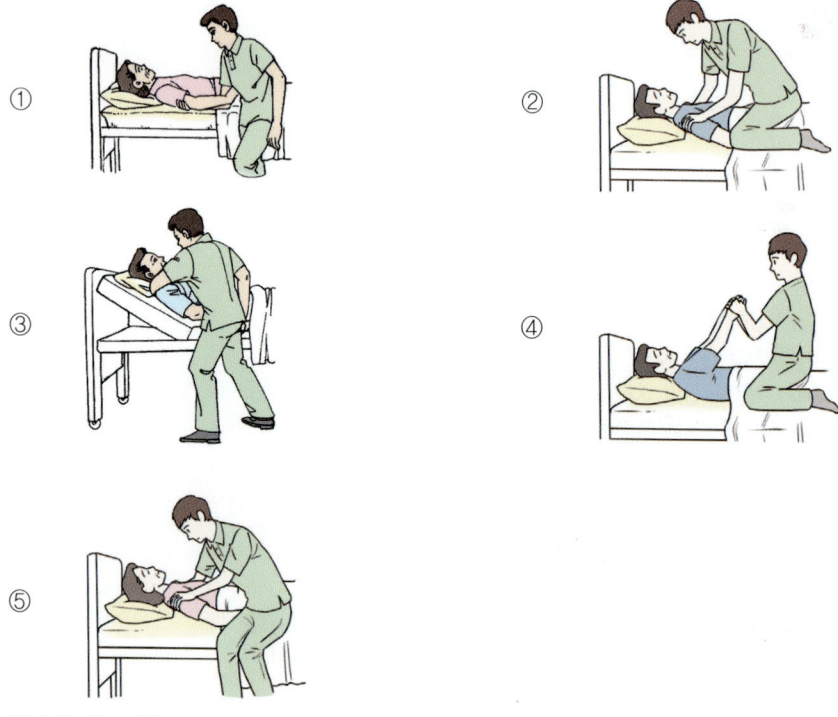

【해설】 침상에 앉는 것을 돕는 법
- 환자에게 수행 절차를 설명한다.
- 앙와위 또는 세미파울러 체위(Semi-Fowler position)를 해준다.
- 간호조무사는 환자를 향해 두 발을 비껴 벌려 기저면을 넓힌다.
- 환자가 협조할 수 있는 경우라면 환자에게 무릎을 구부리게 하고 서로 양팔을 붙잡는다. 간호조무사는 환자를 들 때 팔꿈치를 침대에 댄다.
- 환자가 협조할 수 없으면 환자의 양 어깨 사이에 한 쪽 손을 넣고 다른 손은 침대를 잡는다.
- 간호조무사는 뒷다리에 체중을 이동하고 엉덩이를 내리면서 무릎을 구부려 환자를 일으켜 앉힌다.

039 협조할 수 있는 와상 환자가 침대 발치 쪽으로 미끄러져 내려가 있을 때 침대 머리 쪽으로 이동시키는 방법으로 옳은 것은?

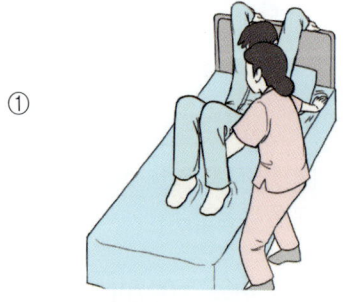

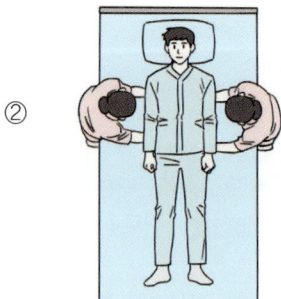

Basic Skills for Nursing Practice
Nursing Examination

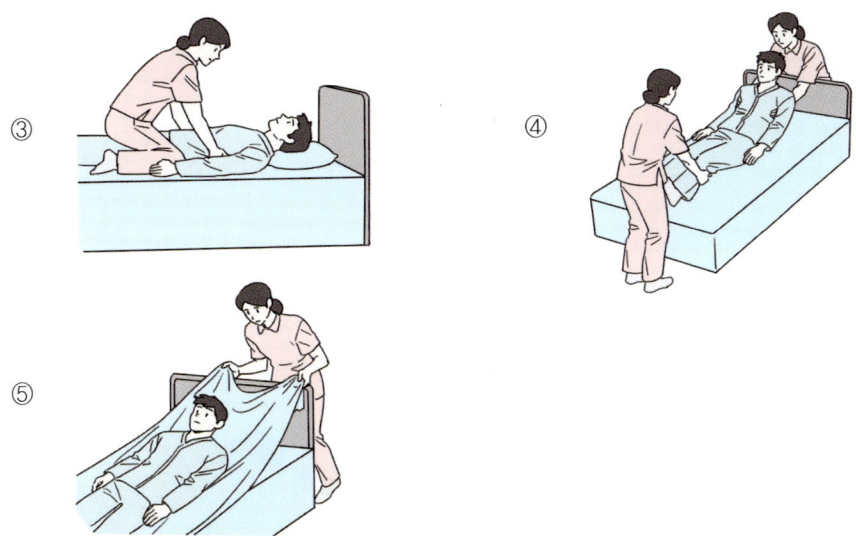

【해설】 대상자가 침대 아래(발)쪽으로 미끄러져 내려가 있을 때 옮기는 순서
- 침대 매트를 수평으로 눕히고 베개를 머리 쪽에 옮긴다.
- 대상자가 협조를 할 수 있는 경우 : 대상자가 침대 머리 쪽 난간을 잡게 한 후 간호조무사는 대상자의 대퇴 아래에 한쪽 팔을 넣고 나머지 한팔은 침상 면을 밀며 신호를 하여 대상자와 같이 침상 머리 쪽 방향으로 움직인다.
- 대상자가 협조를 할 수 없는 경우 : 침상 양편에 한 사람씩 마주 서서 한쪽 팔은 머리 밑으로 넣어 어깨와 등 밑을, 다른 팔은 둔부와 대퇴를 지지하도록 하여 신호에 맞춰 두 사람이 동시에 대상자를 침대머리 쪽으로 옮긴다.
- 불편한 곳이 있는지 확인하고, 바르게 하여 준다.(침대 커버와 옷이 구겨져 있는지, 팔의 위치와 찰과상 등)

040 협조할 수 없는 와상 환자가 침대 발치 쪽으로 미끄러져 내려가 있을 때 침대 머리 쪽으로 이동시키는 방법으로 옳은 것은?

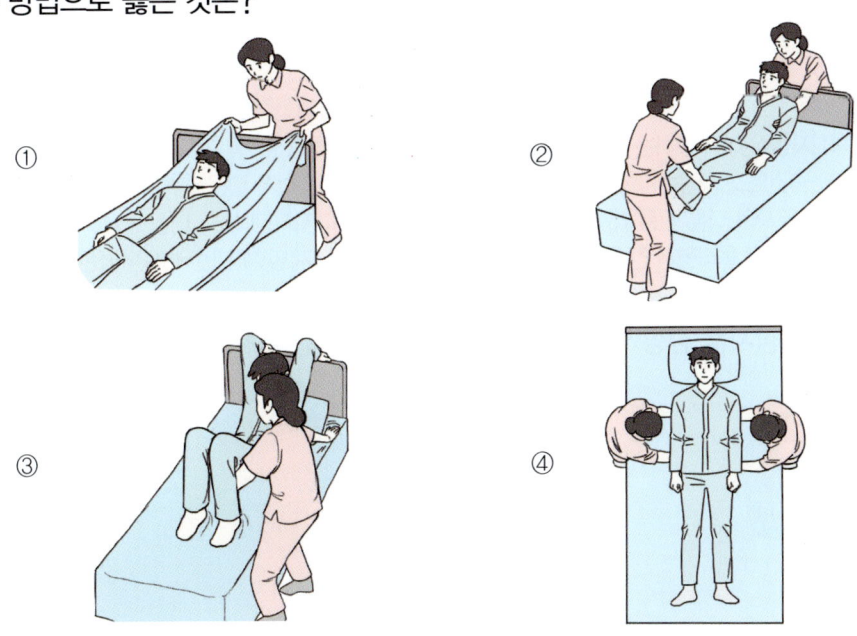

Testing

실기

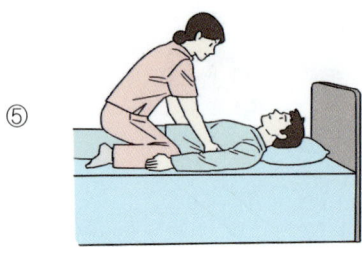

【해설】 문제 39번 해설 참조

041 사지마비 대상자를 침상에서 일어나 앉히는 순서로 옳은 것은?

가.
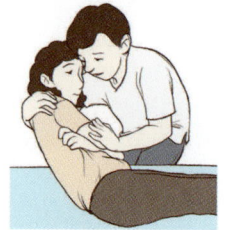

나.
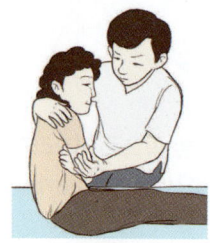

다.
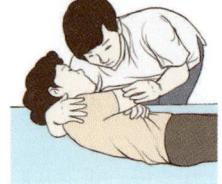

라.
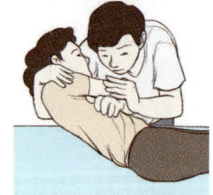

① 가-나-다-라
② 나-가-라-다
③ 나-라-다-가
④ 다-라-가-나
⑤ 라-가-다-나

(문제 41~48번 동영상 강의)

【해설】 사지마비 대상자를 일어나 앉히는 방법 : 간호조무사는 대상자를 향하여 가까이 서고 대상자의 마비된 양손은 가슴 위에 올려 놓는다. → 간호조무사는 한쪽 팔을 대상자의 목 밑을 받쳐 깊숙하게 넣은 후 손바닥으로 반대쪽 어깨 밑을 받쳐 준다. → 간호조무사의 다른 손은 대상자의 가슴 위에 올려진 손을 지지한다. → 대상자 어깨 밑에 위치한 손바닥으로 대상자의 상체를 밀어 올리면서 간호조무사 쪽으로 몸통을 돌려 일으켜 앉힌다.(먼저 돌아 눕힌 후 앉힐 수도 있다.)

042 오른쪽 편마비 대상자를 침상 밖으로 일으켜 세울 때 앞에서 보조하는 경우로 옳은 것은?

①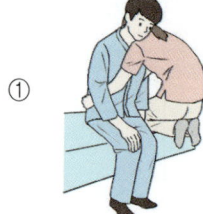

②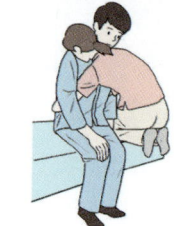

Basic Skills for Nursing Practice
Nursing Examination

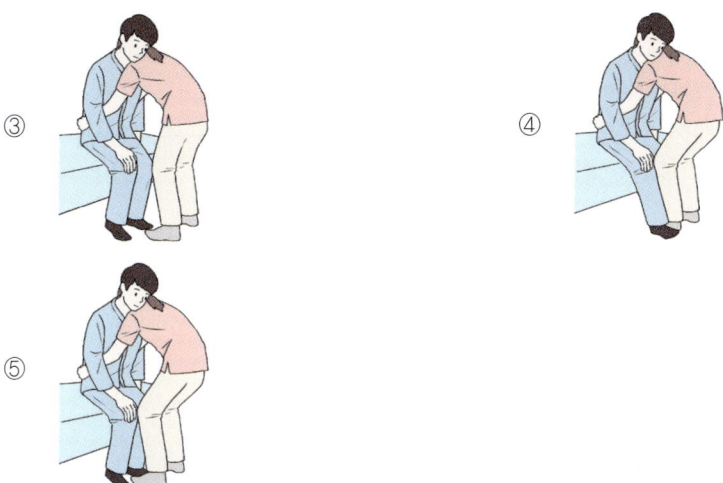

【해설】 편마비 대상자를 일으켜 세울 때 앞에서 보조하는 경우의 순서 : 대상자는 침대에 가볍게 걸터앉아 발을 무릎보다 살짝 안쪽으로 옮겨 준다. → 간호조무사는 자신의 무릎으로 대상자의 마비된 쪽 무릎 앞쪽에 대고 지지하여 준다. → 양손은 허리를 잡아 지지하고 대상자 상체를 앞으로 숙이며 천천히 일으켜 세운다. → 대상자가 좀 더 많은 보조가 필요하다면 간호조무사의 어깨로 대상자의 가슴(어깨 앞 쪽)을 지지하여 상체를 펴는 데 도움을 줄 수 있다. → 대상자가 완전하게 양 무릎을 펴고 선 자세를 취하면 간호조무사는 앞쪽으로 넘어지지 않도록 선 자세에서 균형을 잡을 수 있을 때까지 잡아 준다.

043 왼쪽 편마비 대상자를 침상 밖으로 일으켜 세울 때 옆에서 보조하는 경우로 옳은 것은?

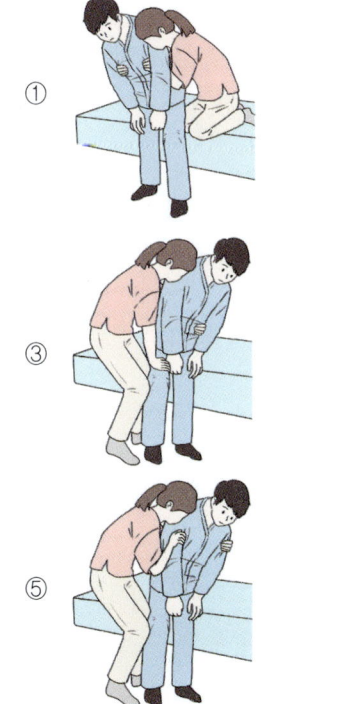

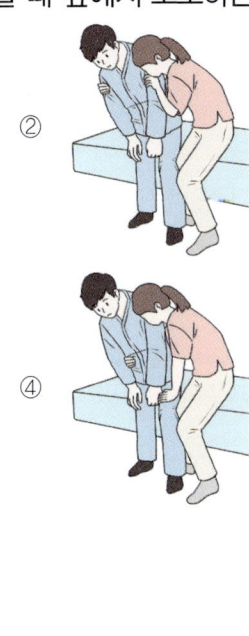

Testing

실기

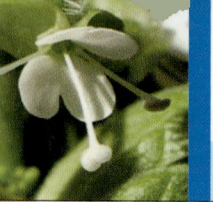

【해설】편마비 대상자를 옆에서 보조하여 일으켜 세우는 순서 : 대상자를 침대 끝에 앉혀 양발을 무릎보다 조금 뒤쪽에 놓는다. → 간호조무사는 대상자의 마비된 쪽에 가까이 위치하고, 발을 대상자의 마비된 발 바로 뒤에 놓는다. → 간호조무사는 한 손으로 대상자의 마비된 대퇴부를 지지하고, 다른 한 손은 대상자의 반대쪽 허리를 부축하여 천천히 일으켜 세운다. → 대상자가 양쪽 무릎을 펴서 일어서면 대퇴부에 있던 손을 대상자의 가슴 부위로 옮겨 대상자가 상체를 펴서 자세가 안정될 수 있도록 한다.

044 오른쪽 편마비 대상자를 침대 위에서 일어나 앉힐 때의 방법으로 옳은 것은?

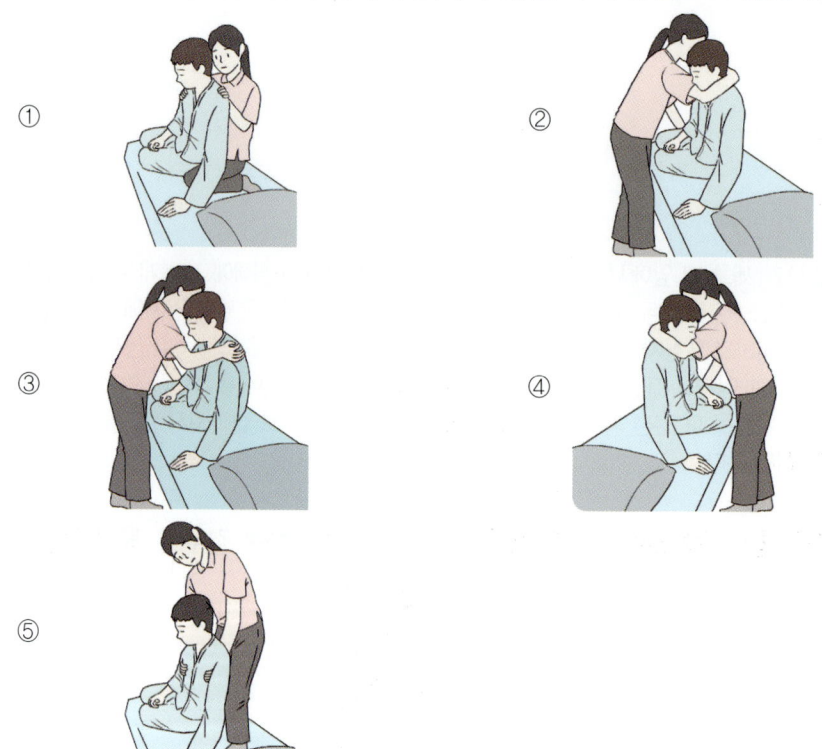

【해설】편마비 대상자를 침상에서 일어나 앉히는 순서 : 일어나는 것에 대해 설명한다. → 간호조무사는 대상자의 건강한 쪽에 선다. → 대상자의 마비된 손을 가슴 위에 올려 놓는다. → 대상자의 양쪽 무릎을 굽혀 세운 후 어깨와 엉덩이 또는 넙다리를 지지하여 간호조무사 쪽으로(마비 측이 위로 오게) 돌려 눕힌다. → 간호조무사의 팔을 대상자의 목 밑에 넣어 손바닥으로 등과 어깨를 지지하고, 반대 손은 엉덩이 부분(넙다리)을 지지하여 일으켜 앉힌다. → 이때 대상자는 건강한 손을 짚고 일어날 수 있도록 한다.

045 대상자를 침상가에 걸터 앉게 하는 방법으로 옳은 것은?

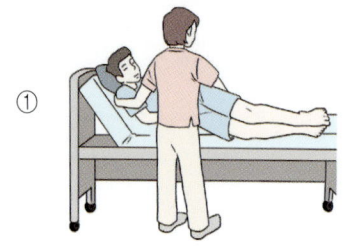
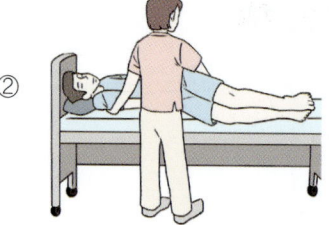

Basic Skills for Nursing Practice
Nursing Examination

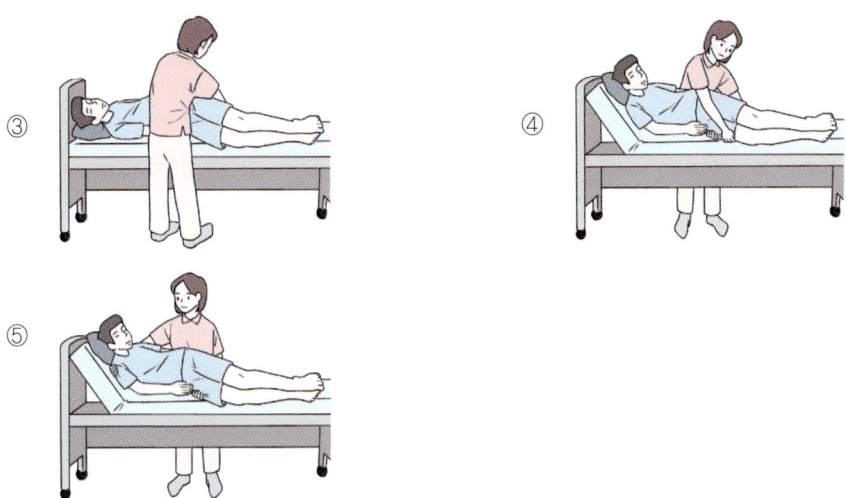

【해설】 침상가로 이동시키거나 앉도록 돕는 법 : 환자에게 수행 절차를 설명한다. → 환자를 똑바로 눕게 하고 침대 머리를 45° 정도 올린다. → 간호조무사는 이동하려는 쪽에 서서 발을 벌리고 한 발을 앞으로 놓는다. → 환자 가까이 서서 돌아 눕히는 방법에 따라 환자를 돌아 눕힌다. → 침대 끝에 환자의 발과 다리가 오도록 다리를 모은다. → 상반신을 이동시킬 때는 환자의 어깨 밑에, 하반신을 이동시킬 때는 환자의 허리와 대퇴부에 팔을 놓는다. → 체중을 뒷다리에 이동하면서 환자의 다리를 침대가로 끌어내린다. → 환자의 두 팔을 쓰러지지 않도록 침상을 짚게 한다. → 환자가 균형을 유지할 때까지 지지해 준다.

046 왼쪽 다리가 마비된 환자를 휠체어에 태울 때 올바른 휠체어 위치로 옳은 것은?

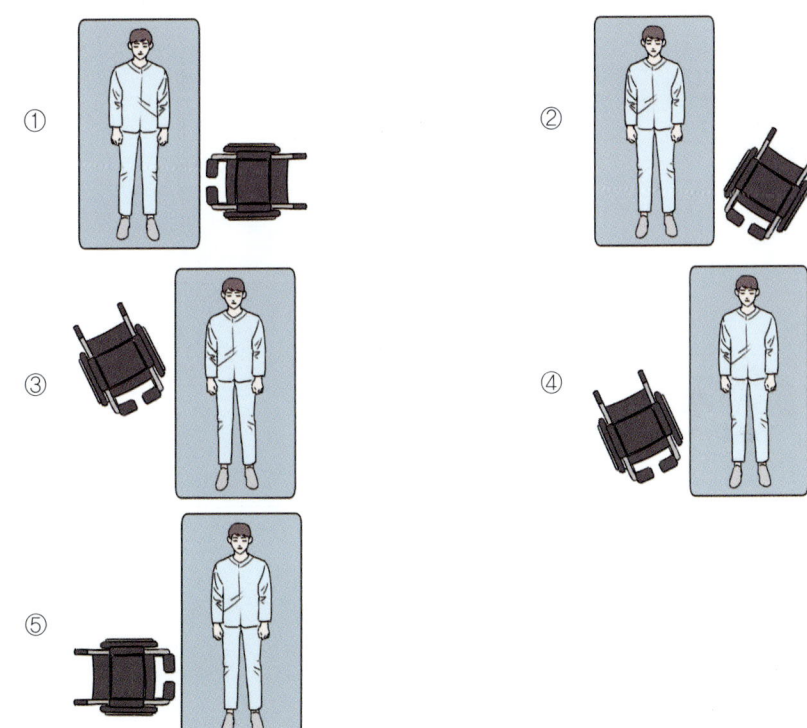

Testing

실기

【해설】 **침상에서 휠체어로의 이동 방법** : 침상 가까이에 휠체어를 놓는다. 편마비 대상자의 경우, 건강한 쪽에 휠체어를 두고, 침대 난간에 빈틈없이 붙이거나 30~45° 비스듬히 붙인다. 옮기는 동안 대상자가 다치지 않도록 휠체어를 고정하고, 발 받침대는 올려 두도록 한다.

047 오른쪽 편마비 대상자를 바닥에서 휠체어로 옮길 때 휠체어를 놓는 위치로 옳은 것은?

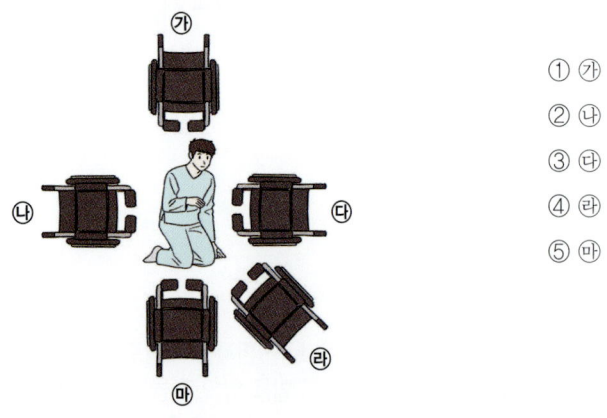

① 가
② 나
③ 다
④ 라
⑤ 마

【해설】 **대상자를 바닥에서 휠체어로 옮기는 순서** : 대상자 가까이에 휠체어를 가져와 잠금장치를 잠근다. 대상자는 바닥에 무릎을 대고 한 손으로 준비한 휠체어를 잡게 한다. → 대상자 양쪽 무릎을 바닥에 지지한 상태로 무릎을 꿇고 엉덩이를 들어 허리를 편다. → 간호조무사는 대상자 뒤에서 한 손으로 허리를 잡아주고 한 손은 어깨를 지지하여 준다. → 대상자 건강한 쪽 무릎을 세워 천천히 일어나도록 도와주어 휠체어에 앉힌다.

048 왼쪽 편마비 대상자를 침대로 이동할 때 휠체어 위치로 옳은 것은?

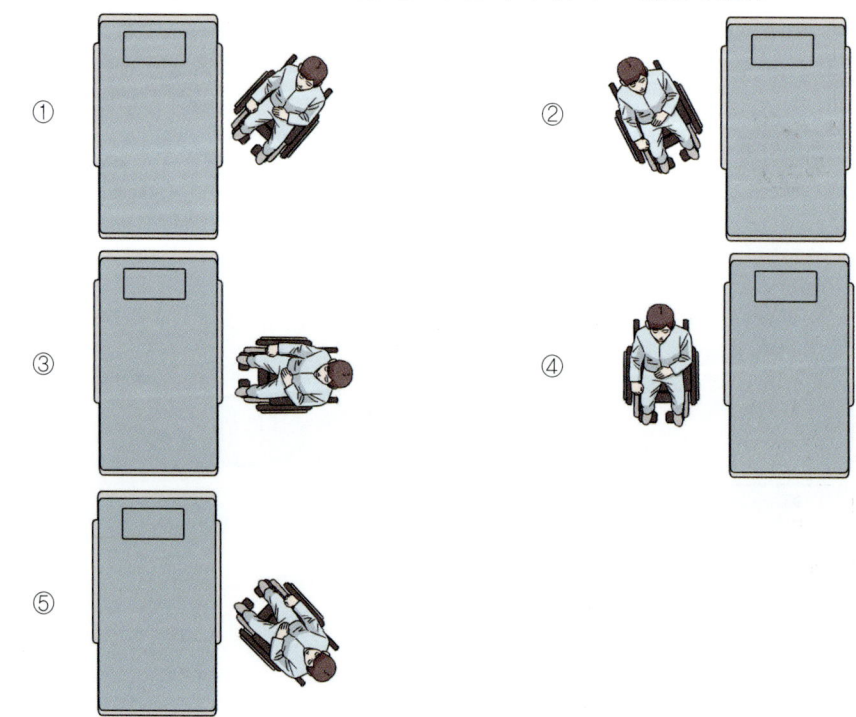

【해설】 휠체어에서 침대로 옮기기
- 대상자의 건강한 쪽이 침대와 붙여서 평행이 되도록(또는 30~45° 비스듬히) 휠체어를 두고 잠금장치를 잠근다.
- 휠체어 발 받침대를 올리고, 발을 바닥에 내려놓아 대상자 발이 바닥을 지지하게 한다.

049 오른쪽 편마비 환자를 침대에서 휠체어로 이동시킬 때의 방법으로 옳은 것은?

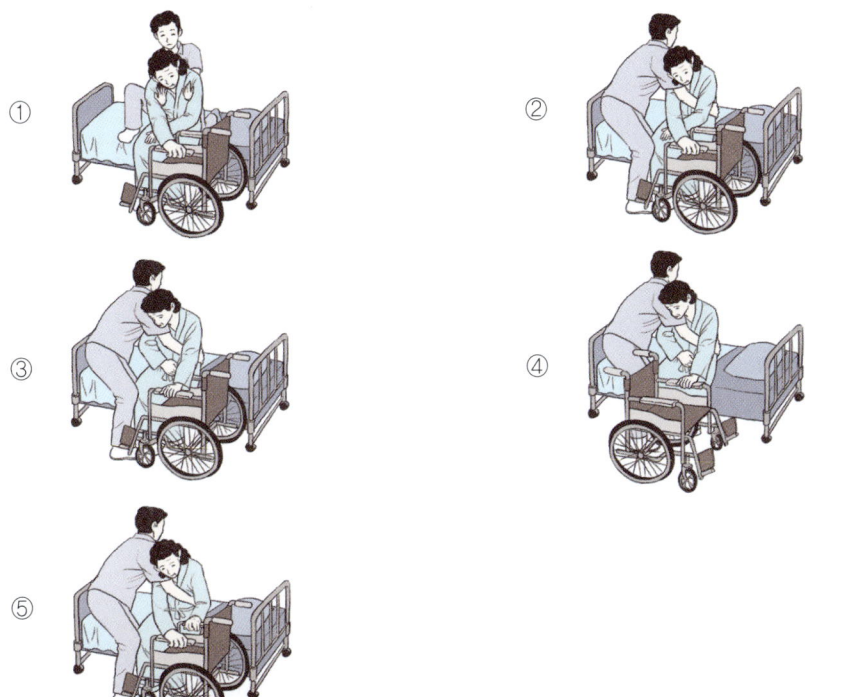

(문제 49~55번 동영상 강의)

【해설】 침대에서 휠체어로 옮기는 방법
- 대상자에게 휠체어로 옮겨 앉는 것에 대하여 설명을 한다.
- 대상자의 건강한 쪽 침대난간에 붙인(또는 30~45° 비스듬히 놓은) 다음 반드시 잠금장치를 잠근다.
- 발 받침대는 다리가 걸리지 않도록 젖혀 놓는다.
- 대상자의 양발이 휠체어 앞쪽 바닥을 지지하도록 한다.
- 간호조무사의 무릎으로 대상자의 마비 측 무릎을 지지하여 준다.
- 대상자가 건강한 쪽 손으로 고정된 휠체어 팔걸이를 잡도록 한다.
- 간호조무사 쪽으로 허리를 굽히면서 양발을 축으로 하여 몸을 회전시켜 휠체어에 앉힌다.("일어섭니다. 또는 하나, 둘, 셋" 등의 말을 한다.)
- 대상자의 뒤에서 겨드랑이 밑으로 간호조무사의 손을 넣어 의자 깊숙이 앉힌다.(또는 상체와 골반을 좌·우 교대로 기울여 엉덩이를 교대로 옮긴다.)
- 앉은 후 발 받침대를 펴고 발을 받침대에 올려 놓는다.
- 대상자를 옮길 때 휠체어 위치를 잘못하면, 낙상을 당할 수 있으니 주의한다.

050 오른쪽 편마비 환자를 휠체어에서 바닥으로 옮길 때의 그림으로 옳은 것은?

Testing

실기

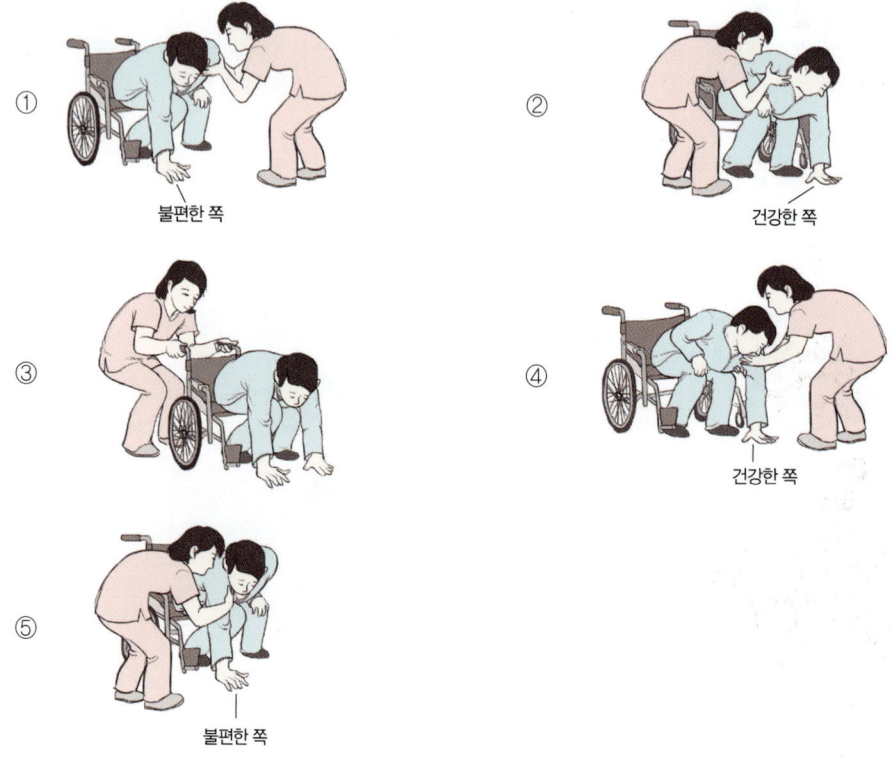

【해설】 휠체어에서 바닥으로 옮기기
- 휠체어의 잠금장치를 잠그고 발 받침대를 올려 발을 바닥에 내려 놓는다.
- 간호조무사는 대상자의 마비 측 옆에서 어깨와 몸통을 지지해 준다.
- 대상자는 건강한 손으로 바닥을 짚고 건강한 다리에 힘을 주어 바닥에 내려 앉는다.
- 간호조무사는 대상자가 이동하는 동안 상체를 지지하여 준다.

051 두 사람이 사지마비 대상자를 침대에서 침대로 옮기고자 할 때의 방법으로 옳은 것은?

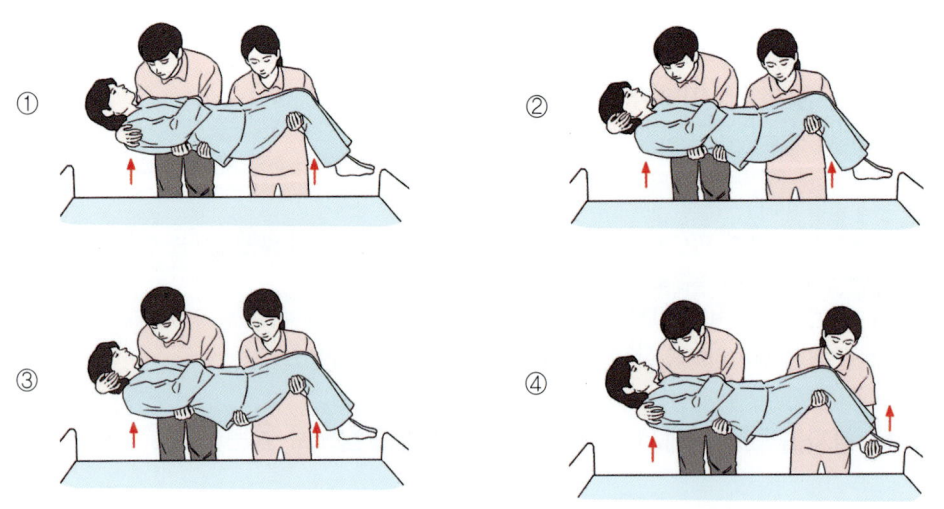

Basic Skills for Nursing Practice
Nursing Examination

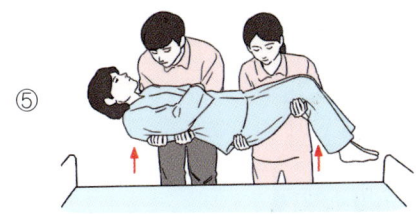

【해설】 두 사람이 대상자를 침대에서 침대로 이동 시 순서 : 대상자의 두 팔을 가슴에 모아 준다. → 대상자의 두 다리를 모으고 무릎을 세운다. → 한 사람은 대상자의 어깨와 다른 팔은 허리 쪽에 넣고 지지한다. → 다른 한 사람은 한 팔을 대상자의 허리 아래를 지지하고 한 팔은 두 무릎 밑을 지지한다. → 두 사람이 호흡을 맞추어 들어 올린다.

052 세 사람이 침상에 누워 있는 대상자를 이동차로 옮기고자 할 때의 방법으로 옳은 것은?

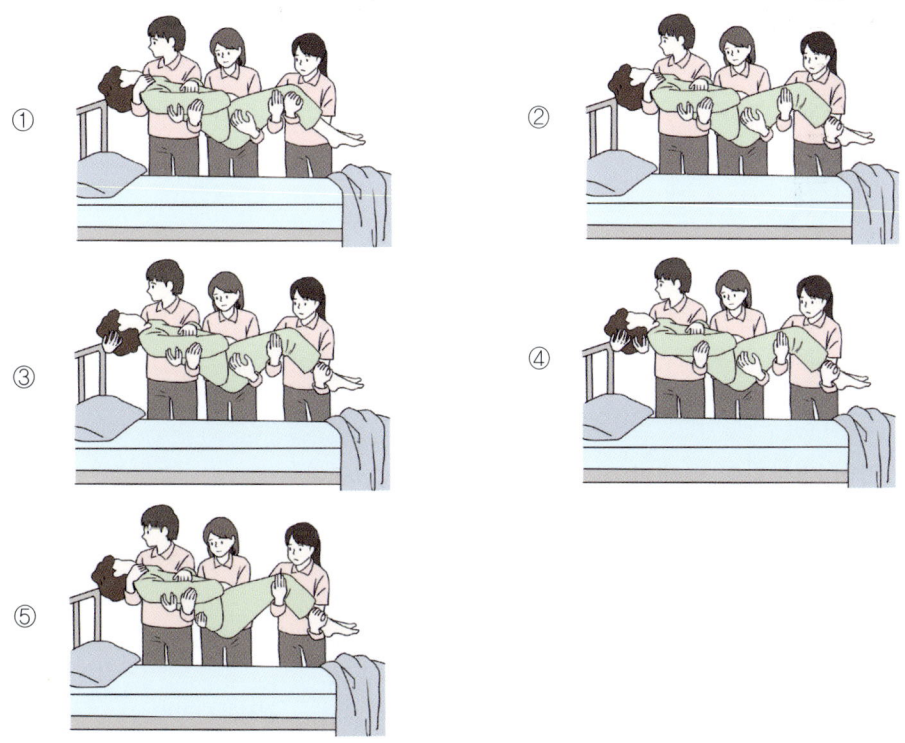

【해설】 세 사람이 대상자를 침대에서 이동차로 이동 시 순서 : 환자에게 수행 절차를 설명한다. → 이동차의 바퀴를 고정시켜 둔다. → 환자를 옮기는 세 간호조무사는 침상 옆에서 환자를 향하여 서고 환자의 양팔을 가슴 위에 포개 놓는다. → 첫번째 간호조무사는 머리와 목, 가슴 상부에 양팔을 넣고, 두번째 간호조무사는 가슴 하부와 엉덩이 부분에, 세번째 간호조무사는 대퇴와 다리에 양팔을 넣어 대상자의 반대편 쪽에 손이 나오도록 한다. 이때 운반자는 몸을 최대한 환자에 가깝게 하고 무릎을 굽힌 자세를 취하여 환자를 침상가로 옮긴다.

053 오른쪽 편마비 대상자를 간호조무사가 보행차로 이동시키는 방법으로 옳은 것은?

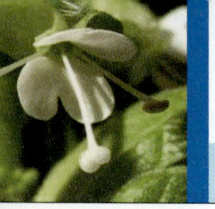

Testing

실기

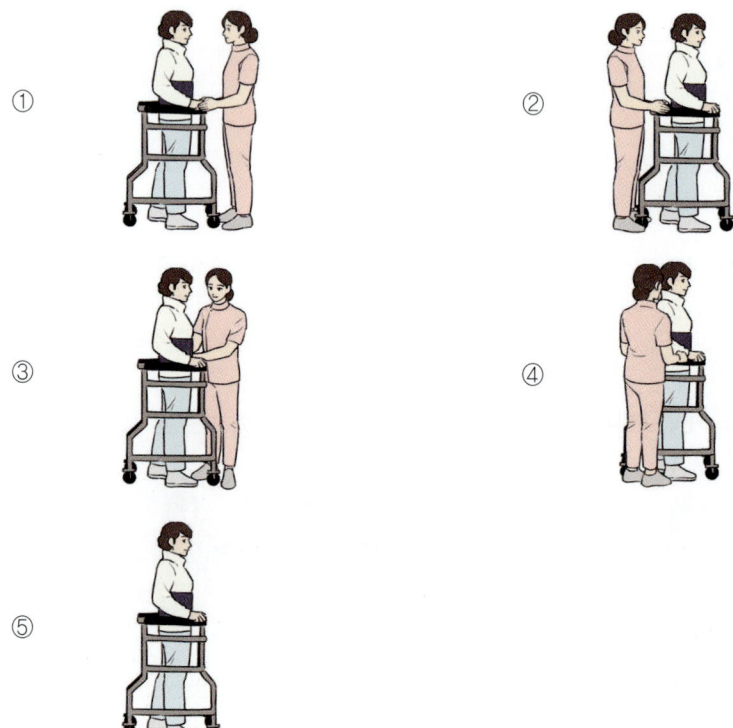

【해설】 한쪽 다리만 약한 대상자의 보행기 사용법 : 약한 다리와 보행기를 함께 앞으로 한 걸음 정도 옮긴다. → 일단 체중을 보행기와 손상된 다리 쪽에 의지하면서 건강한 다리를 앞으로 옮긴다. → 간호조무사는 대상자의 뒤쪽에 서서 보행 벨트를 잡고 걷는다.

054 한쪽 다리만 약한 대상자의 보행기 이동 방법으로 옳은 것은?

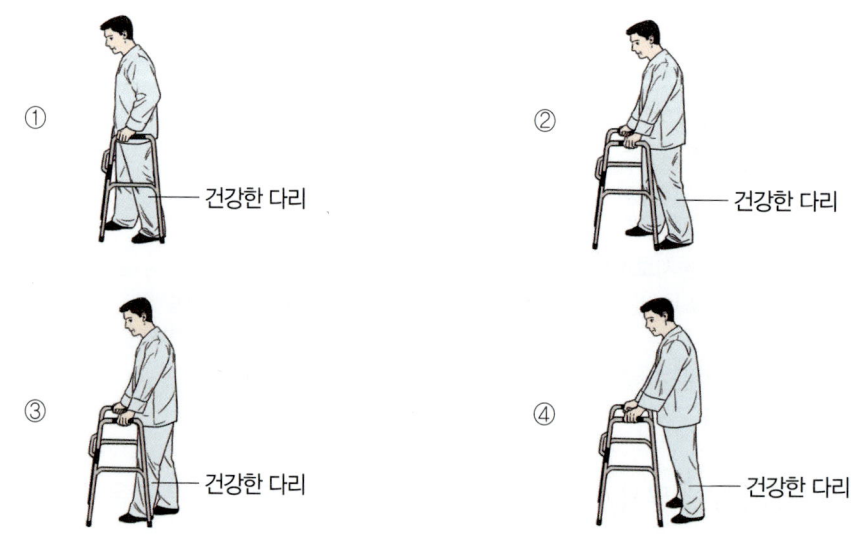

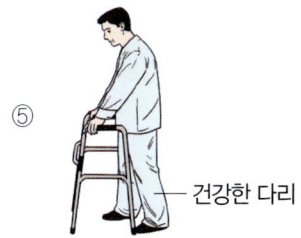
⑤ — 건강한 다리

【해설】 문제 53번 해설 해설 참조

055 왼쪽 편마비가 있는 대상자의 지팡이 사용 시 옳은 것은?

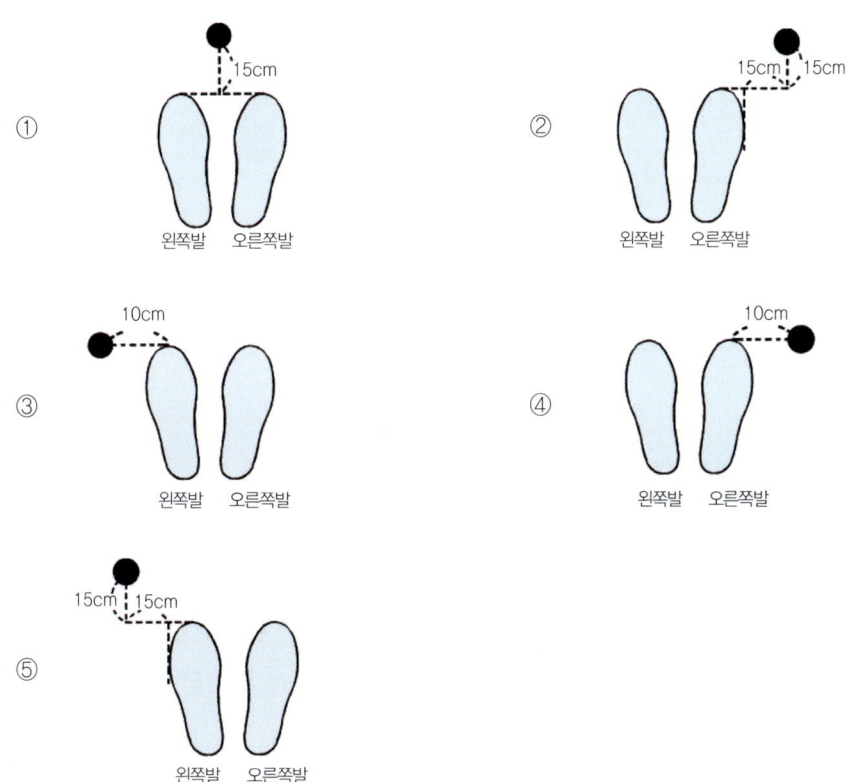

【해설】 지팡이 평지 보행 방법 : 지팡이 종류를 확인한다. 지팡이의 고무 받침이 닳지 않았는지, 손잡이가 안전한지를 확인한다. → 미끄러지지 않는 양말과 신발을 신도록 돕는다. → 낙상의 위험이 있는 물건을 치운다. → 대상자의 건강한 쪽 손으로 지팡이를 잡고 선다. → 대상자의 발 앞 15cm, 옆 15cm 지점에 지팡이 끝을 놓는다. → 마비 측 다리를 앞으로 옮겨 놓는다. → 건강한 쪽 다리를 옮겨 놓는다.

Testing
실기

056 지팡이를 사용하지 않는 오른쪽 손상 환자를 1인이 부축해서 이동하는 방법으로 옳은 것은?

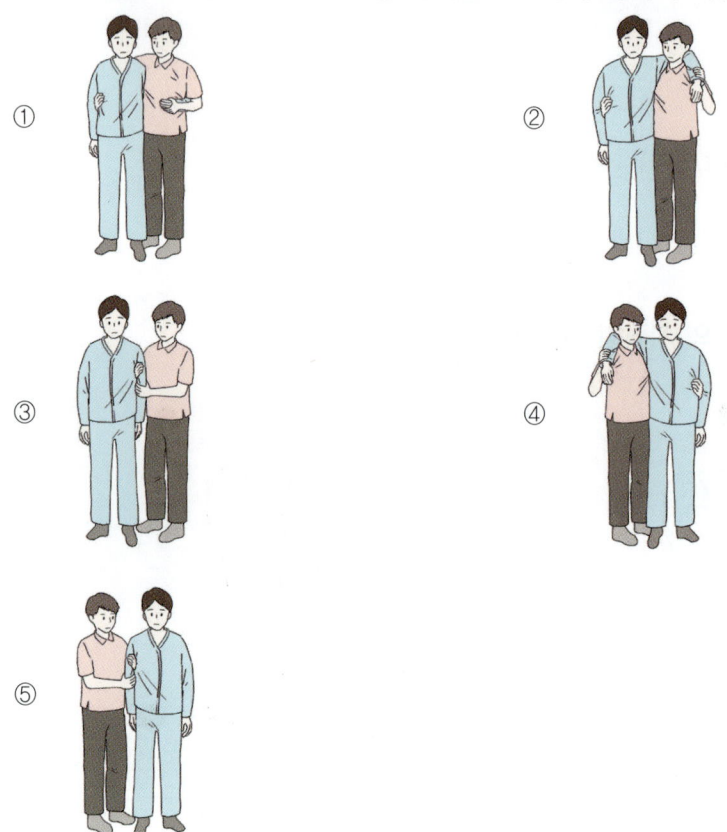

【해설】편마비가 아닌 일반 손상 환자 부축하기 : 간호조무사는 대상자의 손상되지 않은 쪽에 서서 대상자의 손상되지 않은 쪽(건강한) 팔을 간호조무사의 어깨에 걸치게 하고 대상자의 손목을 잡고 이동한다.

057 지팡이 보행 시 오른쪽 다리가 불편한 대상자가 평지를 갈 때 순서로 옳은 것은?

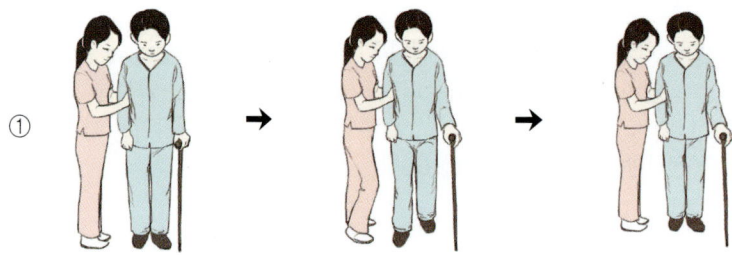

Basic Skills for Nursing Practice
Nursing Examination

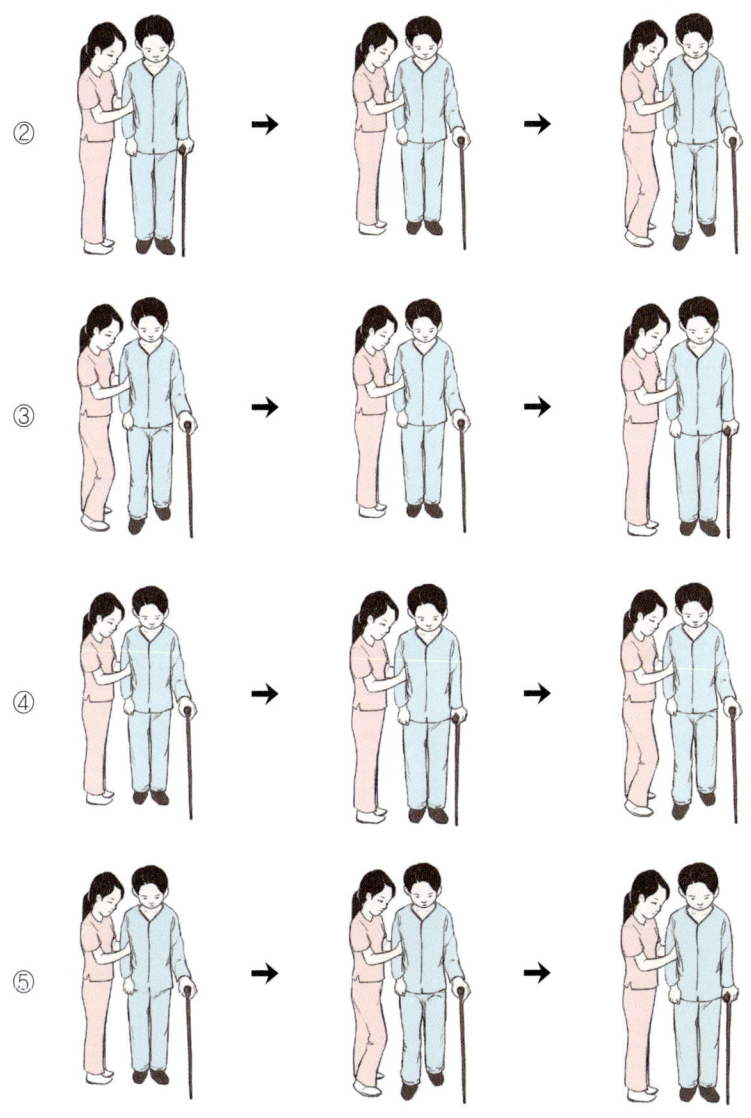

(문제 57~64번 동영상 강의)

【해설】 지팡이 보행
- 평지를 이동하거나 계단을 내려갈 때 : 지팡이 → 마비된 다리 → 건강한 다리
- 계단을 오를 때 : 지팡이 → 건강한 다리 → 마비된 다리

058 왼쪽 편마비 대상자의 지팡이 이용 보행 돕기로 옳은 것은?

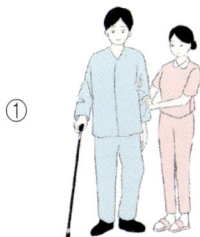 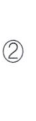 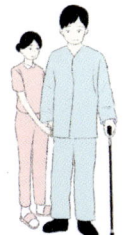

Testing

실기

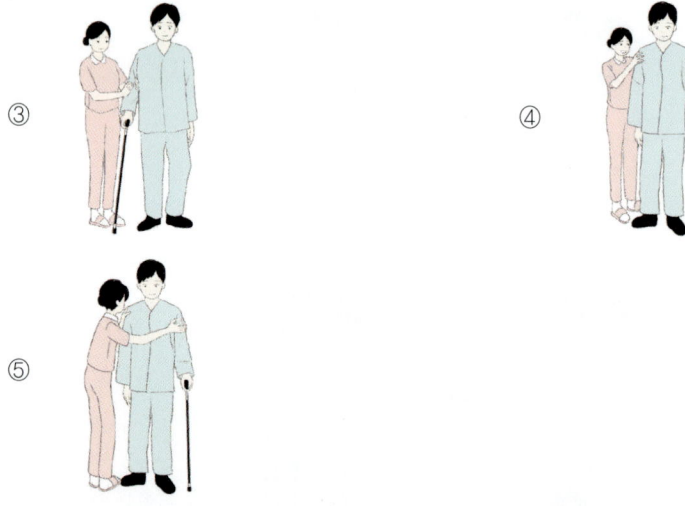

【해설】지팡이 이용 보행 돕기(옆에서 보조) : 간호조무사는 지팡이를 쥐지 않은 옆쪽에 위치하여 겨드랑이에 손을 넣어 대상자가 넘어지지 않도록 잡고 대상자와 호흡을 맞춰 보행한다.

059 오른쪽 편마비 대상자가 지팡이를 이용하여 계단을 오를 때의 순서로 옳은 것은?

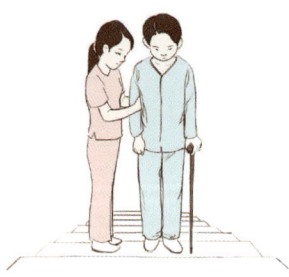

① 지팡이 → 왼쪽 다리 → 오른쪽 다리
② 왼쪽 다리 → 지팡이 → 오른쪽 다리
③ 오른쪽 다리 → 지팡이 → 왼쪽 다리
④ 지팡이 → 오른쪽 다리 → 왼쪽 다리
⑤ 왼쪽 다리 → 오른쪽 다리 → 지팡이

【해설】편마비 대상자가 지팡이를 이용하여 계단을 오를 때의 순서 : 지팡이 → 건강한 다리 → 마비된 다리 순서로 이동한다.

060 지팡이 보행 시 왼쪽 편마비 대상자가 평지를 걸어갈 때의 순서로 옳은 것은?

가. 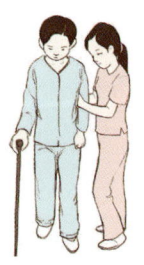   나. 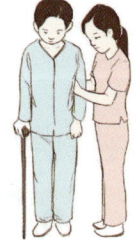   다.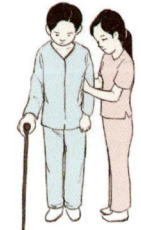

① 가-나-다　　　　　　② 가-다-나
③ 나-가-다　　　　　　④ 다-가-나
⑤ 다-나-가

Basic Skills for Nursing Practice
Nursing Examination

【해설】 지팡이 보행 시 왼쪽 편마비 대상자가 평지를 걸어갈 때의 순서 : 지팡이 → 마비된 다리 → 건강한 다리

061 오른쪽 편마비 환자가 지팡이를 이용하여 계단을 내려갈 때의 순서로 옳은 것은?

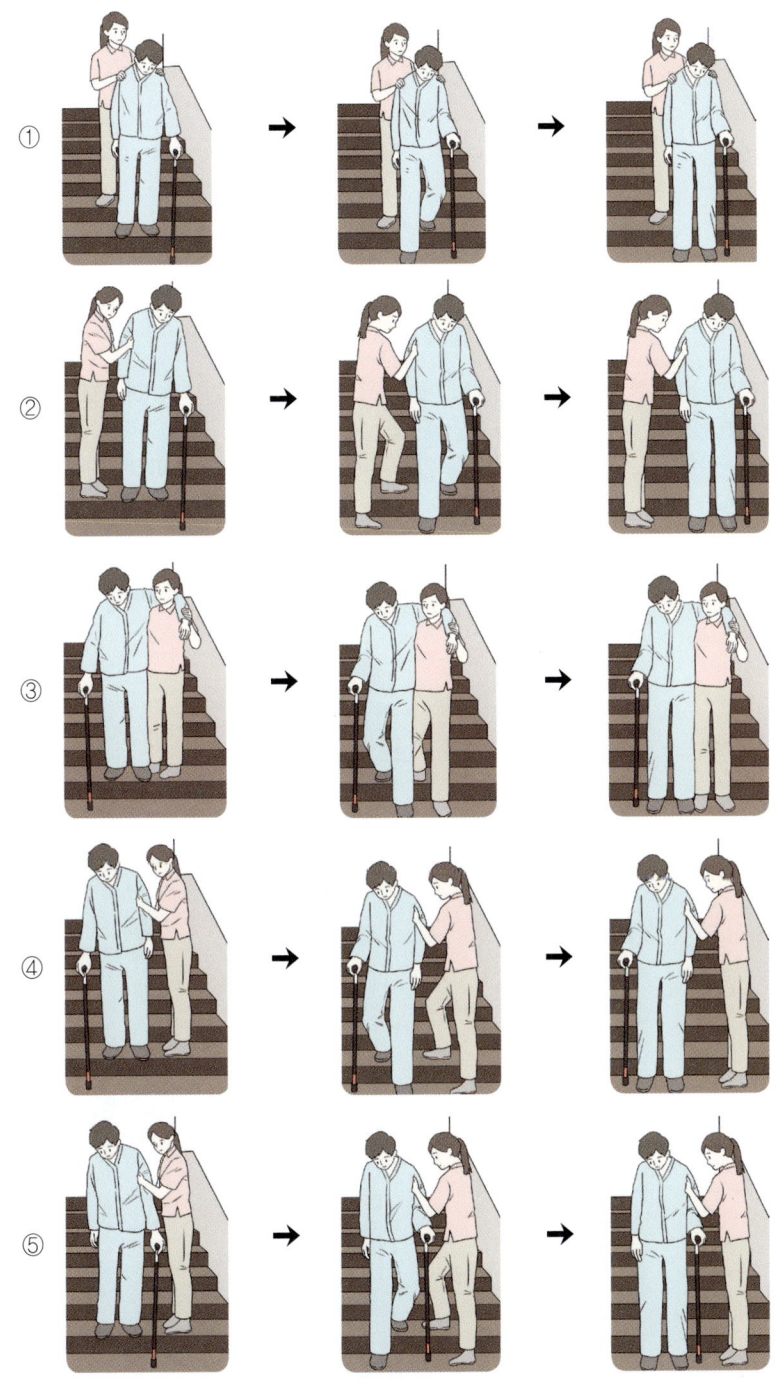

【해설】 지팡이를 이용하여 계단을 내려갈 때 : 지팡이 → 마비된 다리 → 건강한 다리의 순서로 이동한다.

Testing
실기

062 왼쪽 다리를 다친 대상자가 목발을 이용하여 계단을 오를 때의 순서로 옳은 것은?

가. 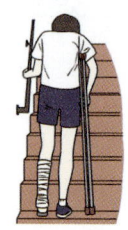 나. 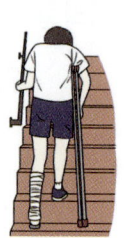 다.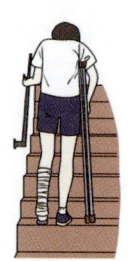

① 가-나-다
③ 나-다-가
⑤ 다-나-가
② 가-다-나
④ 다-가-나

【해설】 목발을 이용하여 계단 오르기 : 수술한 쪽 손으로 계단의 난간을 잡고, 난간과 목발 사이에 고르게 무게를 지탱한 다음 건강한 다리를 위 계단에 올린다. → 환측 다리와 목발을 계단 위로 올린다.
※ 손잡이 난간이 없을 때에는 양측 겨드랑이 밑에 각각의 목발을 유지한다. 만일 층계가 미끄럽거나 가파르다면 앉은 자세에서 한 계단씩 움직인다.

063 오른쪽 다리를 다친 대상자가 목발을 이용하여 계단을 내려갈 때의 순서로 옳은 것은?

①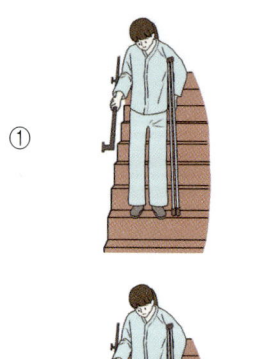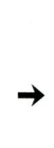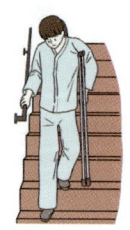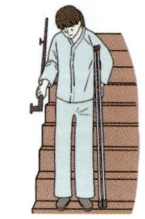

② 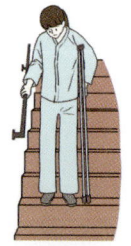 → 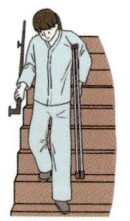 → 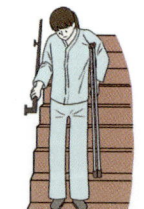 →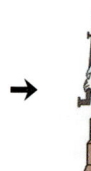

③ 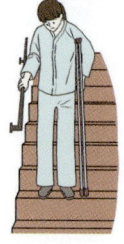 → 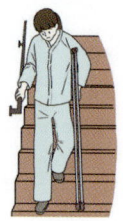 →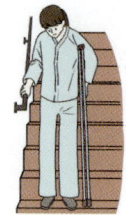

Basic Skills for Nursing Practice
Nursing Examination

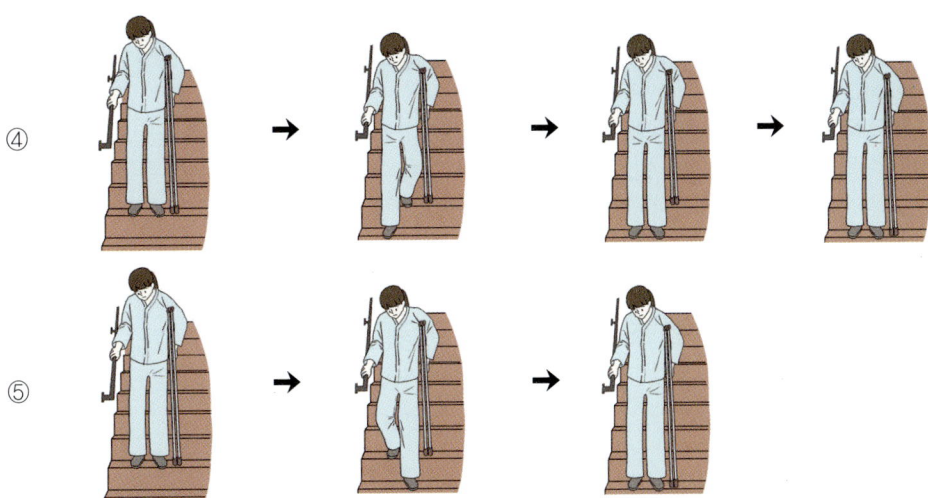

【해설】목발을 이용하여 계단 내려가기 : 한 손으로 난간을 잡은 상태에서, 건강한 다리에 몸무게를 싣고 환측 다리와 목발을 내려놓는다. → 난간과 목발 사이에 고르게 무게를 지탱하고, 천천히 건강한 다리를 내려놓는다.

※ 손잡이 난간이 없을 때에는 양측 겨드랑이 밑에 각각의 목발을 유지한다. 만일 층계가 미끄럽거나 가파르다면 앉은 자세에서 한 계단씩 움직인다.

064 왼쪽 다리를 다쳐 보행이 불편한 환자가 목발 3점 보행으로 첫 발을 내딛을 때 옳은 것은?

| 실기 관련 그림 문제 | 177

Testing

실기

【해설】 3점 보행
- 이 방법은 한쪽 하지가 약해서 체중 부하를 할 수 없고 다른 한쪽 하지는 튼튼하여 전체 체중 유지가 가능할 때 사용한다.
- 양쪽 목발로 환측 다리를 지탱하면서 동시에 나가고 그 다음 강한 쪽 다리를 내딛는다.
- 좌측 목발, 우측 목발, 환측 발, 건측 발의 순이며, 점차적으로 좌측 목발과 우측 목발을 동시에 내고 환측 발, 건측 발의 순으로 훈련시킨다. 나중에는 좌측, 우측 목발과 환측 발을 동시에 내고 건측 발의 순으로 한다.

065 간호조무사가 뒤에 서서 휠체어의 뒷바퀴를 내려놓고, 앞바퀴를 들어 올린 상태로 뒷바퀴를 천천히 뒤로 빼면서 앞바퀴를 조심히 내려놓는 이동은?

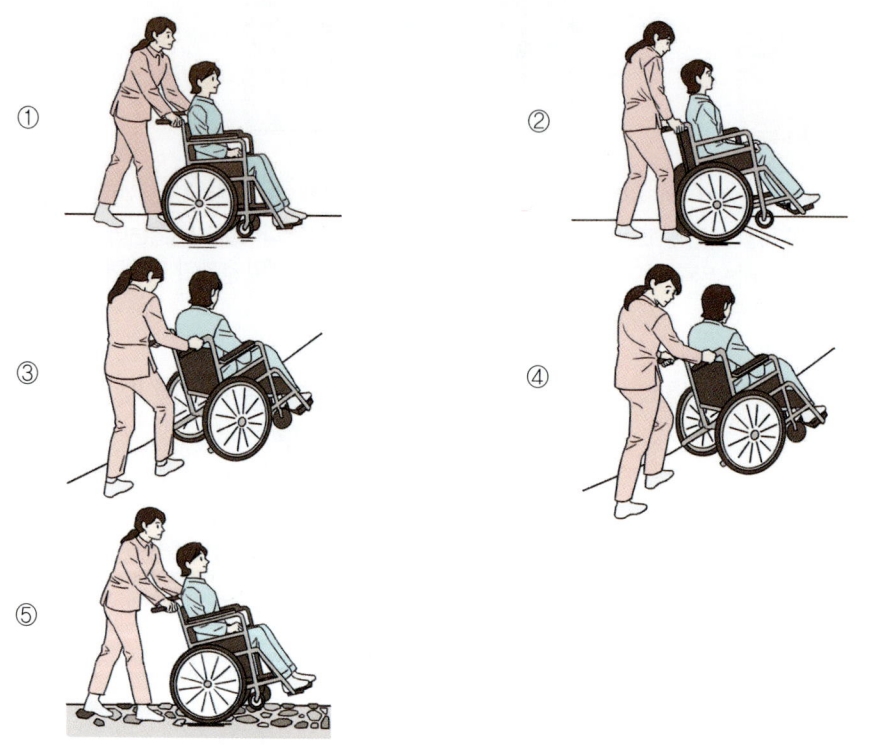

(문제 65~73번 동영상 강의)

【해설】 ① : 평지를 가는 방법, ③ : 경사길 올라가는 방법, ④ : 경사길 내려가는 방법, ⑤ : 울퉁불퉁한 길 가는 방법

066 다음의 〈그림〉은 어떤 상황에서의 휠체어 이동 방법인가?

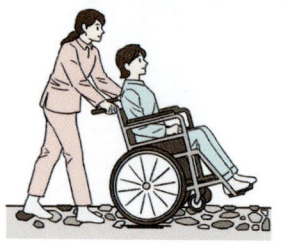

① 평지를 이동할 때
② 엘리베이터를 타고 내릴 때
③ 울퉁불퉁한 길을 갈 때
④ 내리막길을 내려갈 때
⑤ 오르막길을 올라갈 때

Basic Skills for Nursing Practice
Nursing Examination

【해설】 울퉁불퉁한 길을 갈 때 휠체어 이동 방법
- 휠체어 앞바퀴를 들어 올려 뒤로 젖힌 상태에서 이동한다.
- 크기가 작은 앞바퀴가 지면에 닿게 되면 휠체어를 앞으로 밀기가 힘들고, 대상자가 진동을 많이 느끼기 때문이다.

067 휠체어 이동 돕기에서 엘리베이터를 탈 때의 방법으로 가장 옳은 것은?

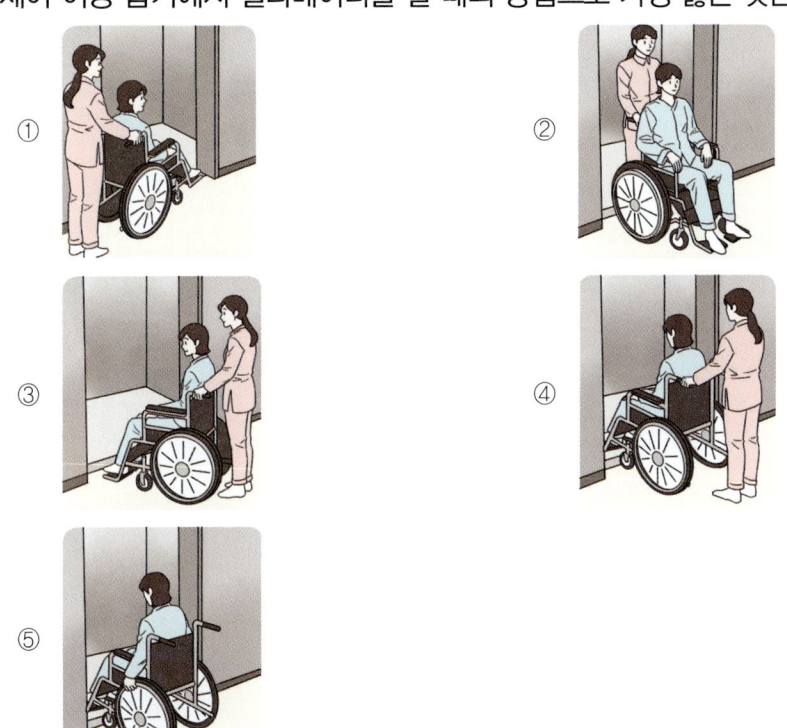

【해설】 엘리베이터 타고 내리기 : 뒤로 들어가서 앞으로 밀고 나온다. 이는 엘리베이터 층 버튼에 쉽게 접근할 수 있으며, 엘리베이터에서 나갈 때 돌려야 하는 불편함을 피할 수 있기 때문이다.

068 누워 있는 왼쪽 편마비 대상자의 단추 없는 상의 갈아입힐 때의 순서로 옳은 것은?

가.
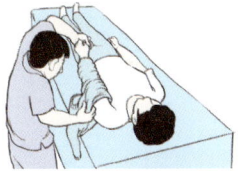

나.
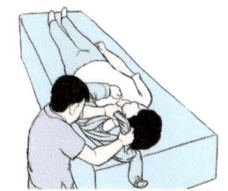

다.
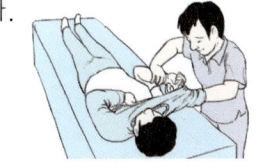

라.
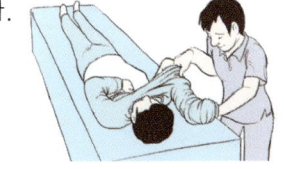

Testing

실기

① 가-나-다-라　　② 나-가-라-다
③ 나-다-라-가　　④ 다-나-가-라
⑤ 라-나-다-가

【해설】왼쪽 편마비 대상자의 단추 없는 상의 입히기 : 왼쪽 팔 → 머리 → 오른쪽 팔

069 누워 있는 왼쪽 편마비 대상자의 단추 없는 상의 벗길 때의 순서로 옳은 것은?

가.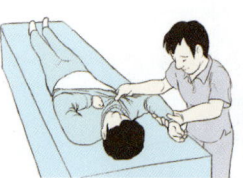

나.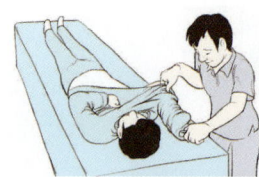

다.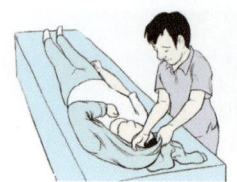

라.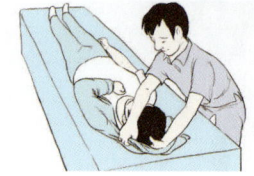

① 가-나-다-라　　② 나-가-라-다
③ 나-다-라-가　　④ 다-라-가-나
⑤ 라-가-다-나

【해설】누워 있는 대상자 상의 벗기기 : 간호조무사는 대상자의 건강한 쪽 팔꿈치를 구부려 머리 방향으로 올리게 한다. → 건강한 쪽 상의를 허리 쪽에서 겨드랑이까지 모아 쥔다. → 대상자의 얼굴 쪽에서 시작하여 머리 쪽으로 옷을 벗긴다. → 마비된 쪽 어깨, 팔꿈치, 손목 순으로 옷을 벗긴다. → 대상자의 마비된 쪽 손목을 잡고 한쪽 팔을 벗긴 후 양팔을 편안하게 한다.

070 지남력이 상실된 혼돈 환자나 진정제를 투여한 환자에게 사용하여 낙상을 예방하기 위한 보호대는?

①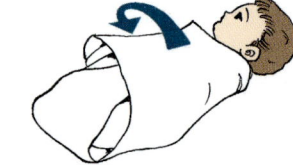

②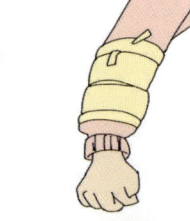

③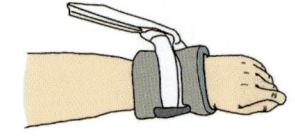

④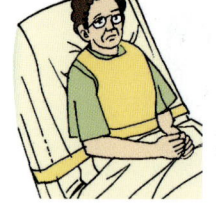

Basic Skills for Nursing Practice
Nursing Examination

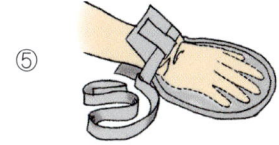

⑤

【해설】재킷 보호대(jaket restraint) : 지남력이 상실된 혼돈 환자나 진정제를 투여한 환자에게 사용하여 낙상을 방지하기 위함이다. 또한 환자가 자해하려 하거나 폭력적 행동을 보일 경우, 환자 운반차나 휠체어에서 안전하게 이동시킬 때도 사용한다.

071 혼돈된 환자가 주삿바늘이나 삽입한 튜브를 제거하는 것을 방지하기 위한 보호대는 무엇인가?

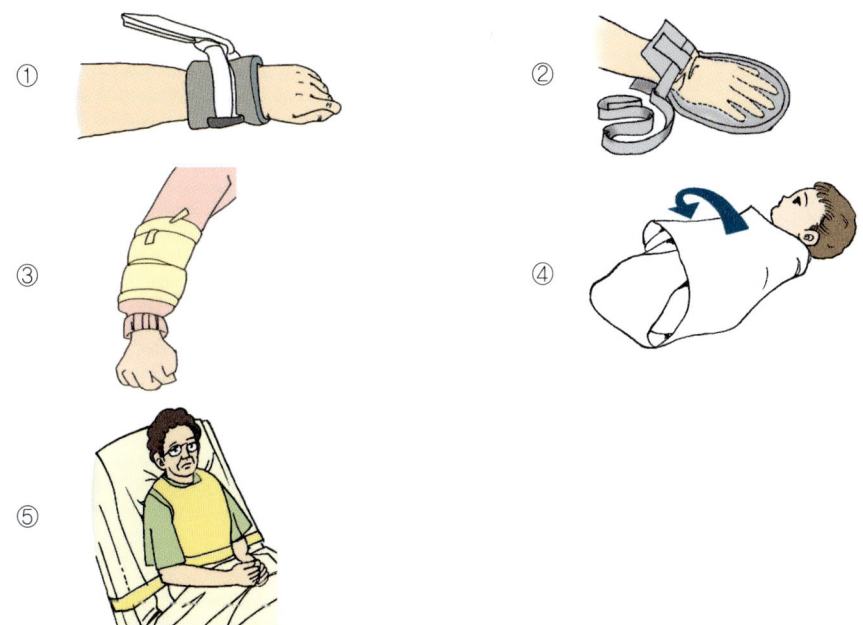

【해설】장갑 보호대(mitt restraint) : 혼돈된 환자가 자신의 손으로 긁거나 손상을 입히는 것(예 주삿바늘이나 삽입한 튜브 제거)을 방지하기 위함이다. 이는 손과 손가락의 움직임만을 제한할 뿐 팔의 움직임은 제한하지 않아 팔을 자유롭게 움직일 수 있다.

072 정신이 혼미한 성인이 몸의 심한 가려움증을 호소할 때 긁지 못하도록 억제할 수 있는 방법으로 옳은 것은?

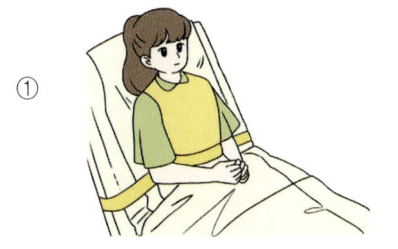

①

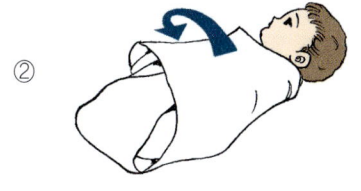

②

Testing

실기

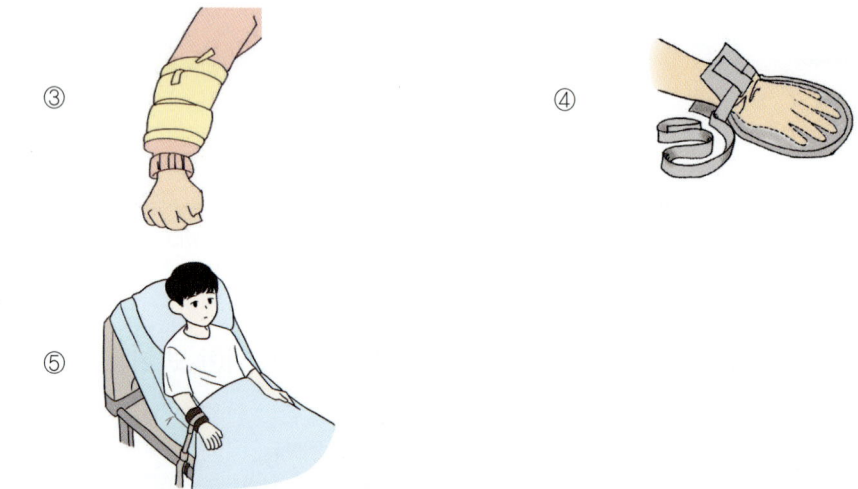

【해설】문제 71번 해설 해설 참조

073 영아나 어린아이에게 주로 적용되며, 수술 상처나 피부 병변을 긁지 못하게 예방하는 보호대는?

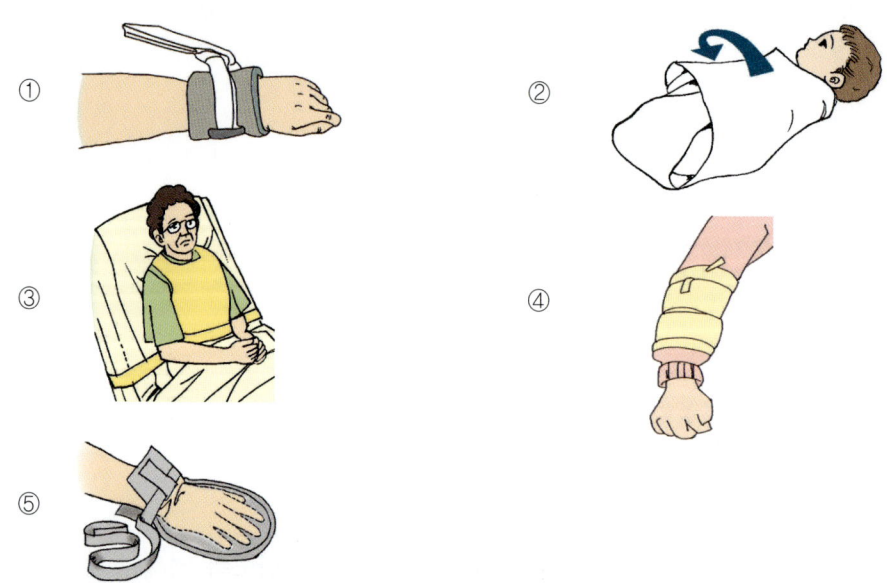

【해설】팔꿈치 보호대(주관절 보호대, elbow restraint) : 영아나 어린아이에게 주로 적용(예 소아에게 정맥주사 후 또는 구개 수술 후 사용)되며 수술 상처나 피부 병변을 긁지 못하도록 팔꿈치를 구부리는 것을 방지하기 위함이다. 무릎을 구부리지 못하게 할 필요가 있을 경우 무릎에도 적용할 수 있다.

074 보호대를 위한 매듭 중 클로브 히치 매듭 만드는 순서가 옳은 것은?

Basic Skills for Nursing Practice
Nursing Examination

① → →

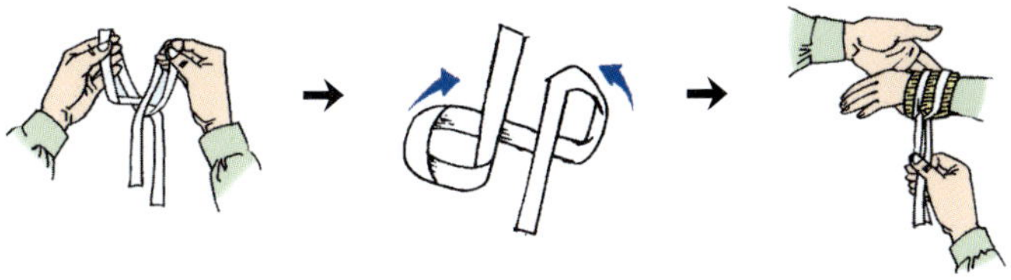

② → →

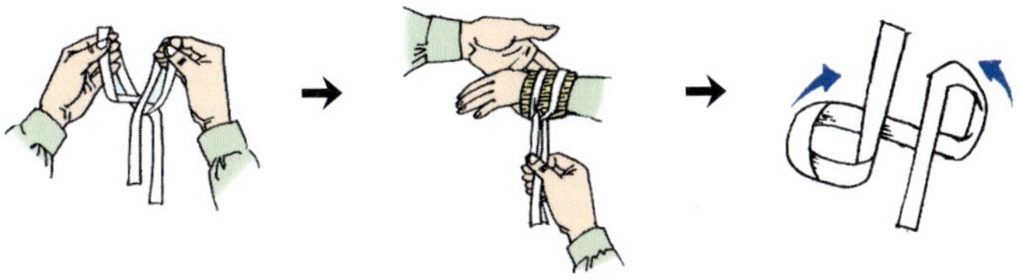

③ → →

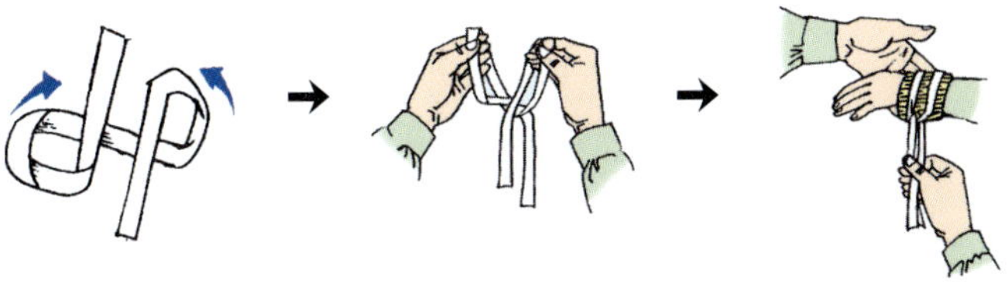

④ → →

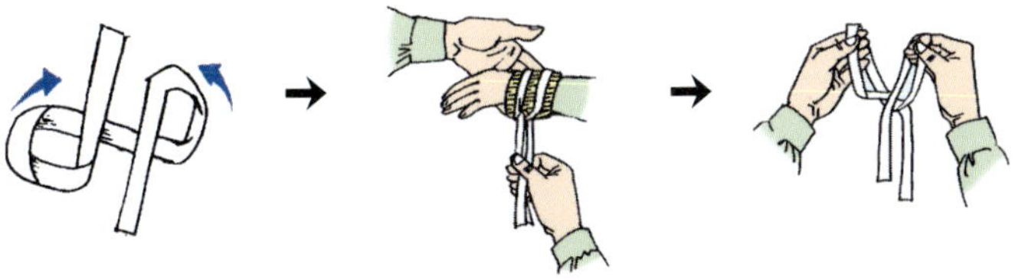

⑤ → →

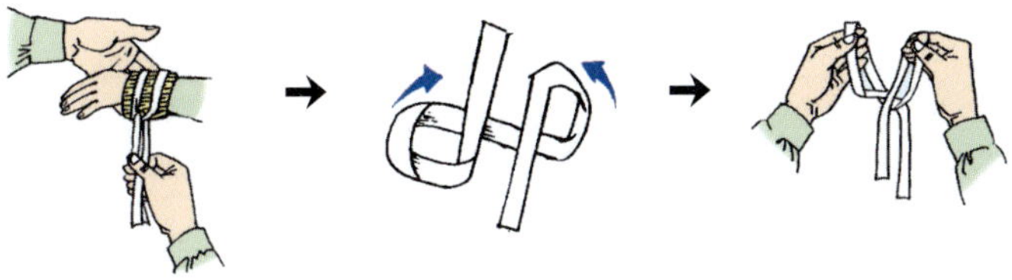

(문제 74~81번 동영상 강의)

【해설】클로브 히치(clove hitch) 매듭 : 손목이나 발목 보호대에 사용한다. 잡아낭겼을 때 조어지지 않으며 쉽게 풀리고, 환자의 움직임을 어느 정도 허용하는 장점이 있다.
- 8자를 만든 후 8자의 두 고리를 집어 든다.
- 두 개의 고리를 마주 붙이고 고리 속으로 손목을 넣어 끝은 잡아당겨 안전하게 묶는다.

075 보호대에 사용되는 매듭 중 정방형 매듭 만드는 순서가 옳은 것은?

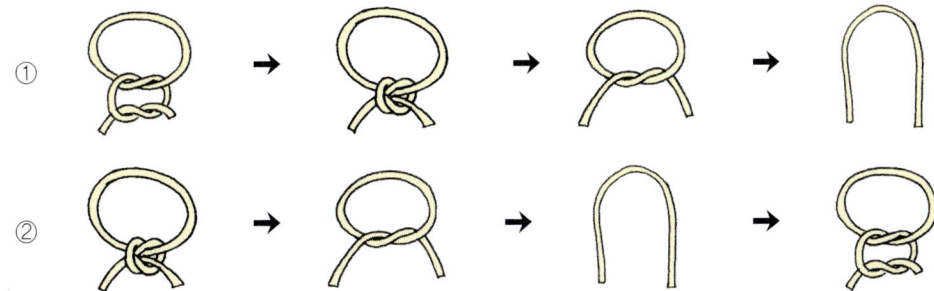

Testing

실기

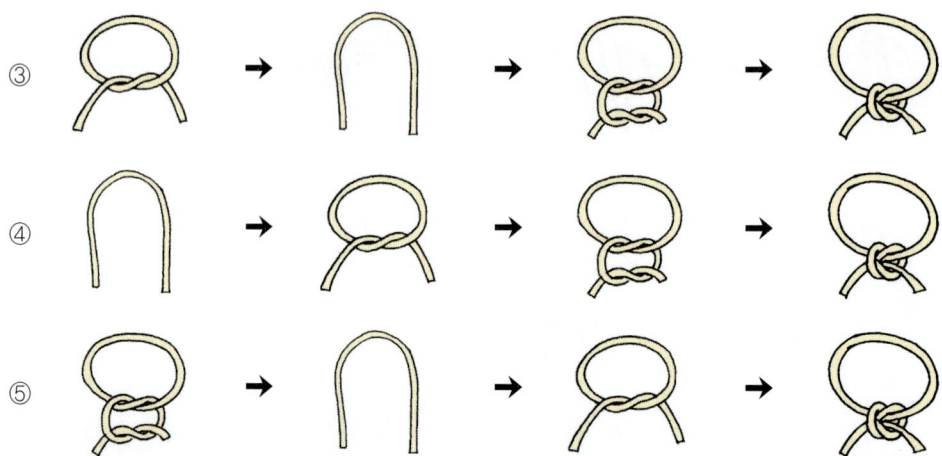

【해설】**정방형 매듭** : 두 개의 끈을 서로 묶을 때 사용한다. 잡아당겼을 때 조여지지 않고 압력이 풀려도 미끄러지지 않는다.
① U자 모양의 고리를 만든다.
② 한쪽 끝은 다른쪽 끝의 밑에 놓은 후 교차한다.
③ ②와 반대 방향으로 다시 한번 교차한다.
④ 매듭을 단단히 조인다.
⑤ 매듭이 다 만들어지면 같은 쪽의 양끝이 똑같이 고리 위나 아래에 있게 된다.

076 다음의 〈그림〉 중 욕창이 특히 잘 발생하는 부위로 옳은 것은?

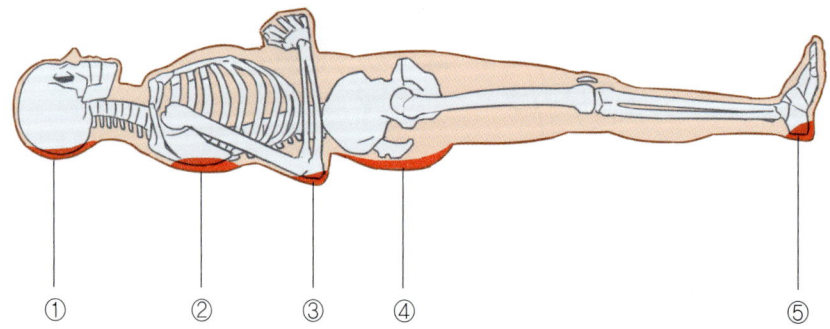

【해설】**욕창 발생 부위** : 욕창이란 병상에 오래 누워 있는 대상자의 등, 허리 및 엉덩이, 어깨, 팔꿈치 등 바닥면과 접촉되는 피부가 혈액의 공급을 받지 못해서 괴사되는 상태를 말한다. 천골 부위의 엉덩이는 욕창이 특히 잘 생기는 부위이다.

077 대상자가 앉은 자세에서의 욕창 발생 부위로 옳은 것은?

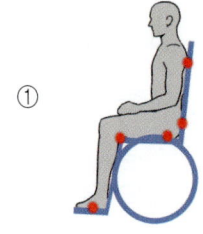 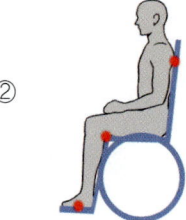

Basic Skills for Nursing Practice
Nursing Examination

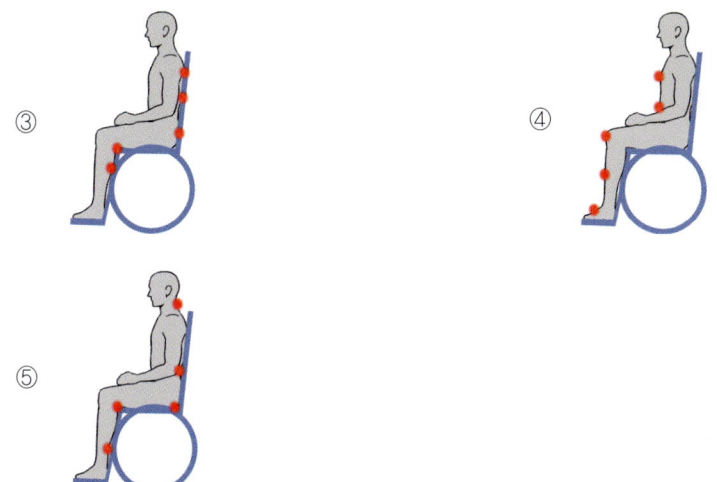

【해설】앉은 자세(좌위)에서의 욕창 발생 부위 : 궁둥뼈결절, 넙다리뒷면, 척추뼈가시돌기

078 대상자가 엎드린 자세에서의 욕창 발생 부위가 옳은 것은?

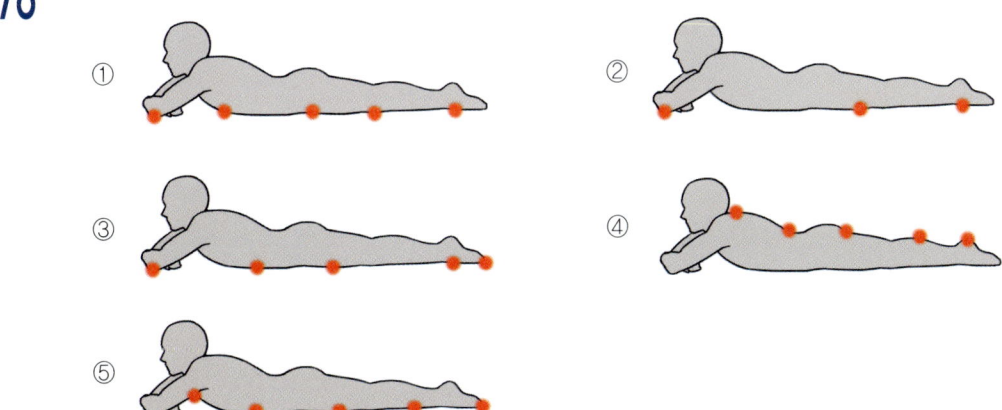

【해설】엎드린 자세에서의 욕창 부위 : 위팔뼈 앞머리, 복장뼈, 위앞엉덩뼈가시, 무릎뼈, 정강뼈능선, 발등

079 손목, 발목 등의 드레싱을 고정할 목적으로 이용하며, 모든 붕대법의 처음 시작과 마지막에 사용하는 붕대법은?

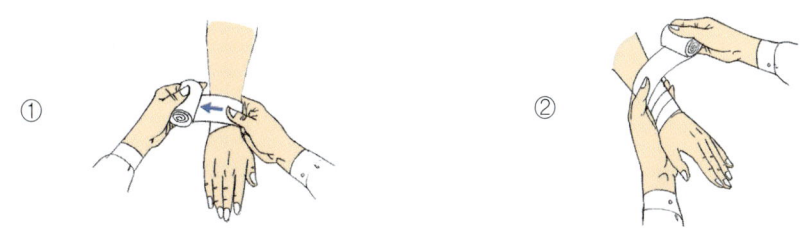

Testing

실기

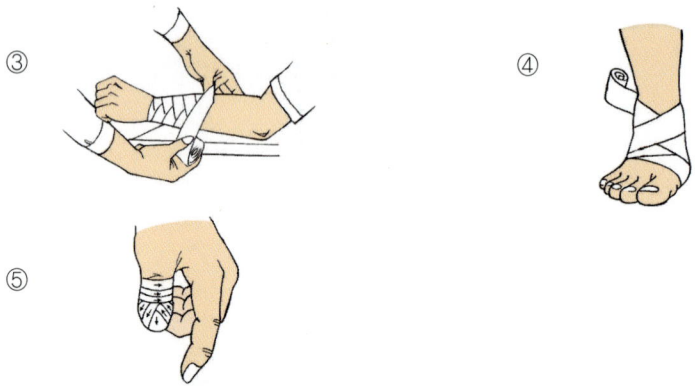

【해설】 환행대(circular turns)
- 이마, 목, 손목, 발목 등의 드레싱을 고정할 목적으로 이용되며 어떤 붕대법이든 처음 시작과 마지막은 환행대를 한다.
- 동일 부위를 수차 돌려 감는다.

080 주위 굵기가 비슷한 곳, 즉 손가락이나 상박부 또는 몸 등의 드레싱, 부목을 고정할 때 사용하는 붕대법은?

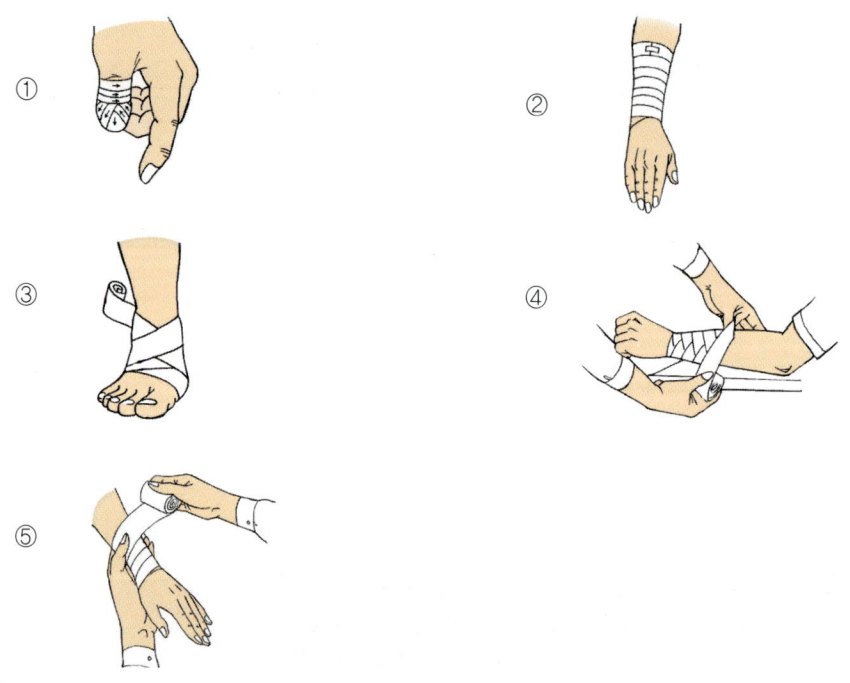

【해설】 나선대(spiral turns)
- 주위 굵기가 비슷한 곳, 즉 손가락, 상박부, 몸 등의 드레싱, 부목을 고정할 때 이용한다.
- 먼저 감은 곳보다 1/2~1/3 정도 올려 감는다.

Basic Skills for Nursing Practice
Nursing Examination

081 종아리의 부종을 감소하기 위한 붕대법으로 옳은 것은?

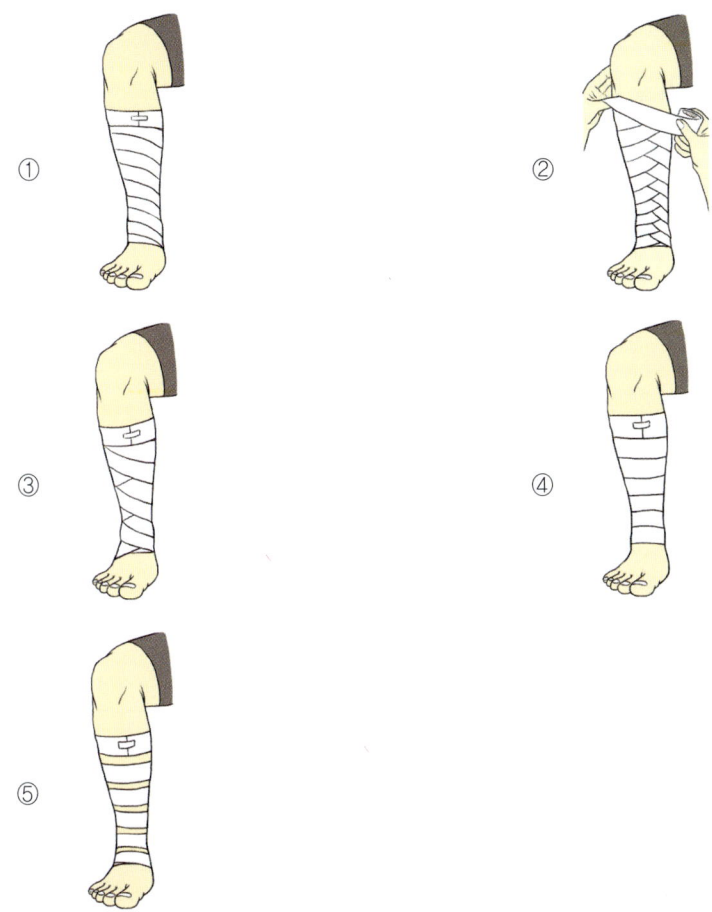

【해설】 나선절전대(spiral reversed turns)
- 전박, 다리 등 굵기가 급히 변하는 부분에 사용한다.
- 두 번 환행으로 감은 후 약 30° 각도로 위쪽으로 비스듬히 감는다. 이후 붕대의 위쪽에 왼손의 엄지손가락을 뺀 후 붕대를 뒤집어서 돌린다.
- 붕대가 2/3 정도 겹치도록 하면서 계속 감아 내려온다.

082 다음의 〈그림〉은 대상자에게 안약을 투여하려고 한다. 안약을 투여할 때의 위치로 옳은 것은?

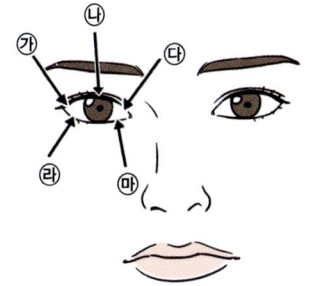

① 가
② 나
③ 다
④ 라
⑤ 마

(문제 82~90번 동영상 강의)

| 실기 관련 그림 문제 | **187**

Testing
실기

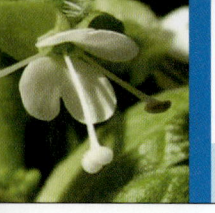

【해설】안약 투여 : 안약 투여 시 대상자에게 천장을 보도록 하고 약물 명, 점적 방울 수를 확인하여 눈의 측면에서 하부 결막낭의 바깥쪽 3분의 1 부위에 안약을 투여한다.

083 성인 대상자의 귀에 약물을 투여할 때의 모습으로 옳은 것은?

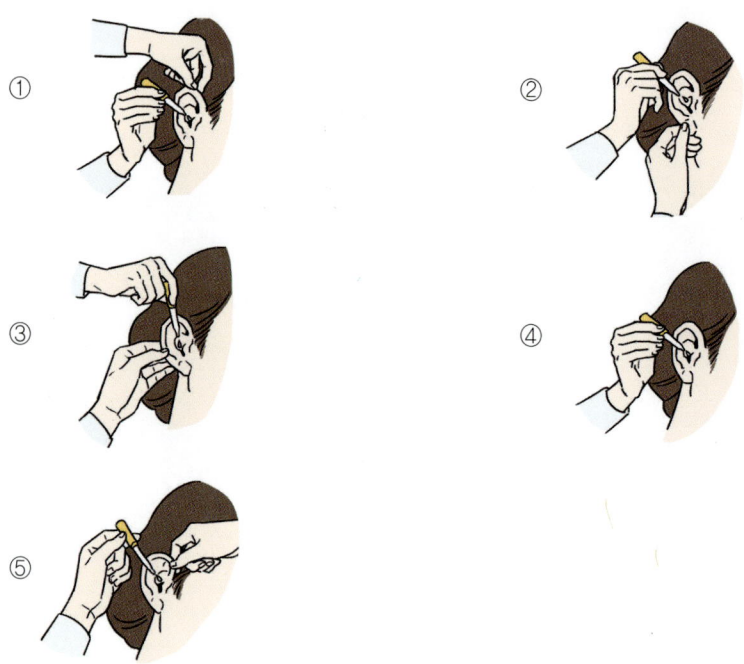

【해설】귀약 점적 : 성인 대상자의 귀에 약물을 투여할 때는 귓바퀴(이개)를 후상방으로 잡아당겨 약물 투여가 쉽도록 한 후 측면을 따라 정확한 방울 수의 약물을 점적한다.

084 2세 유아에게 귀약을 투여할 때의 방법으로 옳은 것은?

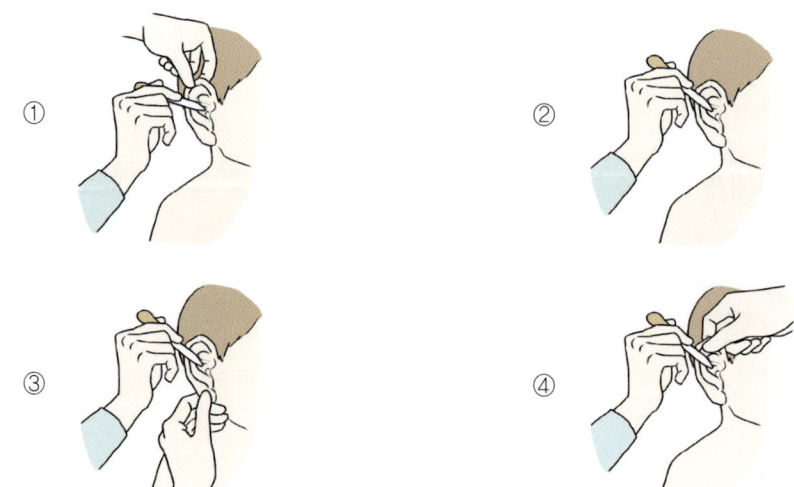

188 | 간호조무사 실무 지침서 |

Basic Skills for Nursing Practice
Nursing Examination

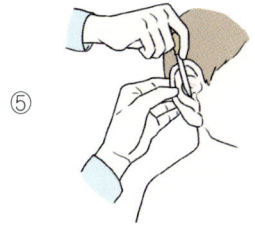

【해설】 3세 미만의 아동은 이수(lobe)를 후하방(귓바퀴를 아래쪽 뒤쪽)으로 잡아당겨서 약을 귀에 떨어뜨려 넣는다.

085 대상자가 갑자기 침을 흘리며 경련을 일으켰을 때 응급처치 방법으로 옳은 것은?

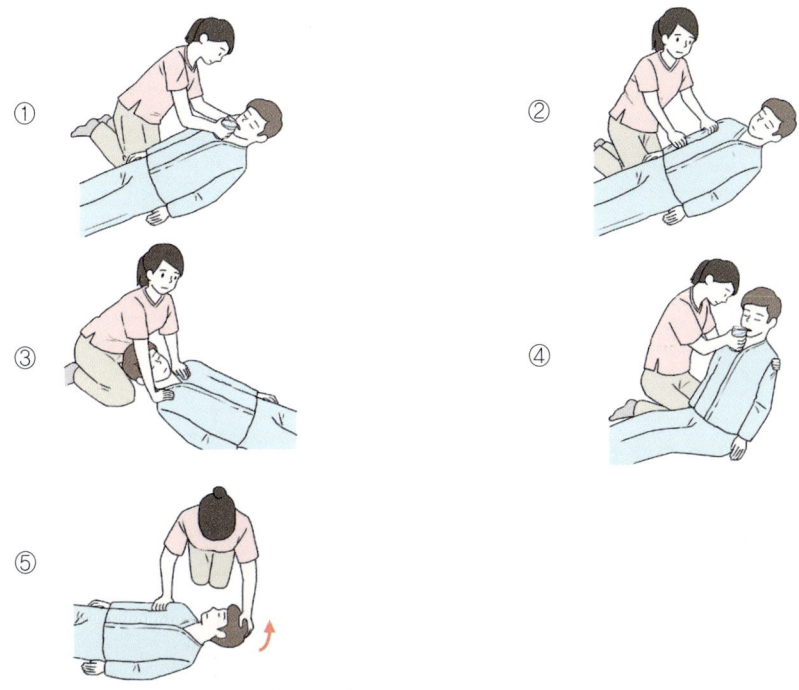

【해설】 경련 환자의 간호 돕기 : 뇌전증(간질) 환자가 발작 증상을 보이거나 경련 시에는 신속한 판단과 행동이 요구되는데, 구체적인 간호는 다음과 같다.
- 기도를 확보하고, 필요시 처방된 산소를 공급한다.
- 외상을 입지 않도록 주변의 물건을 제거하고, 혀를 깨물지 않도록 압설자나 부드러운 천을 물게 한다. 경련 시에는 보호대가 오히려 손상을 입힐 수 있으므로, 보호대는 착용하지 않는다.
- 측위나 고개를 옆으로 돌려 이물질이 흡입되지 않도록 한다.
- 환자를 바로 눕히고 환자의 목과 가슴 주변의 옷을 풀어 준다.
- 처방에 따라 항경련제를 투여한다.
- 경련 양상을 주의 깊게 관찰하고, 이를 기록한다.
- 경련 후에는 분비물을 닦고, 바로 눕혀 기도를 유지하며, 피부 손상, 상처, 혀의 깨물림 등의 손상이 없는지 관찰한다.
- 환자가 완전히 회복될 때까지 구강 섭취를 금하며, 필요시에는 수액을 주입한다. 활력 징후를 자주 측정하고, 섭취량, 배설량을 측정한다. 경련 경험이 있는 환자의 경우 예방적 조치로 침상 난간을 올리고 패드를 대주며, 침대 높이를 낮추고, 산소 흡인 기구, 그 외의 응급 물품을 침상 가까이에 비치한다.

Testing

실기

086 손목에 출혈이 있을 경우 출혈 부위의 압박과 그 위치로 옳은 것은?

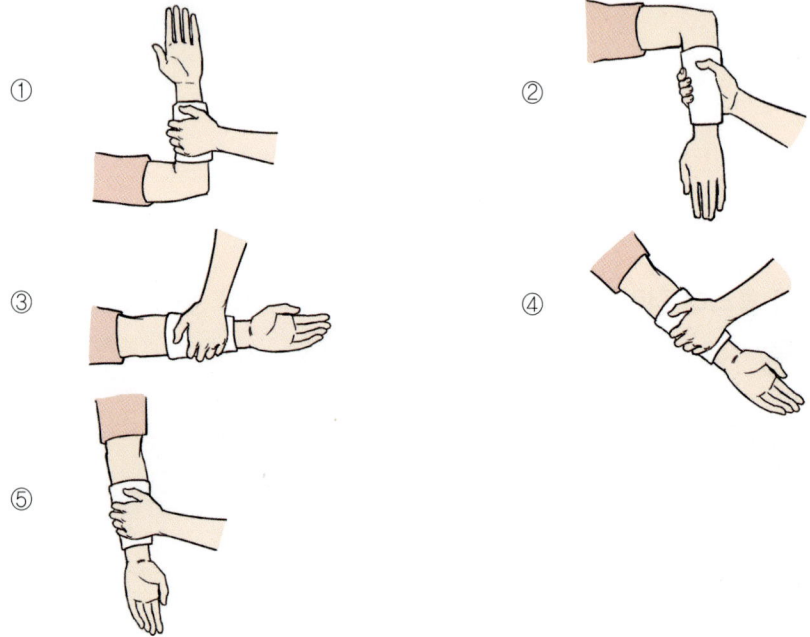

【해설】 손목에 출혈이 있을 경우 출혈 부위의 압박과 그 위치 : 출혈 부위를 압박하면서 출혈 부위를 심장보다 높게 위치하도록 한다.

087 가슴압박을 위한 손의 위치로 옳은 것은?

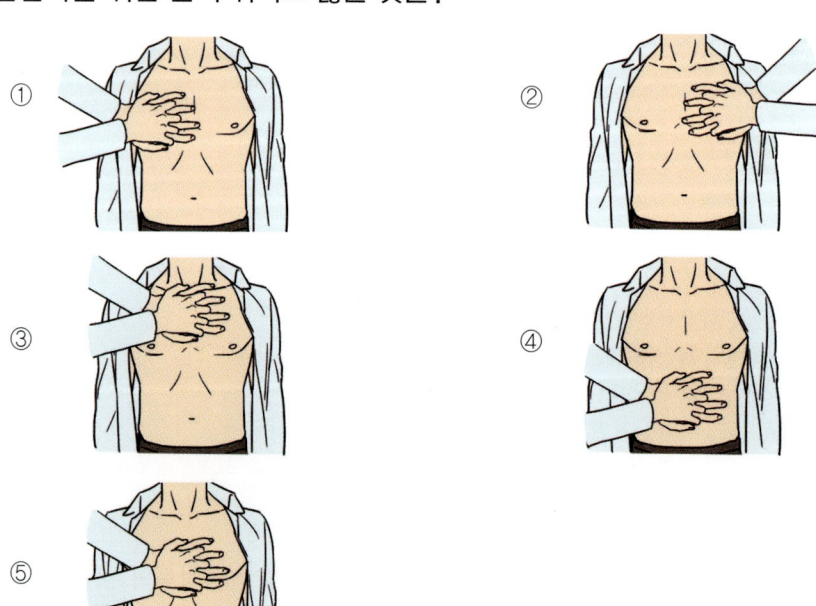

【해설】 기본소생술 중 가슴압박의 특징
- 가슴압박은 분당 100~120회를 유지한다.
- 30회의 가슴압박이 끝나면 2회의 인공호흡을 실시한다.(가슴압박 대 인공호흡 30:2)
- 손가락이 가슴에 닿지 않도록 주의하면서 양팔을 쭉 편 상태에서 체중을 실어 대상자의 몸에 수직이 되도록 하며 가슴이 최소 5cm 정도 눌릴 정도의 강도로 압박한다. 6cm가 넘지 않도록 한다.
- 대상자의 흉골의 아래쪽 절반 부위(해부학적 위치)에 두 손을 깍지 끼고 올려놓는다.
- 호흡이 없거나 비정상적이면 가슴압박을 시작해야 한다.

088 자동심장충격기의 사용 단계가 바르게 나열된 것은?

가.
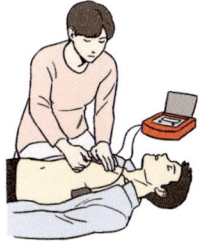

나.
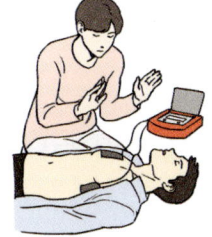

다.
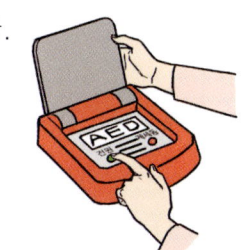

라.
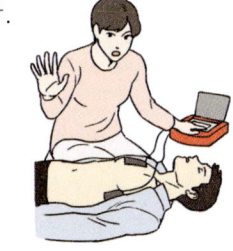

① 다-가-나-라
② 다-가-라-나
③ 다-나-가-라
④ 다-나-라-가
⑤ 다-라-가-나

【해설】 자동심장충격기의 사용 단계 : 전원 켜기(다)-전극 패드 부착(가)-심장 리듬 분석(나)-심장충격 시행(라) 순이다.

089 자동심장충격기 사용 시 패드 부착 위치로 옳은 것은?

① 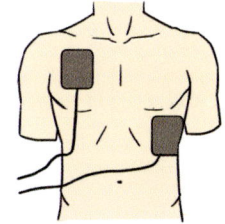   ②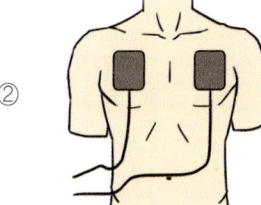

Testing

실기

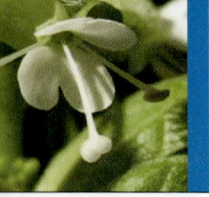
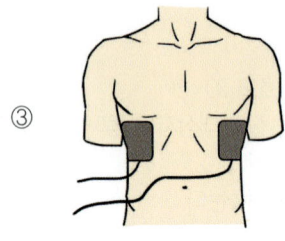
③

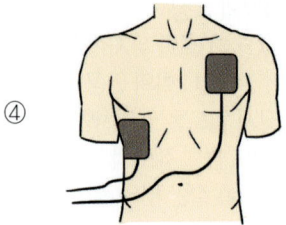
④

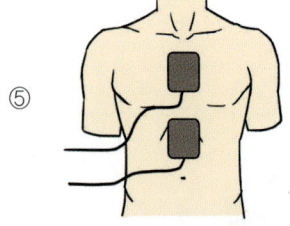
⑤

【해설】자동심장충격기 사용 시 패드 부착 위치 : 전극 패드 1은 오른쪽 빗장뼈(쇄골) 바로 아래에 부착하고, 전극 패드 2는 왼쪽 젖꼭지 아래 중간 겨드랑이 선에 부착한다.

090 자동심장충격기의 사용 단계 중 다음의 〈그림〉에 해당하는 단계로 옳은 것은?

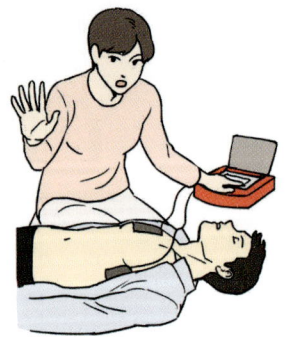

① 전원 켜기　　　　　　　　　② 전극 패드 부착
③ 심장 리듬 분석　　　　　　　④ 심장충격 시행
⑤ 심폐소생술 다시 시행

【해설】심장충격 시행
- 심장충격이 필요한 경우에만 심장충격 버튼이 깜박인다.
- 깜박이는 심장충격 버튼을 눌러 심장충격을 시행한다.
- 심장충격 버튼을 누르기 전에는 반드시 다른 사람이 대상자에게서 떨어져 있는지 다시 한 번 확인한다.

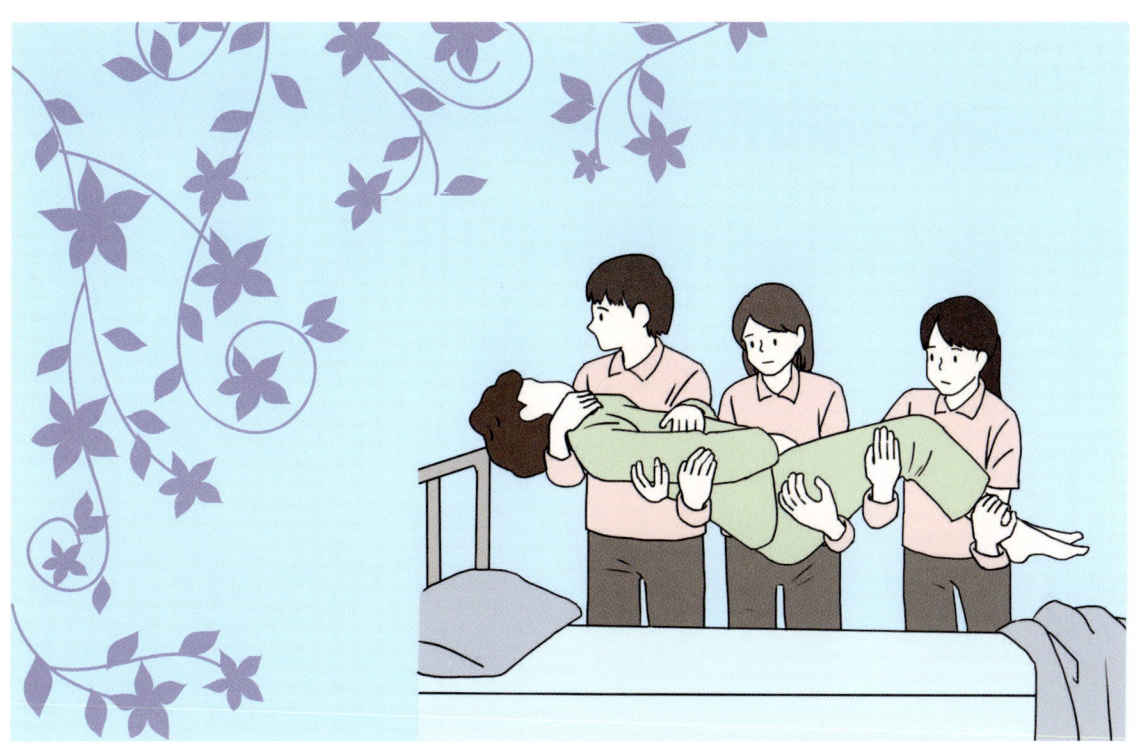

실기 관련 그림 문제 정답

01	02	03	04	05	06	07	08	09	10	11	12	13	14	15
③	④	②	⑤	③	②	⑤	①	②	①	③	②	⑤	③	②
16	17	18	19	20	21	22	23	24	25	26	27	28	29	30
①	①	③	①	④	①	①	⑤	③	①	①	③	⑤	②	②
31	32	33	34	35	36	37	38	39	40	41	42	43	44	45
③	②	①	①	④	①	①	③	①	④	④	⑤	④	③	①
46	47	48	49	50	51	52	53	54	55	56	57	58	59	60
③	③	①	③	②	①	②	②	②	①	②	⑤	①	①	④
61	62	63	64	65	66	67	68	69	70	71	72	73	74	75
②	①	③	②	②	③	②	①	①	④	②	④	④	①	④
76	77	78	79	80	81	82	83	84	85	86	87	88	89	90
④	①	①	①	⑤	②	④	①	③	⑤	①	③	①	①	④

간호조무사
간호 실습 체크리스트 및 실습 일지

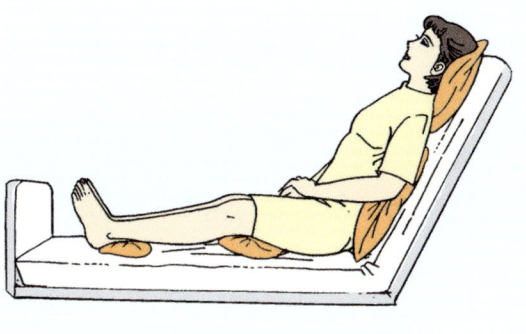
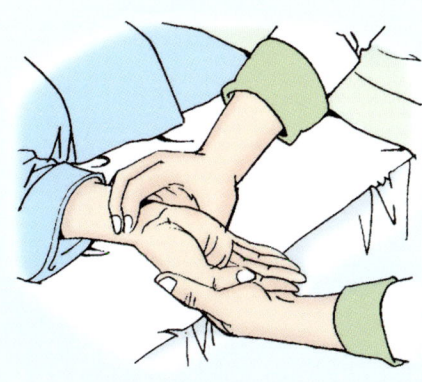
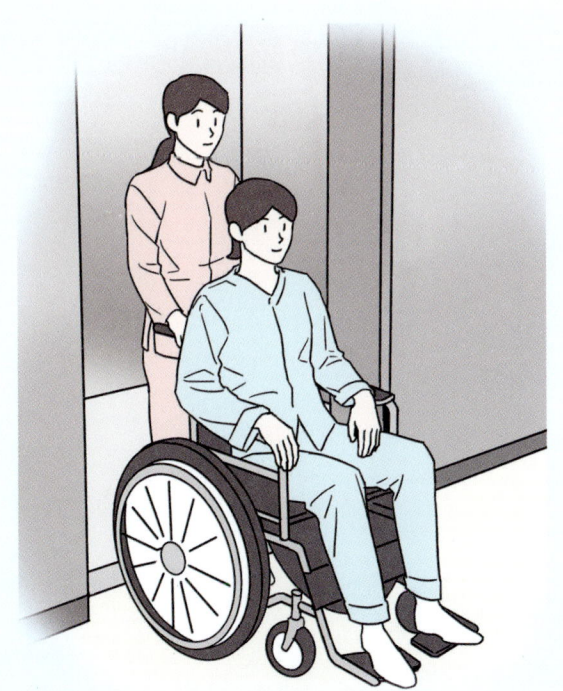

재활병원 및 요양병원 실습 체크리스트

구 분	실 습 내 용	관찰	실행	확인
병 동	V / S (활력징후) Check(routine, special) 및 입력			
	침상 만들기(입·퇴원 침상 정리, 리넨 관리)			
	BST(혈당검사) Check			
	투약(투약 준비, 수액 연결 보조 업무), 약국 다녀오기			
	드레싱 보조, 물품 준비, 세척, 중앙공급실 다녀오기 및 물품 정리법			
	검사물 채취 보조 및 검사물 보내기			
	온 / 냉 요법 간호(더운물 주머니 & 얼음 주머니 만들기)			
	단순 / 유치 도뇨 간호 보조 업무			
	배변 돕기(관장 간호 보조)			
	개인 위생 간호(구강 간호, 회음부 간호 등)			
	환자 이송 / 이동 돕기			
	산소 요법 간호 돕기			
	습도 유지(가습기 적용법)			
	식사 및 위관 영양 간호 돕기			
외래 또는 검사실	환자 접수 및 안내			
	간호사의 진료 보조 업무 관찰			
	검사실 안내			
	검사 및 처치 보조			
	특수 검사 시 환자 상태 확인 보조(V / S check)			
	물품 및 기구 준비, 정리 및 세척			

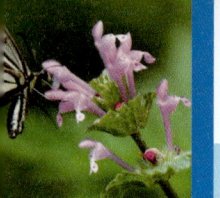

외과 실습 체크리스트

구분	실습내용	관찰	실행	확인
병동	V / S (활력징후) Check(routine, special) 및 입력			
	침상 만들기(입·퇴원 침상 정리, 리넨 관리)			
	BST(혈당검사) Check			
	투약(투약 준비, 수액 연결 보조 업무), 약국 다녀오기			
	검사물 채취 보조 및 검사물 보내기			
	온 / 냉 요법 간호(더운물 주머니 & 얼음 주머니 만들기)			
	단순 / 유치 도뇨 간호 보조 업무			
	배변 돕기(관장 간호 보조)			
	개인 위생 간호(구강 간호, 회음부 간호 등)			
	환자 이송 / 이동 돕기			
	산소 요법 간호 돕기			
	습도 유지(가습기 적용법)			
	수술 전 / 후 간호 업무 보조			
	붕대 및 부목 사용법			
외래 또는 검사실	환자 접수 및 안내			
	간호사의 진료 보조 업무 관찰			
	검사실 안내			
	검사 및 처치 보조			
	특수 검사 시 환자 상태 확인 보조(V / S check)			
	물품 및 기구 준비, 정리 및 세척			
수술실	수술실 내에서의 일반적인 주의 사항			
	무균실			
	수술 기구 및 물품 준비, 정리 및 세척			
	환자 확인 및 이동			
	수술실 내에서의 간호 업무 보조 및 관찰			

산부인과 실습 체크리스트

구분	실 습 내 용	관찰	실행	확인
병동	V / S (활력징후) Check(routine, special) 및 입력			
	침상 만들기(입·퇴원 침상 정리, 리넨 관리)			
	BST(혈당검사) Check			
	투약(투약 준비, 수액 연결 보조 업무), 약국 다녀오기			
	검사물 채취 보조 및 검사물 보내기			
	온 / 냉 요법 간호(더운물 주머니 & 얼음 주머니 만들기)			
	단순 / 유치 도뇨 간호 보조 업무			
	배변 돕기(관장 간호 보조)			
	개인 위생 돕기 및 좌욕			
	환자 이송 / 이동 돕기			
	산소 요법 간호 돕기			
	습도 유지(가습기 적용법)			
	유방 관리			
	자궁 저부 및 오로 관찰			
외래 또는 검사실	임산부 등록 및 산전 지도			
	간호사의 진료 보조 업무 관찰			
	검사 및 처치 보조			
	특수 검사 시 환자 상태 확인 보조(V / S check)			
	물품 및 기구 준비, 정리 및 세척			
분만실	분만 시 진통 관찰			
	태아심음 청취			
	분만 세트 및 물품 준비			
	분만 시 회음 보호			
	태반 검사 관찰			
영유아 보건	영유아 등록 및 성장 발육 측정			
	인큐베이터 조작 및 관리			
	황달아 광선요법			
	아기 목욕 및 제대 관리			
	예방접종			

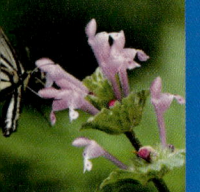

견 본

간호 실습 일지

실습기관	은하 병원	실습일자	20○○년 5월 ○○일
실습기간	20○○. 3. 13 ~ 7. 20	실습시간	09 : 00 ~ 15 : 00
실습 내용	입원 치료 중인 63세의 여성 환자 김○○씨에게 활력징후 검사를 위해 체온, 맥박, 호흡, 혈압을 재는 데 참여하여 보조하였다. 또한 이 환자에게서 당뇨가 의심되는 터라 혈당 검사를 위해 BST check를 하는데 온한 도움을 주었다. 1시간쯤 지난 후 간호사의 지시에 따라 환자의 심전도(EKG) 검사를 위해 환자 김○○씨를 조심스럽게 이동차에 실어 병실에서 심전도실로 옮겼다.		
관찰 사항	흉강 천자 관찰 • 의사가 환자에게 천자를 할 것임을 알리고 체위를 적절히 유지시킨 뒤 멸균된 상태에서 살균제로 피부 소독 후 피부와 피하조직에 국소마취제를 주입하여 마취를 실시한다. • 흉강 천자 시 환자의 자세는 늑골과 늑골 사이에 바늘을 꽂기 위해 천자 측 상지를 머리 위로 올리게 한 후 간호조무사가 올린 팔을 붙잡고 있는다. • 의사가 천자 바늘을 삽입하여 액체를 빼내는 동안 간호조무사는 환자의 곁에 서서 바람직한 자세를 취하도록 환자를 도와주고 맥박, 호흡의 속도와 양상 그리고 피부색과 일반적인 상태에 대하여 세밀하게 관찰한다.		
의문 사항	병실에서 심전도실로 환자 이동 시 이동차의 진행 방향이 차의 진행 방향으로 환자의 머리가 놓이게 하여 이동하는 것을 보고 배운 것과 달라 당황하였음.		

실습생		실습지도자		훈련기관담당자	

견 본

간호 실습 일지

실습 기관		실습 일자	년　월　일
실습 기간	~	실습 시간	~
실습 내용			
관찰 사항			
의문 사항			

실습생		실습 지도자		훈련기관 담당자	

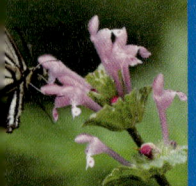

견 본				

간호 실습 일지

실습 기관		실습 일자	년 월 일
실습 기간	~	실습 시간	~

실습 내용	
관찰 사항	
의문 사항	

실습생		실습 지도자		훈련기관 담당자	

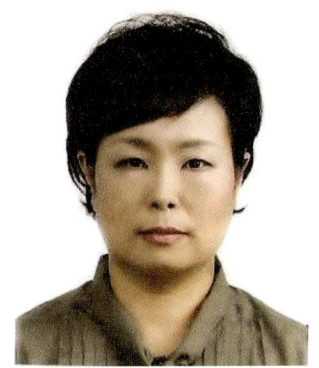

박이균

- 경희대학교 간호대학 졸업
- 경희대학교 간호학박사
- 경희의료원 수간호사(전)
- 대진대학교 간호학과 교수(전)

간호조무사
실무 지침서

2022년 3월 25일 인쇄
2022년 3월 25일 발행

저 자 박이균
발행자 이종소
발행처 **은하출판사**
주 소 서울시 서초구 강남대로 97길 49-3 은하빌딩(잠원동)
등록번호 제2-200호(1974. 7. 22)
대표전화 (02)540-6181
팩스번호 (02)540-6183
홈페이지 www.eunhapub.co.kr
이 메 일 eunha@eunhapub.co.kr

값 13,000원

ISBN 978-89-316-8422-3 13510

보건복지부 간호인력 양성과정 맞춤형 교과서
은하출판사 발행 간호조무사 교과서는 교육부 인정 교과서입니다.

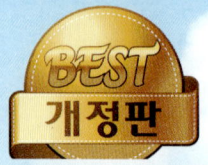

※ 은하출판사 교과서 6종 보충 동영상 강의 총 375강